Dr. med. Bodo Werner

ERFOLGSREZEPT MAYR-KUR

Der Schlüssel
zu Gesundheit,
Schönheit
und Wohlbefinden

UEBERREUTER

Danksagung

Mein besonderer Dank gilt meinen Lehrern,
Herrn Medizinalrat Dr. E. Rauch und Herrn Dr. E. Kojer
für die Vermittlung der Erkenntnisse Dr. F.X. Mayrs

Herrn Architekt Professor Gustav Peichl – dem Karikaturisten »Ironimus« – danke ich herzlich für die aus eigenem Erleben so treffend gestalteten Karikaturen

Mit diesem Buch möchte ich anlässlich seines 125. Geburtstages
das Lebenswerk des genialen Forscherarztes Dr. Franz Xaver Mayr würdigen.

28. November 2000

Wir möchten uns für die Abdruckgenehmigung der Originalstellen von Dr. F.X. Mayr beim Verlag Neues Leben, Alberschwende, bedanken.

Die Deutsche Bibliothek – CIP-Einheitsaufnahme

Werner, Bodo:
Erfolgsrezept Mayr-Kur : der Schlüssel zu Gesundheit, Schönheit und Wohlbefinden / Bodo Werner. – Wien : Ueberreuter, 2001
ISBN 3-8000-3819-6

AU 0570/1

Covergestaltung: Zembsch' Werkstatt, München, unter Verwendung eines Bildes der Zefa-Bildagentur, München

Printed in Austria
7 6 5 4 3 2 1

Ueberreuter im Internet: www.ueberreuter.de

Inhalt

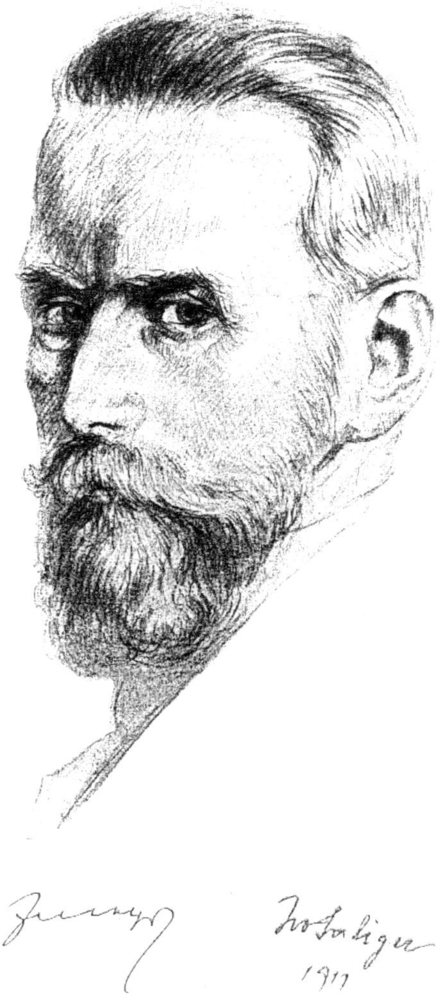

Dr. Franz Xaver Mayr (28. 11. 1875 – 21. 9. 1965)

»Tradition pflegen heißt nicht,
die Asche anbeten,
sondern das Feuer weitergeben.«
(Gustav Mahler)

1 Einleitung

1.1 Kann sich die Naturheilkunde neben der klinischen Medizin emanzipieren?

Der Wissenschaftsdogmatismus gefährdet die Therapiefreiheit in der Medizin. Mit diesem Problem sah sich schon Paracelsus konfrontiert, als er am 21. September 1541 in Salzburg sein Testament diktierte: »Die Beschäftigung mit toten Stoffen behindert doch nur, die wahre Weisheit zu erlernen. Krankheit erlernt man nur aus der Krankheit.« Die vom Gesetzgeber zur wirklich notwendigen Kontingentierung der knapper werdenden Budgets im Gesundheitswesen bemühte »Evidence Based Medicine« hat einen entscheidenden Fehler. Die ihr zugrunde liegende lineare Denkweise (»aus A folgt zwangsläufig B«) und statistische Methode (»randomisierte placebokontrollierte Doppelblindstudie«) erfassen die Komplexität der Lebensvorgänge und Individualität des Krankseins nicht. Das ist der Grundwiderspruch zwischen klinischer (Schul-)Medizin und Naturheilkunde. Wenn in diesem Buch der Übersichtlichkeit halber wissenschaftliche Aussagen »plakativ« dargestellt werden, ist dieses Spannungsfeld zu berücksichtigen. Leser, die an mehr Information interessiert sind, können die in Klammern angegebene Literatur nutzen (die Zahlen verweisen auf die Titel im Literaturverzeichnis).

Wie entstand unsere heutige »Schulmedizin«?

Die von Prof. Virchow im 19. Jahrhundert auf dem damaligen Wissensstand bzw. »Irrtumsstand« begründete »Zellularpathologie« (»es existiert für jede Krankheit *eine* spezifische Ursache, z.B. ein Erreger«) lässt das Terrain als Basis der »Humoralpathologie« außer Acht. Dieser lateinische Begriff für »Säftelehre« beschreibt die jahrhundertelange Erfahrung der Ärzte seit Hippokrates. Auf seinen Eid berufen die Ärzte sich noch heute. Neuere Erkenntnisse (»Mehrdimensionale und Unschärfelogik, Chaos- und Quantentheorie, biophysikalische Medizin«) werden zu einem Miteinander von klinischer Medizin (Schulmedizin) und Naturheilkunde zum Wohle der Patienten führen.

Was Patienten fragen: Ist Ihre Empfehlung wissenschaftlich anerkannt?

Diese Frage hat u.a. deswegen eine so hohe Bedeutung, weil davon zumeist die Kostenerstattung durch die Krankenkassen abhängt. Außerdem verspricht das Gütesiegel »wissenschaftlich anerkannt« Wirksamkeit und Unbedenklichkeit. Beides kann im Einzelfall jedoch nicht garantiert werden, wie die Beipackzettel von Medikamenten und ärztliche Aufklärungen vor beispielsweise operativen Eingriffen belegen.
Ist es ethisch vertretbar, wissenschaftliche Studien über Jahre weiterzuführen, auch wenn sich frühzeitig ein deutlicher Überlebensvorteil einer Patientengruppe zeigt, wie z.B. bei der Studie mit 22.000 amerikanischen Ärzten zur Herzinfarktvorbeugung mit Aspirin®. Oft steht der Arzt bei der Betreuung Kranker vor dem Dilemma eines Entscheidungsnotstandes. Soll er warten, bis der Streit der Wissenschaftler ausgefochten ist oder bis »wissenschaftlich gesicherte Erkenntnisse« vorliegen – auch wenn das noch Jahre oder Jahrzehnte dauert? Für seinen Patienten kann es dann zu spät sein. Deshalb stellt der weltweit anerkannte Frauenarzt und Hormonspezialist Prof. Huber aus Wien der oben beschriebenen »Evidence Based Medicine« das Prinzip »Nil nocere« (»Nicht schädigen«) zur Seite. Es erlaubt dem Arzt, auch wissenschaftlich noch nicht anerkannte neueste Erkenntnisse mit entsprechender Vorsicht, unter Abwägen von Nutzen und Risiko, zum Wohle seiner Patienten einzusetzen (20).
Dr. F.X. Mayr war ein scharfsinniger und jederzeit kritischer Beobachter. Er sah seine Erkenntnisse als Erweiterung der klinischen Untersuchung der Verdauungsorgane in der Inneren Medizin verankert. Seine Behandlung vielfältiger Gesundheitsstörungen an deren »Wurzel«, dem Darm, spannt den Bogen zur Naturheilkunde. In dieser Verbindung von wissenschaftlich exakter Beobachtung und ganzheitlich biologischer Behandlung war er seiner Zeit um ein Jahrhundert voraus. Er selbst meinte zwar »er sei 50 Jahre zu früh geboren«, aber da war er zu optimistisch.

1.2 Was ist Naturheilkunde?

Dieser Begriff klingt sehr romantisch und erinnert an bunte Blumen und Schmetterlinge. Ist so etwas heute überhaupt noch ein Thema, wo man doch im Labor schon Stoffe im Nanogramm-Bereich nachweisen kann?

Weil diese Frage von grundlegender Bedeutung ist, wollen wir uns damit auf den nächsten Seiten beschäftigen.
Die Entwicklung des Lebens funktioniert nach der **Darwin'schen Evolutionstheorie** über Mutation (= zufällige Veränderung des Erbgutes) und Selektion (= Auslese bzw. Begünstigung der am besten geeigneten Lebewesen). Die Richtung dieser Entwicklung wird vom Selektionsdruck bestimmt. Zunächst als Erklärung der Fachbegriffe:
Die Grundbausteine aller Lebewesen sind Eiweiß (Protein), Fett (Lipid) und Zucker (Kohlenhydrat). Ihre Bildung wird von den Genen gesteuert. Sie befinden sich im Kern (»Kern« heißt »Nucleus«) jeder Körperzelle und bestehen aus Nukleinsäuren. Diese werden als DNS und RNS bezeichnet und sind in Form von 2 schraubenförmig umeinander geschlungenen Ketten angeordnet (»**DNS-Helix**«).
Prof. Pirlet, ehem. Ordinarius für Physikalische und Diätetische Therapie/Innere Medizin/Rheumatologie hat dazu wörtlich geschrieben (48, 49):

»Naturheilkunde – was ist das eigentlich?
Naturheilkunde – die Lehre von der Heilkraft der Natur

Naturheilkunde ist integraler Bestandteil der Naturkunde, der Biologie. Naturheilkunde ist die Lehre von der heilenden und heil haltenden Kraft in jedem Lebewesen, auch in unserem Körper.
Naturheilkunde darf keinesfalls als Sammelbegriff für diverse Naturheilverfahren verstanden werden, als Sammeltopf für so genannte unkonventionelle, alternative Praktiken. Eine wissenschaftliche Naturheilkunde hat zu sagen, was sich hinter der so oft beschworenen Selbstheilungskraft oder Selbstordnungskraft der Natur verbirgt. Überall heißt es, mit »natur-gemäßen« Heilverfahren und mit »biologisch-therapeutischen« Techniken könnte man die »Heilkraft der Natur« anregen und unterstützen. Dann muss man aber auch eine Erklärung dafür geben, wie sich diese Natur in uns aus eigener Kraft heil hält und wie sich diese Natur immer wieder aus eigener Kraft in eine gesunde heile Ordnung zurückfindet – auch ohne Zutun des Arztes. Die drängende Frage ist: Wie macht die Natur das denn? Antwort gibt uns die Zellphysiologie, die Molekularbiologie.
Alle Leistungen des Organismus, die Leistungen aller Organe

und Regulationssysteme, jede endokrine und nervale Verständigung zwischen Zellen und Organen, alles ist die Leistung von Zellen. Und Leistungsträger in der Zelle sind 2 Groß-Moleküle: Nukleinsäuren und Proteine. Sie bestimmen die Struktur und die Funktion der Zelle, sie bestimmen die Funktionsqualität und die Regulationsgüte großer übergeordneter Systeme (Kreislauf, Leber, Niere, Nervensystem, Immunsystem usw.).
Die Nukleinsäuren, als DNS-Doppelhelix im Zellkern jedem bekannt, enthalten das genetische Programm. Programmiert ist die Bildung von Aminosäuren und deren Verknüpfung in langen Ketten. Mit der speziellen Verknüpfung ist festgelegt, wie sich die Ketten im Raum zu Proteinen zusammenfalten und welche spezielle Aufgabe die Proteine in der Zelle, im ganzen Körper beim »Wechsel der Stoffe«, bei der Kopplung und Entkopplung spezieller Substrate, beim Empfang von Nachrichten, beim Antransport von Nahrungsstoffen, beim Abtransport von Stoffwechselschlacken aus der Zelle u.a. übernehmen. Die DNS-Helix mit ihren 35.000 Genen ist nur auf diese Synthese von Proteinen programmiert! Die Gene in der DNS werden abgelesen und als RNS zu den Ribosomen, zu den Proteinfabriken transportiert. Die DNS-Helix selbst bleibt während eines ganzen Zelllebens unverändert. Wird die DNS-Helix beschädigt, etwa durch Gifte, durch Strahlen, so wird sie mit hoher Präzision repariert.
Auch die Proteine (1–10 Milliarden in jeder Zelle) werden ständig beschädigt und deformiert, etwa durch exogene und intestinale Toxine, durch Sauerstoff-Radikale, durch Medikamente. Alle Pharmaka und Phytopharmaka sind Protein-Blocker! Aber auch die Proteine werden repariert, wieder in Form gebracht, damit in Funktion gehalten.
Trotzdem – die Proteine altern in wenigen Tagen. Sie denaturieren, ihre Aktivität nimmt ab. Geschädigte, funktionsuntüchtige Proteine werden als solche erkannt (vom Ubiquitin-System) und werden durch Proteasome (durch Verdauungssysteme) zerlegt. Sie werden durch strukturgesunde und funktionstüchtige Proteine, durch junge Proteine ersetzt. Mittlere Lebensdauer der Zellproteine: 2 Tage. Ein ständiges Reparieren, ein ständiges Abbauen und Neuaufbauen. Reparare heißt: wiederherstellen, ersetzen, erneuern, verjüngen.
Pro Sekunde werden in unserem Körper etwa 500 Billiarden Proteinmoleküle auf- und abgebaut (500.000.000.000.000.000)

– so viele Proteinmoleküle, wie Sekunden seit dem Urknall, seit 15 Milliarden Jahren, vergangen sind. In jeder Sekunde! In jedem von uns! Und Zellen, die nur einmal im Leben gebildet werden (z.B. Hirnzellen, Nervenzellen, Muskelzellen, Herzmuskelzellen), tauschen im Mittel über 10.000-mal ihre Proteinbausteine aus. Dadurch bleiben sie jung und leistungsfähig.
An die bessere protein-molekulare Qualität der Zelle knüpft sich dann die bessere Funktionsqualität. Die Natur hält damit die spezifischen Leistungen aller Zellen auf hohem Niveau, die Leistung der Hirnzelle, der Leberzelle, der Drüsenzelle, der Immunzelle. Genau das aber ist die Antwort auf unsere Frage: Wie hält sich die Natur in uns heil? Wie beseitigt die Natur eine Struktur- und Funktionsstörung aus eigener Kraft?
Die Natur tauscht mit hoher Dynamik die zellulären Grundbausteine aus – die Proteine. Sie beseitigt das Alte, das Kranke; sie liest das Gesunde aus. Die Natur erneuert und verjüngt sich auf der protein-molekularen Ebene. Auslese ist das Prinzip, das uns heil hält und wieder heil werden lässt. Zelluläre Aktivitäten jeglicher Art – Stoffumsatz, Bewegung, Wärme, geistige Aktivität u.a. – unterhalten diesen molekularen Erneuerungsprozess. Aufgabe des Arztes und des Patienten ist es: Einfluss zu nehmen auf diesen Grundprozess des Lebens, ihn zu pflegen, zu stimulieren, zu entlasten – ihn jedenfalls nicht zu stören!

Die methodologischen Grundsätze sind:
1. Dafür sorgen, dass mit der Nahrung alle für den Strukturaufbau erforderlichen Stoffe zugeführt werden. Eine hochwertige Kost – knapp bemessen, leicht verdaulich zubereitet.
2. Dafür sorgen, dass alle Nahrungsstoffe ordnungsgemäß verdaut und hindernisfrei jeder Zelle angeboten werden. Keine bakterielle Zersetzung verdauter Nahrung im Darm. Keine Gewebsverschlackung (wie bei Arteriosklerose)!
3. Dafür sorgen, dass mit naturgemäßen Funktionsansprüchen (intermediäre Verarbeitung der Nahrungsstoffe, Bewegung, Wärme usw.) der Abbau gealterter Strukturen und der Aufbau junger, leistungsfähiger Strukturen gefördert werden.
4. Dafür sorgen, dass alle Endprodukte des zellulären Stoffwechsels aus den Interstitialräumen abtransportiert und über Nieren, Darm, Haut und Lunge ausgeschieden werden.

Folgen wir diesen Grundsätzen, dann handeln wir und behandeln wir »unserer Natur gemäß«.
Dann helfen wir dem Leben in uns, heil zu bleiben und zu einer heilen Ordnung zurückzufinden. Und wir haben dankbar zu sein, dass eine hoch entwickelte Medizin immer bereitsteht, uns in kritischen Augenblicken aufzufangen und zu tragen – dann, wenn diese »Kraft der Natur« es alleine nicht mehr zu schaffen vermag.
Naturheilkunde ist Naturwissenschaft. Naturheilkunde reicht tiefer an die Wunder des Lebens heran als irgendeine andere medizinische Disziplin.«

1.3 Wie wirkt unser »Innerer Arzt«?

Die Frage ist eminent wichtig, weil eigentlich er es ist, der Ihr Honorar für die Gesundung verdient hat. Das sagten schon die Ärzte im Altertum »medicus curat – natura sanat« (Der Arzt behandelt – die Natur heilt).
Wollen wir uns von »oben« nach »unten« herantasten:
Die oberste – oder sagen wir – die geistige Ebene, von der alle nachgeordneten bei der Ingangsetzung von Heilungsvorgängen gesteuert werden, ist schon in der Bibel benannt:

»Am Anfang war das Wort...« (Johannes 1, 1)

Mit Hilfe unseres Glaubens, Genesungswillens sowie eines Gnadeneinbruchs des Göttlichen versuchen wir Wunderheilungen, z.B. bei einer Pilgerreise nach Lourdes, zu erklären. Dabei dürfte es sich um dasselbe Phänomen wie bei Krebs-Spontanheilungen, die in der wissenschaftlichen Literatur immer wieder beschrieben werden (14), handeln.
Placebo-Effekte – z.B. 30 % Wirksamkeit von »*Scheinmedikamenten*« – kommen sicherlich auch nur mit Hilfe unseres »Inneren Arztes« zustande.
Diese Gedanken sind quasi im Kopf unseres »Inneren Arztes«. Wie setzt er seine Heilungsabsicht in die Tat um? Er bedient sich, vergleichbar mit Händen, verschiedener Funktionen, um das innere Milieu (z.B. Blutzucker) stabil zu halten, trotz äußerer Störungen. Das

ist eines der beiden Grundprinzipien in der Biokybernetik. Es wird als Homöostase bezeichnet und bildet gewissermaßen die unterste Ebene. Das Ziel Stabilität versucht unser Körper möglichst effektiv und somit energiesparend zu erreichen. Dabei handelt es sich um das zweite Grundprinzip, die **Ökonomie**. So legt der Körper intelligenterweise nach Belastungen, wie z.B. sportlichem Training – oder auch Fasten, einen Vorrat zur Störungskompensation für die Zukunft an (trainingsinduzierte Adaptation). Die Folge sehen wir beim vitalen Schlinger und Vielesser nach Fastenkuren als **Jo-Jo-Effekt** – wenn sie nicht mit einer Erziehung zur Mäßigung einhergehen.

2 Fasten als Naturheilverfahren

Diese greifen wie Ringe ineinander. Die Behandlung nach Dr. F.X. Mayr liegt in der Mitte.

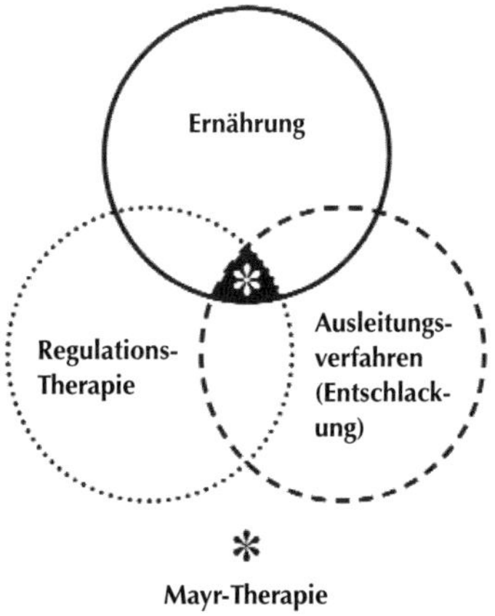

2.1 Was ist »Fasten« wirklich?

Bis heute gibt es das im Mittelalter gesuchte »Perpetuum mobile« nicht (eine Maschine, die ewig ohne Treibstoff läuft).
Zum Leben brauchen auch wir Nahrung aller 4 Aggregatzustände, fest, flüssig, gasförmig, energetisch (Licht und spirituelle Energie). Wenn wir die feinstoffliche Nahrung in diesem Zusammenhang ausklammern, bleibt uns die nüchterne Erkenntnis:

- ohne Sauerstoff verlieren wir nach 2 Minuten das Bewusstsein und sind nach 5 Minuten tot; mit Ausnahmen wie Unterkühlung (Taucher) oder speziell Trainierten (Yogi)
- ohne Wasser sterben wir je nach körperlicher Belastung und klimatischen Verhältnissen etwa nach 1 Woche
- ohne Zufuhr fester Nahrung können fastengeübte Gesunde 6 Wochen überleben.

Fasten ist **freiwilliger** Nahrungsverzicht. Im Unterschied dazu ist **Hungern** der **zwangsweise** Nahrungsentzug. Dieser führt zu schweren Stoffwechselentgleisungen und manchmal schon nach 3 Wochen

zum Tod. In der Minnesota-Studie wurden 1950 in der Wüste US-Soldaten beim »Hungern« untersucht. Dabei fand man einen enormen Anstieg der Stresshormone (Cortisol, Adrenalin, Noradrenalin, Melatonin) im Blut. Bei freiwillig fastenden Patienten in der Buchinger-Klinik zeigte sich im Gegenteil eine Reduktion (FAZ 8. 5. 2000). Dies bestätigt die große Bedeutung des Geistes für alle Lebensvorgänge.
Fasten heißt nicht »Obst-, Saft-, Eiweiß- oder Morgenfasten«!
Der Begriff Fasten ist für **Nichtessen** reserviert!
Unter dem Überbegriff **Intensivdiätetik** ist Fasten und/ oder zeitweilige strengste Diät zu verstehen.

2.2 Fastentradition

Schon in der Bibel steht geschrieben:

»Wenn ihr fastet, macht kein finsteres Gesicht«
(Matthäus 6, 16–18)

Dr. Rauch hat die Geschichte des Fastens beschrieben (55). So ist seit jeher neben der körperlichen Reinigung vor allem die innere Läuterung und spirituelle Erneuerung Ziel des Fastens gewesen. Diese gelingen aber nur, wenn Freiwilligkeit und Freude die Triebkräfte sind. Überliefert sind uns aus den Veden, den Schriften des antiken Indien, Fastenrituale seit 12.000 Jahren. Wir tragen ein Stoffwechselprogramm für Zeiten des Nahrungsmangels, wie er in grauer Vorzeit regelmäßig auftrat, in uns.
Von Buddha sind uns 50 Tage Fasten überliefert. Moses hat am Berg Horeb 40 Tage ohne feste Nahrung ausgeharrt.
Wir wissen vom Fasten des Propheten Elias in der Wüste und seit Jesus von Nazareth ist es Bestandteil des Christentums. Auch kennen wir entsprechende Traditionen der Germanen, Perser und Spartaner.
Die antiken Ärzte Hippokrates und Maimonides setzten das Fasten als Heilmittel ein.
Fasten ist eine der 5 Säulen des Islam.
Mahatma Gandhi hat, aus der indischen Fastenerfahrung schöpfend, durch seine friedliche Form des Protestes gegen die englische Kolonialmacht mehr erreicht, als dies mit bewaffnetem Kampf möglich gewesen wäre.

Auf der Suche nach naturgemäßen Heilmethoden, auch für schwerste Fälle, erinnerten sich vor einem Jahrhundert einige Ärzte des Fastens. Besondere Bedeutung erlangten Dr. F.X. Mayr und Dr. Buchinger.

2.3 Ein biologisches »Sparprogramm« beginnt

Dieser Begriff ist uns nur allzu gut bekannt. Sparen heißt Vorratswirtschaft für schlechte Zeiten und weist auf mangelndes Vertrauen in eine stabile Versorgungslage in der Zukunft hin. Völker in tropischen Südseeparadiesen hatten dies aus der Sicht romantisch verklärter Europäer nicht nötig. Die Auswanderungswellen mit Auslegerbooten über tausende Kilometer im polynesischen Dreieck des Pazifik sprechen jedoch eine andere Sprache. Wenn nach wochenlangen Entbehrungen auf hoher See »Aotearoa – das Land der großen weißen Wolke« (Neuseeland) für die Maoris zunächst als Paradies erschien – das Leben dort war hart. Das ist es auch für uns, wenn wir an vollen Trögen »Hunger« leiden. Durch Völlerei, Umweltvergiftung und generelle Übermüdung (Störung elementarer Biorhythmen) ist unsere Verdauungskraft geschwächt. Trotz Überangebot leiden wir Mangel an Vitalstoffen, weil unser Darm sie nicht mehr ausreichend aufsaugen kann. Gleichzeitig ist seine Ausscheidungsfähigkeit für Stoffwechselgifte vermindert. Da hilft nur eines – die Urkraft der Natur durch einen energischen Stoß ins System, durch Fasten, wieder zu erwecken.

Was bewirkt Fasten im Stoffwechsel?

Zunächst kommt es natürlich zur Gewichtsabnahme. Es hat aber keinen Sinn, sich täglich auf die Waage zu stellen, weil das Gewicht nicht linear weniger wird. In der ersten Woche nimmt man wesentlich mehr ab als in den folgenden, weil zunächst vor allem Wasser ausgeschieden wird. Dieses hat der Körper zwecks Verdünnung ausscheidungspflichtiger Stoffwechselgifte eingelagert. Eine Stagnation des Gewichtes in der zweiten oder folgenden Fastenwochen, trotz ausgiebiger Bewegung, würde den Fastenden demotivieren. Deshalb soll prinzipiell nur einmal wöchentlich, am besten montags nüchtern, gewogen werden.

Die Natur als Erfinderin des Sparens – mit Zinsen !

Wie eingangs gesagt, ist die Entwicklungsgeschichte nach Darwin durchaus nicht nur erfreulich. Mit dieser genetischen Erinnerung an Notzeiten müssen wir uns als Altlast heute noch herumschlagen.
Die Stoffwechselvorgänge werden bei Nahrungsentzug insgesamt gedrosselt. Dies erfolgt umso mehr, als der Körper schon eine Fastenerinnerung von früheren Kuren hat. Blutdruckabfall, Frösteln, Müdigkeit sind einige Symptome dafür. Trotzdem braucht der Körper Energie zur Aufrechterhaltung elementarer Funktionen. Er greift natürlich nicht, wie von manchen Wissenschaftlern befürchtet, sofort seine »Goldreserven« – sprich Herz, Muskeln, Knochen usw. an. Vielmehr verbrennt er zunächst die in Gefäßwänden und im Bindegewebe gespeicherten Eiweißschlacken. Das ist der »Entschlackungsmechanismus«, den wir ja wünschen. Wenn dieser Prozess zu intensiv abläuft, können die Nieren das Endprodukt des Eiweißabbaues, die Harnsäure, nicht zeitgerecht ausscheiden. Ein Anstieg des Harnsäurespiegels im Blut mit der Gefahr von Gichtanfällen kann die Folge sein.

Soll man beim Fasten Dauermedikamente absetzen?

Generell NEIN! Jedes eigenmächtige Absetzen von hochwirksamen ärztlich verordneten Medikamenten kann wie das »Verreißen des Steuers« beim Auto oder der Rückstoß beim Gewehr gefährlich sein. Das gilt vor allem für das plötzliche Absetzen von Herz-Kreislaufmedikamenten, wie Betablocker, Kalziumantagonisten und andere. Wegen des »Sparprogramms« sinkt der Blutdruck. Parallel dazu muss unter ärztlicher Kontrolle die Medikamentendosis vorsichtig reduziert werden, möglicherweise auch »Ausschleichen« bis auf null. Auch die Dosis Blutzucker senkender Medikamente und das zu spritzende Insulin müssen an die verringerte Kohlenhydrat-Zufuhr angepasst werden. Für Zuckerkranke ist das eine sehr kritische Phase. Um diesen Patienten das Risiko einer Neudosierung allein zu Hause zu ersparen, lasse ich insulinpflichtige Patienten nicht fasten. Sie bekommen eine milde kohlenhydratreduzierte Diät mit 6–10 Broteinheiten (BE), die sie zu Hause weiterführen sollen. Dabei kann die Insulindosis oft um 50–70 % reduziert werden – auf Dauer! Zu diesem Vorgehen gibt es kontroverse Meinungen wegen der »Cholesterin-Angst«.

Bei einer Ernährung im Sinne Dr. F.X. Mayrs ist diese jedoch unbegründet.
Andere, bereits vom Hausarzt verordnete Medikamente wie Allopurinol zur Verhinderung von Gichtanfällen, müssen Patienten zumindest in der ersten Hälfte einer Fastenkur weiter einnehmen. Dauermedikamente, deren exakte Wirkmenge im Blut nicht schwanken darf (z.B. Marcumar® zur Hemmung der Blutgerinnung bei Infarkt- oder Thrombosegefahr) sollen, anders als normalerweise, nicht zeitig morgens eingenommen werden. Da beim Fasten morgens oft Bitterwasser getrunken wird, könnten durch die verstärkte Darmtätigkeit die Tabletten ausgeschieden werden.

Eine Provokation – **Wie gesund ist »gesunde Ernährung«?**

Vor allem Gehirn und Herzmuskel haben einen hohen Energiebedarf. Den decken sie üblicherweise mit Traubenzucker, der ihnen in Form von Blutzucker ausreichend angeboten wird. Das ist ein Überbleibsel der verschwenderischen »Wirtschaftsführung« des Menschen aus den »paradiesischen Zeiten« vor einigen Millionen Jahren. Damals, in den üppigen tropischen Gefilden, flogen unseren Vorfahren zwar keine gebratenen Tauben in den Mund, aber Kohlenhydrate, also Zucker in Form von Obst, war reichlich vorhanden.
Die Paläontologie (die Wissenschaft, die über Fossilienfunde auch die Entwicklung der Menschheit untersucht) hat wenig erfreuliche Erkenntnisse, wie Dr. Lutz (30) berichtet:
Durch Isolation wurden Frühmenschen über Jahrmillionen – auf der Insel Danakil im Roten Meer (»aquatic genesis«) oder in der Savanne am Ostrand des afrikanischen Grabenbruches (»east side story«) – vom Nahrungszucker abgeschnitten. Nur Eiweiß (Fisch, Fleisch) und Fett (Gehirn und Knochenmark) waren die Lebensgrundlage. Dasselbe wiederholte sich in den letzten Eiszeiten. Unsere aus Afrika nach Europa ausgewanderten Vorfahren, Jäger und Sammler, hatten nicht mehr viel zum Sammeln. Fleisch, also tierisches Eiweiß und Fett, hielt sie in diesen unwirtlichen Zeiten am Überleben. Unter diesem Druck (Auslese) stellte sich der Stoffwechsel um und wurde so genetisch festgeschrieben (auf der »Festplatte DNS« im Zellkern). Nach der letzten Eiszeit hatten die heutigen Menschen (Homo sapiens) die großen Wildtiere (Mammut) und ihre Artgenossen (Homo erectus, z.B. den Neandertaler) ausgerottet – auch durch Kannibalismus – und

sich über Gebühr vermehrt. Es drohte eine Hungersnot. Dank der Klimaerwärmung fanden sie einen Ausweg, der ihnen das Überleben sicherte. Sie begannen vor etwa 10.000 Jahren Grassamen (das heutige Getreide) zu essen und wurden so langsam zu Ackerbauern. Dieser »Ernährungsschock« ließ die Menschen um einen Kopf kleiner werden, wie wir noch unschwer anhand der kleinen Betten, wie sie vor 100 Jahren üblich waren, erkennen. Die nomadisierenden Viehzüchter behielten jedoch die stattliche Körpergröße der Jäger (z.B. die Völker der Massai und Tutsi in Ostafrika) im Gegensatz zu den kleinwüchsigen Ackerbauern, den Hutu, um in dieser Region zu bleiben. Ob auch die Aggressivität der Ackerbauern (mit ihrem hohen Kohlenhydratkonsum) gegenüber den Viehzüchtern (Massaker der Hutu an den Tutsi – aber auch Kain gegen Abel im Alten Testament) durch diese Fehlernährung mit zu viel Getreide gefördert wurde, kann nur vermutet werden. Auf jeden Fall haben diese letzten 10.000 Jahre erhöhter Kohlenhydrat-Zufuhr durch Getreide die genetische Anpassung seit Jahrmillionen an Fett-Eiweiß-Kost – die »Steinzeiternährung« – noch nicht vollständig rückgängig machen können. Da das Getreide seinen Siegeszug um die Welt in Ostasien und im Nahen Osten (Persien vor 12.000 Jahren) begann, wurde es in unseren Breiten relativ spät (erst seit 6.000 Jahren im Mittelmeerraum, seit 3.000 Jahren bei uns nördlich der Alpen und mit weiterer Verzögerung in Skandinavien) angebaut. So sind wir, genetisch betrachtet, noch Steinzeitmenschen. Interessanterweise verläuft parallel zur Verbreitung des Getreides auch die Herzinfarkthäufigkeit (von Süd nach Nord in Europa).

- Nach den Forschungen des US-Bestsellerautors Dr. Sears (66) verträgt nur ein Viertel der von Mitteleuropäern abstammenden weißen Bevölkerung (Europa ohne Mittelmeerraum, Nordamerika, Australien) das von Gesundheitsexperten so sehr gepriesene Getreide wirklich gut (Weizen, Roggen, Reis, Hafer, Gerste, Mais, aber auch andere Kohlenhydrate wie Kartoffeln). Zwei Viertel tolerieren sie schlecht und ein Viertel sehr schlecht. Also steht es bei uns **3:1 gegen** die Kohlenhydrate!
- Warum sind **Kohlenhydrate** im Übermaß für diese Mehrheit unserer Bevölkerung schlecht?

Die Weltgesundheitsorganisation (WHO) hat in einem Forschungsprogramm MONICA (77) über Herzinfarktrisikofaktoren in mehreren Ländern Europas Folgendes herausgefunden:
Die Häufigkeit von »ACE-Deletionspolymorphismus«, einer Besonderheit auf unserer genetischen »Festplatte«, nimmt vom Mittel-

meer zum Nordkap zu. Dieses komplizierte Wort verstehen die Bluthochdruck- und Herzinfarktpatienten am ehesten, die ACE-Hemmer einnehmen. Das sind segensreiche, lebensverlängernde Medikamente, die die Bildung eines bestimmten Enzyms unterbinden. Dieses Enzym erzeugt bei zu hoher Konzentration z.B. hohen Blutdruck und Arterienverkalkung (durch Wucherung der Gefäßwandzellen). Durch Kohlenhydrate wird die Bildung dieses Enzyms stimuliert! Jeder Kriminalist hat jetzt ein »Aha-Erlebnis«. Dieser genetische Defekt, den die WHO in Nordeuropa vermehrt gefunden hat, wird durch diese Medikamente ausgeglichen. Doch eigentlich handelt es sich um gar keinen »Defekt«, sondern um eine sinnvolle Anpassung die das Überleben während der Jahrmillionen des Kohlenhydrat-Mangels sicherte. Ein weiteres (APO-B), ähnlich verhängnisvoll auf das böse LDL-Cholesterin wirkendes Überbleibsel unserer Vergangenheit als Jäger, betrifft unsere Erbinformation in Mittel- und Nordeuropa. Mit diesen medizinischen Begriffen möchte ich Sie nicht weiter langweilen. Sie sollen nur die Aussagen für Ärzte glaubwürdiger machen (32, 77). Die ursächliche Behandlung dieses Symptoms wäre für die davon hauptsächlich betroffene Bevölkerungsmehrheit die Rückkehr zur **Steinzeiternährung**, die Beschränkung der Kohlenhydrate.

Wie viel Kohlenhydrate sind in diesem Sinne schon Übermaß?

Vereinfacht gesagt liegt diese Grenze zwischen einem Drittel (nach Dr. Lutz) – das sind etwa 6 Broteinheiten (BE) – bis zur Hälfte (nach Dr. Sears) – etwa 11 BE – unserer üblichen Tagesration!
Zur besseren Vorstellung: 1 BE = ½ Semmel oder 1 Apfel oder 1 Esslöffel Zucker oder ¼ l Wein oder 1 Kartoffel.
Wie man einen Verhungernden langsam aufpäppeln muss, so müssen wir uns nach dem langen Kohlenhydrat-Mangel erst langsam wieder daran gewöhnen. Das dauert nicht 50 oder 100, sondern tausende von Jahren, wenn nicht durch Gentechnik schneller eine Lösung gefunden wird.
Therapie nach Dr. F.X. Mayr ist, weil sie die **Insulinresistenz** (Abstumpfung der Zellen gegenüber dem Blutzucker senkenden Insulin) durchbricht, die Wunderwaffe gegen die Ursache der meisten Zivilisationskrankheiten, das »**Metabolische Syndrom**«. Dieses ist eine übersteigerte Antwort unseres Körpers auf Kohlenhydrate und durch einen zu hohen Insulinspiegel im Blut gekennzeichnet. Zu viel Insu-

lin senkt den Blutzucker auf ein zu tiefes Niveau (Unterzuckerung) und erzeugt Heißhunger. In schlecht recherchierten Gesundheitsempfehlungen mancher Tageszeitungen liest man dazu gelegentlich Meldungen folgender Art:
»Unsere Kinder können sich wegen Unterzuckerung in der Schule schlecht konzentrieren. Deshalb brauchen sie in kurzen Zeitabständen kleine Snacks als Zuckerlieferant.« Der erste Satz stimmt. Der zweite ist falsch, da Ursache und Wirkung verwechselt werden.
Die Ursache von wiederholter Unterzuckerung ist kein Mangel, sondern zu viel Zucker in der Nahrung!
Weil unser Körper einen Blutzuckeranstieg bei Kohlenhydrat-Zufuhr verhindern will, wirft er das Blutzucker senkende Hormon Insulin in die Schlacht. Da dessen Wirkung überschießend ist und wegen der Trägheit der Regulation zu lange anhält, fällt unser Blutzucker nach einem kurzen Anstieg steil und tief ab. Das empfinden wir als Unterzuckerung mit Heißhunger. Die meisten von uns leiden darunter, essen deshalb in zu kurzen Abständen und werden dick. Dieser verbreitete Denkfehler – wo etwas fehlt, muss es zugeführt werden – lässt die **Regulation** außer Acht.
Das erhöhte Insulin (Metabolisches Syndrom) steigert Blutdruck, Cholesterin und den Fettansatz. Dieser hat die gefährliche typische männliche »Apfelform« (Bauchspeck) im Gegensatz zur harmlosen weiblichen Fettverteilung in »Birnenform« (Hüftspeck).
Was bedeuten diese Erkenntnisse nun konkret für uns?

So können Sie selbst erkennen, ob Sie durch Kohlenhydrate herzinfarktgefährdet sind:

1. Haben Ihre Eltern oder Geschwister eine Zuckerkrankheit (Altersdiabetes, erst in der zweiten Lebenshälfte beginnend) oder Angina pectoris bzw. Herzinfarkt?
2. Liegt Ihr Ruheblutdruck über 140/90 Torr?
3. Messen Sie den Umfang Ihres Bauches und Gesäßes an der dicksten Stelle im Stehen und teilen Sie den Wert für den Bauch durch den Gesäßumfang. Wenn das Ergebnis bei Männern größer als 1,0 (bei Frauen 0,8) ist, leiden Sie an dem Metabolischen Syndrom und sind gefährdet!

Ihr Arzt kann diese Vermutung durch Nachweis einer Fettleber mit Ultraschall und Untersuchung der Blutfette überprüfen.
Die verheerende Wirkung zeigt folgendes Schema (30). Der Körper

ist immer bemüht, ein Gleichgewicht zu erhalten – hier im Beispiel zwischen auf- und abbauenden Hormonen (2 Waagschalen, auf der linken liegen die aufbauenden = anabolen Hormone, rechts die abbauenden = katabolen Hormone). Durch ein Übermaß an Kohlenhydraten steigert der Körper das Gegenhormon, das **Insulin** (dunkler Hügel). Die Waage wird links schwerer. Es gibt 2 Möglichkeiten zum Ausgleich: links etwas wegnehmen, z.B. **STH**, das Wachstumshormon, oder rechts etwas drauflegen, z.B. die Stresshormone **Cortisol** und **Adrenalin**.

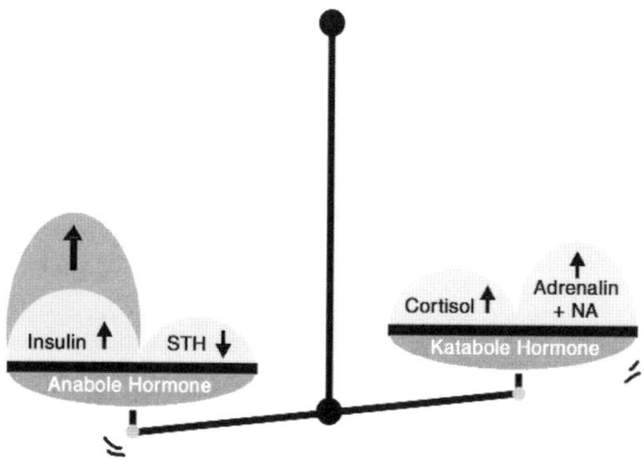

Durch ein Übermaß an Kohlenhydraten erzeugen wir also ständig einen inneren Stress!

Dadurch bildet unser Körper in panischer Angst viel zu viel Cholesterin (auch bei cholesterinfreier Nahrung), steigert den Blutdruck, und die Arteriosklerose schreitet munter voran.

Ist es wirklich richtig, die Kohlenhydrate zu beschränken?

Dr. Atkins vertrat diese Aufassung (leider mit extremer Übertreibung), Dr. Lutz »Leben ohne Brot« (30) genauso wie Montignac »Essengehen und dabei abnehmen« (43) und neuerdings Dr. Sears »Das Optimum« (66). Auch Prof. Cordain (Universität Colorado) und eine australische Forschergruppe (2) schlagen in diese Kerbe mit ihrer »**Fleischfresserhypothese**«.

»Ein Vollkornbrot und ein Apfel sind gesünder als Fleischverzehr« (?)

Das klingt zwar edel, humanistisch, bio-»logisch«. Aber leider ist diese Aussage, so ultimativ in den Raum gestellt, falsch. Die Probleme BSE (»Rinderwahnsinn« als menschliche Perversion, Pflanzenfresser mit Tierkadavern zu füttern) und generell Mast mit Tiermehl sind hausgemacht und haben mit dieser grundsätzlichen Frage nichts zu tun. Rudolf Steiner, der Begründer der »Anthroposophie« warnte schon vor 80 Jahren: »Die Rinder werden wahnsinnig, wenn man sie mit Fleisch füttert.«

Man muss hier zwischen der biologischen Verträglichkeit von Eiweiß (Fleisch, Fisch, Topfen, Ei), Fett und Kohlenhydraten einerseits und der moralischen Dimension des Tötens von Tieren andererseits unterscheiden. Es ist eine persönliche Entscheidung, sich aus moralischen Gründen oder wegen berechtigter Zweifel am Verbraucherschutz bei Nahrungsmitteln für vegetarische Ernährung zu entscheiden. Dafür sind möglicherweise gesundheitliche Nachteile in Kauf zu nehmen. Diese sind jedoch mit Soja-Tofu, Nüssen, Ei und Milchprodukten vermeidbar. Ob wir auch die letztgenannten tierischen Produkte neben allen Zuchttierarten und sogar mit Biodünger gezogene Pflanzenkost meiden müssen, wird erst in etlichen Jahren klar werden.

Was sich der menschliche Geist auch immer ausdenken möge, die ärztliche Arbeit, der Erfolg am Kranken sind das Kriterium der Wahrheit. Auch Goethe sagte schon: »Die Natur ... hat immer recht – die Fehler und Irrtümer sind immer des Menschen.« Prof. Pirlet ergänzte: »Auch Krankheit, Schmerz und Leid sind immer des Menschen, denn wir sind mitverantwortlich für das, was aus unserem Leben wird.«

Was uns nachdenklich machen sollte:

- Wieso sterben wir Kohlenhydrat-Vielesser zu 50 % an Herz-Kreislauf-Erkrankungen und die überwiegend von Fett und Eiweiß lebenden Eskimos oder Massai (Nomaden in Ostafrika) nur zu 8 %?
- Wieso ist nur jeder zweite Herzinfarkt (also 50 %) durch die bekannten Risikofaktoren, wie z.B. Rauchen, hoher Blutdruck und Cholesterin, Übergewicht, Stress ... erklärbar?
- Wieso kommt eine Spätanalyse der berühmten Framingham-Studie, in der diese **Risikofaktoren** gefunden wurden (12), zu folgendem spektakulären Ergebnis: **Mehr Fettverzehr** (vor allem Olivenöl – bei gleicher Kalorienmenge mit niedrigerem Kohlenhydrat-Verzehr gleichzusetzen) **senkt das Schlaganfallrisiko**.

- Wieso schadet eine **extrem fettarme Diät** mehr, als sie nutzt (24)? Bei weniger als 25 % Fettanteil (bezüglich Nahrungskalorien) verschlechtern sich die Blutfette, vor allem das gute HDL-Cholesterin sinkt und die schlechten Triglyceride (Neutralfette) steigen. Ein Fettanteil von 30 % wird in dieser Studie als ideal bezeichnet.
- Wieso wird die Muskelschicht der Gefäßwände bis zum 10fachen der Norm dicker? Dies gilt als Hauptursache der Arterienverkalkung (»Kalk« und Cholesterin werden erst als Folge davon eingelagert). Diese Frage beflügelte Prof. Fleckenstein, den berühmten Entdecker der **Kalziumantagonisten** (= Medikamente gegen Bluthochdruck). Hier setzt auch der Wirkmechanismus der **ACE-Hemmer** an.
- Das gemeinsame Verbindungsglied all dieser scheinbar unerklärlichen Fragen ist wahrscheinlich das Hormon **Insulin**.

Woher Blutzucker nehmen, wenn nicht stehlen?

Auch unser Körper stellt sich beim Fasten diese Frage, wenn er ohne Vorbereitung unvermittelt einen Blutzuckerabfall verhindern soll. Er entschließt sich, aus den Eiweißreserven (= »Schlackendepots«) im Bindegewebe und in den Gefäßwänden zu stehlen. Die Bildung von lebensnotwendigem Blutzucker aus überflüssigem Eiweiß wirkt entschlackend und erfolgt unter der Wirkung zweier Hormone. Das eine heißt Glucagon (der entgegengesetzte Zügel zum Insulin), das andere ist das Wachtumshormon (STH). Wenn dieser Mechanismus jedoch zu lange dauert oder zu intensiv abläuft (z.B. Fasten kombiniert mit Sport nach dem Motto: »Viel hilft viel.«), bringen wir ein **Eiweißopfer** dar. Hierbei handelt es sich um die von manchen Schulmedizinern zu Recht kritisierten **Crash-Diäten** mit der Folge von Gesundheitsschäden.
Nach längerer Fastendauer tritt das seit hunderttausenden von Jahren etablierte System des Lebens aus unseren schier unerschöpflichen Fettvorräten in Gang. Bei überwiegender Fettverbrennung und Kohlenhydrat-Mangel entstehen unvollständig verbrannte Fette, die Ketone. Sie sind für den unverwechselbaren Mundgeruch beim Fasten (auch beim Diabetiker, der über die Stränge schlägt) verantwortlich. Das plötzliche Verschwinden dieses »Ketongeruches« zeigt dem Arzt einen »Diätfehler« – sprich Kohlenhydrat-Essen – an. Diese Ketone

sind Säuren und verstärken die Stoffwechselübersäuerung (**Azidose**) beim Fasten. Bei längerer Reduktion der Kohlenhydrate (Brot, Kartoffeln & Co) lernen unsere lebenswichtigen Organe Herz und Gehirn wieder, von Ketonen und Fettsäuren zu leben, wie seit 1 Million Jahren immer wieder geübt.

Das Leben ist lebensgefährlich!

Diese Gefahr war seit ewigen Zeiten eine körperliche Bedrohung, der unsere Vorfahren nur durch Flucht oder Kampf begegnen konnten. Der Verlierer war im günstigsten Fall von Verletzung bedroht. Deshalb wurde und wird auch heute noch, obwohl Stress meist beruflich bedingt ohne Verletzung abläuft, die Blutgerinnung vorbeugend aktiviert. So überlebenswichtig diese Stressreaktion früher auch war, heute verkehrt sie sich ins Gegenteil. **Dauerstress** erzeugt sinnloserweise eine dauerhafte Erhöhung des Gerinnungsstoffes **Fibrinogen**. Dieser erzeugt Blutgerinnsel, Arterienverkalkung, Schlaganfälle und Herzinfarkte.
Leider reagieren wir Schreibtischmenschen noch immer wie unsere Vorfahren in der Steinzeit. Umso wichtiger ist es, festzustellen, dass Fasten diese verhängnisvolle Reaktionskette unterbricht und das Fibrinogen senkt.

Aller Anfang ist schwer, auch beim Fasten

Die krisenartigen Umstellungen im Stoffwechsel zu Beginn des Fastens werden später erläutert. Die Ursache des Wohlbefindens schon nach wenigen Tagen möchte ich Ihnen jedoch schon jetzt verraten. Zunächst ein kurzer Ausflug in die Zeit, als wir im Mutterleib aus einem kleinen Zellhaufen zu einem einzigartigen Lebewesen heranwuchsen. Wie von göttlicher Hand gesteuert, werden die DNS-Informationen von der Festplatte in den Zellkernen abgelesen und die Organe wachsen. Die wichtigsten Oberbauchorgane Magen, Gallenblase, Zwölffingerdarm und Bauchspeicheldrüse (Pankreas auf lateinisch), entwickeln sich aus einer gemeinsamen Vorstufe, dem so genannten »Pankreasgang«. Deshalb werden sie wegen dieser quasi familiären Verwandtschaft als »Pankreasgangsystem« bezeichnet. Wie es sich für Familienangehörige gehört, reden sie miteinander und koordinieren

ihre Arbeit. Das geschieht über Gewebshormone, die wie Telefonanrufe Aufträge übermitteln. Sie haben solch exotische Namen wie Gastrin, VIP (vasoaktives intestinales Polypeptid), Sekretin, Cholecystokinin. Die Folgen einer Fehlkoordination wegen falscher Nahrungsmenge und -zusammensetzung sowie Art und Zeitpunkt ihrer Zufuhr spüren wir sehr unangenehm. Wenn die Bauchspeicheldrüse zu viel Gastrin ausschüttet, z.B. durch zu viel Kohlenhydrate in der Nahrung verursacht, bildet der Magen zu viel Salzsäure. Dagegen wehrt sich der Zwölffingerdarm, da er für die Verdauung ein basisches Milieu benötigt. Wenn also im Rahmen einer **Stoffwechselübersäuerung** nicht genügend basische Stoffe (wie **Speisesoda** = $NaHCO_3$) zur Neutralisierung des Magensäureüberschusses bereitstehen, gibt der Zwölffingerdarm dem Schließmuskel des Magenausganges das Signal »STOPP«. Die Folgen sind **Völlegefühl, Aufstoßen, Sodbrennen**. Natürlich kann dieser sinnvolle Schutzmechanismus durch Medikamente durchbrochen werden. Die Folgen wären aber Geschwüre im Zwölffingerdarm und starke Zersetzung des Nahrungsbreies mit Entstehung von Verdauungsgiften. Die Natur weist uns einen anderen Weg. Nach 3 Tagen Fasten oder milderer Diät verschwinden durch Beruhigung dieses Pankreasgangsystems alle diese Missempfindungen und auch die Heißhungerattacken auf wundersame Weise (weniger Kohlenhydrate = weniger Insulin = keine Unterzuckerung)!
Aus dieser raschen Besserung des Befindens schöpft der Fastende die Motivation und Kraft zum Durchhalten!

Fasten – der »Königliche Heilweg«

So wurde von Dr. F.X. Mayr dieser kürzeste und effektivste, aber auch gefährlichste Weg genannt. Er ist vergleichbar dem steilsten Weg auf den Gipfel der Gesundheit, welcher für uns außer Reichweite liegt. Die Vorschädigung aller unserer Organe durch »äußere und innere Vergiftung« ist schon zu weit fortgeschritten. Die äußere, durch die Umwelt bedingte, Vergiftung können wir nur in bescheidenem Maße beeinflussen. Das Hauptproblem ist aber die »innere Vergiftung« durch Zersetzungsvorgänge im Darm. Der medizinische Begriff dafür ist **Intestinale Autointoxikation**. Diese Tatsache wird von manchen Ärzten geleugnet und mit dem geschwollenen lateinischen Begriff »Horror autotoxicus« – Angst vor der Selbstvergiftung – lächerlich gemacht. Haben diese Ärzte vielleicht selbst eine unbewusste verdräng-

te Angst davor? Grund genug gibt es dafür, liegt doch die Lebenserwartung im Vergleich der Berufsgruppen bei den Ärzten nicht gerade im Vorderfeld.
Die amerikanische Weltraumbehörde NASA hat in der Ausatemluft über 800 verschiedene giftige Stoffe nachgewiesen. Wie kommen sie wohl da hinein, wenn es keine Stoffwechselgifte gibt? Über die Niere werden gar 2.000 verschiedene Stoffe ausgeschieden (50). Über die Entstehung ausscheidungspflichtiger Endprodukte im Stoffwechsel in sehr stark schwankender Größenordnung besteht kein Zweifel.
Jeder Bauer weiß, dass auf einem sauren sumpfigen Boden keine guten Gräser wachsen können. Genauso ist es mit unserem Darm. Wenn die Drainage der Abwässer durch mangelnde Darmbewegungen schlechter wird, zersetzt sich der Darminhalt. In diesem morastigen Terrain wachsen krankhafte und krankmachende Bakterien. Einige Professoren für Magen-Darm-Erkrankungen der Frankfurter Universität haben dieses Problem wissenschaftlich untersucht. Prof. Straßburger und Prof. Becher erkannten, dass man die Fäulnisgifte mit der »Indikan-Probe« im Urin nachweisen kann (50). Prof. Pirlet untersuchte später die Gärungsgifte, die uns als Fuselalkohol bekannt sind.
Schon die alten Ägypter wussten: »Der Mensch lebt von der Hälfte dessen, was er isst. Von der anderen Hälfte leben die Ärzte.«

Welche Zersetzungsarten gibt es?

Je nachdem, womit diese gestörte **Darmflora** im Übermaß gefüttert wird, entstehen 2 hauptsächliche Zersetzungswege:

Kohlenhydrate, besonders Roh- und Vollwertkost, fallen der Gärung anheim.
Zu viel Eiweiß, vor allem tierisches, unterliegt der Fäulnis.

Obwohl beim einzelnen Patienten oft Mischformen vorliegen, überwiegt in der Regel jedoch eine Zersetzungsart. Welche das ist, wird durch den Selektionsdruck auf die Bakterienflora im Darm durch die bevorzugte Nahrung bestimmt. Ob Teufel oder Belzebub, beides ist gleich schlecht. Lediglich das Umkippen von einer Form der Selbstvergiftung in eine andere bringt eine vorübergehende subjektive Besserung. So kann die Fäulnis in Gärung umschlagen durch Übergang von bevorzugter Fleischkost auf vegetarische Vollwertkost. Deshalb können diese meist besonders »gesundheitsbewusst« lebenden Darmkranken die Ursache ihrer durch Gärung neu aufgetretenen Beschwerden oft nicht erkennen. Es ist die Aufgabe des darauf spezialisierten Arztes, die Verdauungskranken von Irrwegen in der Ernährung abzubringen.

Alkohol – der Januskopf

Seit tausenden von Jahren haben die Menschen die berauschende Wirkung von Alkohol geschätzt. Vielleicht haben sie diese den Tieren abgeschaut, die sich an vergorenen Früchten berauscht hatten. Alljährlich kann man die verheerende Wirkung des Gärungsgiftes Alkohol im Okawango-Delta im südlichen Afrika beobachten, wenn Elefanten und Giraffen fröhlich beschwingt herumtorkeln. Ein Besuch beim Heurigen oder in der »Kellergoss'n« kann ähnliche Wirkungen zeitigen. Es muss doch ein besonderes Glücksgefühl sein, welches Mensch und Tier nach überstandener Buße (Kater) wieder vom Baum der Versuchung kosten lässt. Und war es nicht Jesus, der mit der Weinvermehrung von Kanaan sein erstes Wunder vollbrachte?
Fast an ein Wunder grenzt es auch, wenn die amerikanische Gesundheitsbehörde (FDA) die **Alkoholabstinenz** bei Männern als **Herzinfarktrisikofaktor** bezeichnet – und das in einem puritanischen Land wie den USA. Aber zu erdrückend ist die Datenlage, als dass man den Alkohol weiterhin als »Schmuddelkind« in die Ecke stellen könnte. Das gilt aber nur für den Äthylalkohol (Äthanol) in Tagesmengen von maximal 20 g bei Frauen und 40 g bei Männern (Wein enthält 10 % davon, deshalb sollte die Frau von 1 Flasche $^1/_4$ l, der Mann $^1/_2$ l genießen – als maximale Tagesration!).

Rotwein barrique, im Eichenholzfass ausgebaut, wirkt auf 3fache Weise gegen Herzinfarkt:

1. Der Alkohol an sich steigert das gute HDL-Cholesterin. Diesen Schutzeffekt haben auch andere alkoholische Getränke, wie z.B. Bier oder Spirituosen.
2. Zusätzlich enthält er wegen der Mitverarbeitung der Schale bei der Vergärung der Trauben Schutzstoffe gegen das Altern (siehe Kapitel 7.6).
3. Während der Lagerzeit im Eichenfass treten aus dem Holz»Tan-

nine« (Gerbstoffe) in den Wein über. Sie sind für den herben Geschmack verantwortlich. Allein diese bewirken eine Erweiterung der Herzkranzgefäße. Das ist auch das Geheimnis der günstigen Wirkung von sehr altem Cognac (»XO« und älter) bei Angina pectoris, beginnender Migräne oder Föhn-Kopfschmerz.

Weißwein ist auch ein Lebenselixier, enthält jedoch kaum wertvolle Stoffe aus der Schale der Trauben. Er mildert aber eine überstarke Wirkung des weiblichen Hormons Östrogen auf die Brustdrüse ab (= »Antiöstrogen«) und kann so bei Frauen das Risiko vermindern, an Brustkrebs zu erkranken.

Die deutsche Krankenkasse AOK hat z.B. vor 100 Jahren noch »Medizinalwein« auf Rezept abgegeben und berühmte Chirurgen päppelten damals ihre Patienten nach Operationen mit einem Glas Sekt oder Rotwein auf.
»Kann denn Liebe Sünde sein?« sang schon Zarah Leander – und kann denn solch ein göttliches Getränk wie der Wein schädlich sein? Ja – er kann! Wie schon der große Paracelsus feststellte: »Jedes Ding ist Gift – nur die Dosis macht, dass ein Ding nicht Gift ist.« Die *Menge* ist es, die darüber entscheidet, wann aus dem Segen (Rotwein barrique mit seinem günstigen Effekt gegen Nierensteine und Alzheimer sowie 3fach-Herzschutz) ein Fluch wird (Leberzirrhose oder Herzmuskelschwäche, von den psychosozialen Auswirkungen des Alkoholismus ganz zu schweigen).

Kann man unschuldig zum Alkoholsünder im Straßenverkehr werden?

Ja, ohne auch nur 1 Tropfen eines alkoholhältigen Getränkes zu konsumieren, kann bei starker Gärung im Darm die Grenze von 0,5 Promille Blutalkohol überschritten werden. Doch handelt es sich hierbei um eine seltene Ausnahme und kann natürlich nicht zur Rechtfertigung vor Gericht verwendet werden. Für die Verkehrstüchtigkeit ist es egal, woher der Alkohol kommt. Durch Alkoholgenuss werden kurzfristige Spitzenwerte im Blut erreicht. Durch Gärung bedingte Blutalkoholspiegel liegen meist unter der 0,5-Promille-Grenze, wirken dafür aber viel länger schädigend auf alle empfindlichen Gewebe ein, da sich Neubildung und Abbau in der Leber die Waage halten. Da nicht nur der kurze Rausch, sondern die summierte Belastung durch Alkohol alle Organe, vor allem aber die Leber schädigt, ist die fortdauernde Gärung sehr gefährlich.

Die Gärung – leicht gemacht

»Es sind die durch ungenügende Verdauung entstehenden Gifte, die uns alt, krank und hässlich machen« – fand schon Dr. F.X. Mayr. Er verglich den »Darmatoniker« (fauler Darm mit Zersetzung) mit einem »chronischen Alkoholiker wider Wissen und Willen« (36). Wir werden später sehen, wie wir diese Schädigungszeichen rechtzeitig an uns erkennen können.

Um der Alkoholsteuer zu entgehen – oder auch völlig gedankenlos –, verwandeln sehr viele Menschen ihren Darm in eine Gärfabrik (»New Scientist« 2266/2000, S. 27). Besonders »hilfreich« sind dabei die modernen Gesundheitsempfehlungen, wie 5-mal täglich Obst oder Gemüse zu essen oder die Vollwertkostwelle. Dass dies in der Regel zu viel des Guten ist, sehen die darauf spezialisierten Ärzte an den schlimmen Bauchbefunden von gärungsgeschädigten Verdauungskranken. Dabei entsteht eben nicht nur der in Maßen harmlose Äthylalkohol (Äthanol), sondern auch die **Fuselalkohole** Butanol, Propanol und Methanol (das »Blindenwasser« durch Schwarzbrennerei im Krieg usw.). Deutlicher kann die verheerende Wirkung von Gärungsgiften nicht sichtbar werden, als dass man dadurch unter anderem sein Augenlicht verlieren kann! Frau Dr. Clarke aus San Diego/Kalifornien beschuldigt das Gärungsprodukt **Propanol** sogar im Zusammenhang mit Parasiten als wichtige Krebsursache.

Dass der Übergang von Mischkost zu schwer verdaulicher Vollwertkost wirklich schon nach 4 Wochen sogar bei Gesunden zur Verdoppelung dieser Giftbildung führt, hat Prof. Pirlet nachgewiesen (48–50). Seine Untersuchungen an Stoffwechselgesunden haben einen Anstieg dieser Fuselalkohole beim Übergang von leichter Mischkost über kohlenhydrat-betonte Kost zu faserreicher Vollwertkost in dieser Reihenfolge nachgewiesen. Noch höher waren die Werte (4- bis 5faches des Wertes bei leichter Mischkost und das 10fache bei Verdauungskranken), wenn Mischkost mit Eiweiß angereichert wurde. Hier sehen wir den Sinn der **Hay'schen Trennkost**, durch Erleichterung der Verdauungsarbeit die Zersetzungsgifte zu vermindern. Dass diese Kost andere Nachteile hat, zeigt Sears in seinem Buch auf (66). Wer

sich den Möglichkeiten seines Verdauungsapparates angemessen im Sinne Dr. F.X. Mayrs ernährt, braucht keine solchen Spezialkostformen. Bei bescheidener Menge kann unser Darm durchaus **gleichzeitig Eiweiß und Kohlenhydrate optimal verdauen**.
Da die Gärkost zur enormen Vermehrung von Darmpilzen führt, entstehen in unserem Darm auch große Gasmengen. Wir sehen das bei der Vergärung von Kohlenhydraten durch Hefe in Trauben oder Getreide zu Alkohol in Wein und Bier. Bei gesunden schwedischen Studenten wurden nach Prof. Pirlet (50) 13 Liter Gasbildung pro Tag ermittelt. Nur ein kleiner Teil davon verlässt unseren Körper durch den »Auspuff« in Form übel riechender Winde. Der größere Teil verursacht unangenehme **Blähungen, Aufstoßen, Völlegefühl** und **Darmkrämpfe**. Er tritt durch die Darmwand ins Blut über und wird entweder von der Leber entgiftet oder ebenso übel riechend durch den Mund ausgeatmet. Da hilft auch kein Mundwasser oder Zähneputzen. Die Darmpilze machen noch etwas Unangenehmes, wenn sie mal nichts zu fressen bekommen: sie ziehen den für sie nötigen Zucker aus unserem Blut heraus. Das spüren wir als **Heißhunger** auf **Süß**. Durch den Gasdruck bei Gärung und durch die bei kohlenhydratreicher Ernährung generell beschleunigte Darmpassage (29) entstehen **breiige Stühle** bis hin zum **Durchfall**. Geht Ihnen jetzt ein Licht auf? Haben Sie vielleicht auch öfters solche Beschwerden? Dann kennen Sie jetzt einen wichtigen Grund dafür – aber nicht den einzigen.
Alle diese Probleme verschwinden durch Fasten und Darmsanierung!

Wenn unsere Nahrung im Darm verfault ...

dann können wir sicher, vergleichbar einer Pflanze im Sumpf, daraus keine Lebenskraft gewinnen! Faulen kann nur Eiweiß unter dem Einfluss von Fäulnisbakterien. Wenn wir mehr davon essen, als wir zeitgerecht – das heißt schneller als diese Bakterien – verdauen können, gewinnen diese den Wettlauf. Sie nehmen uns diese hochwertige Nahrungsquelle weg. Das allein wäre bei unserem Wohlstand noch nicht das Hauptproblem, abgesehen davon, dass das unmoralisch ist. Wir könnten einfach mehr essen. Aber auch das käme uns nicht zugute. Der begrenzende Faktor ist unsere Verdauungsleistung. Die Bakterien fressen uns das wertvolle tierische Eiweiß (Fleisch, Fisch, Ei, Käse, Topfen/Quark) nicht nur weg – nein – sie scheiden auch ihren daraus entstehenden »Kot« aus. Das sind die **Fäulnisgifte** Indol, Skatol, Putreszin, **Kadaverin** (benannt nach dem Kadaver eines toten Tieres). Neben dem üblichen Verbrennen kann nur das **sofortige und vollständige Verdauen** diese Fäulnis verhindern. Verdauen heißt, mittels **Salzsäure** im Magen das Eiweiß »aufweichen« und durch **Verdauungsenzyme** aus der Bauchspeicheldrüse in kleinste Stücke zerlegen. Ein Mangel dieser beiden Hilfsmittel oder/und eine **zu langsame Darmbewegung** verzögert die Eiweißverdauung und die mit uns konkurrierenden Bakterien kommen zum Zug.

Fressen und gefressen werden

Wie der Nahrungsmittelchemiker Pollmer (51) so treffend schreibt, wollen weder Mensch noch Tier oder Pflanze gefressen werden. Mensch und Tier können sich diesem traurigen Schicksal meist durch Kampf oder Flucht entziehen. Die Pflanzen müssen sich auf andere Weise vor einer hungrigen Umwelt schützen. Sie haben, neben Stacheln als mechanischem Schutz, noch viele andere sehr wirksame Abwehrmechanismen gegen das Gefressenwerden parat. Sie wehren sich mit ausgetüftelten Abwehrstoffen gegen alles und jedes, egal ob Mikroben, Motten, Mäuse oder Menschen.

- Ausgerüstet mit Bitterstoffen oder abweisenden Gerüchen vertreiben Pflanzen Schädlinge und Fraßfeinde,
- mit Alarmstoffen führen sie Insekten an der Nase herum,
- mit nachgebauten Hormonen regulieren sie die Fruchtbarkeit und damit Vermehrung naschhafter Säuger,
- mit »gefälschten« Aminosäuren blockieren sie den Aufbau von Eiweiß im Körper des Angreifers und
- bewaffnet mit Enzymstoppern behindern sie unsere Verdauung.

Einige dieser als **Nahrungslektine** (51) bezeichneten Gifte befinden sich gerade in der »so gesunden« Schale von Gemüse und Getreide (Vollwertkost). Um es deutlich zu sagen: Gemüse und Getreide sind von der Natur nicht zum menschlichen Verzehr, zumindest in roher Form, bestimmt (ob überhaupt, sei hier dahingestellt). Aber Not macht erfinderisch. So haben Tiere Gegenstrategien entwickelt, z.B. der Pansen der Kuh (Abbau der Lektine im Gras durch Gärung). Wir Menschen haben keinen Pansen, deshalb können wir auch nicht schadlos größere Mengen Salat vertragen. Unsere Vorfahren haben in den letzten 10.000 Jahren gelernt, dass es besser ist, diese Lektine durch Abschälen der Randschichten (Mahlen), Fermentieren von Getreide (z.B. Sauerteig) und durch Erhitzen zu zerstören. Das »Flaggschiff« der Vollwertköstler, der Frischkornbrei, ist damit nicht mehr als ein mit solchen Verdauungsenzymblockern beladenes Abführmittel. Der Organismus des Menschen möchte sich dessen schnellstens entledigen und beschleunigt die Darmpassage. Das Ergebnis ist eine mangelnde Versorgung des Körpers mit Vitalstoffen – wegen der übermäßigen Zufuhr von »Vollwertkost«. Es ist also besser, unsere Nahrung vor dem Verzehr zu töten und den größten Teil der lebenswichtigen Vitamine zu zerstören, als in naturbelassener Kost die giftigen Lektine aufzunehmen! Hier richtet sich die Natur nach dem gleichen Prinzip wie wir Ärzte: Lieber weniger Nutzen und dafür keinen Schaden (Nil nocere). Nicht alle Lektine sind schlecht, wie die günstige Wirkung der Mistel gegen Krebs durch bestimmte Lektine belegt. Eine weitere **Ausnahme ist Obst**, vor allem Südfrüchte. Die Säugetiere und auch wir Menschen werden von Duft, Farbe und Aroma der Früchte angezogen und sie bekommen uns bestens. Sie sind von der Natur zum Verzehr durch Tier und Mensch bestimmt zwecks Verbreitung der Samen und sind frei von solchen Abwehrstoffen (Lektine). Deswegen schmeckt Obst auch in roher Form so gut, im Unterschied zu Salat und Gemüse. Ausnahmen bestätigen auch hier die Regel. Unsere »Vitalkost« in roher Form, die wir zu einem gewissen Teil unbedingt benötigen, sollte demzufolge vor allem aus Obst bestehen. Auch rohes Fleisch und Fisch sind »Vitalkost« und frei von solchen Abwehrstoffen, weil sich – wie gesagt – die Tiere durch Flucht oder Kampf dem Gefressenwerden entziehen können. Sie enthalten sehr viele Vitamine, insbesondere der B-Gruppe. Dass man mit einer überwiegenden »Rohkost« aus Fleisch und Fisch sehr gesund sehr alt werden kann, beweisen die Eskimos (nur 8 % Herztod im Vergleich zu 50 % bei uns) (4). Dennoch wird man aus hygienischen Gründen (Salmonellen, Parasiten) unter unseren Bedingungen der Massentierhaltung keinen rohen Fleischverzehr empfehlen können.

Um zum Ausgangspunkt zurückzukommen: Was haben Salat, Gemüse und Getreide, die ja selbst nur gären können, mit Fäulnis zu tun? Die Antwort ist: Ihre Lektine blockieren die eiweißverdauenden Enzyme unserer Bauchspeicheldrüse im Dünndarm und fördern dadurch die Fäulnis. Man soll in der Wissenschaft sich nicht von Theorien blenden lassen, sondern versuchen, sie zu beweisen oder zu wiederlegen. Was man messen kann, soll man messen. So haben wir auf Empfehlung des amerikanischen Arztes d'Adamo (6) die altbewährte Labormethode **Indikanprobe** eingesetzt, um das Fäulnisgift Indikan (stellvertretend für alle anderen) im Urin nachzuweisen. Wir fanden: Auch Vegetarier bilden erhebliche Mengen an Fäulnisgiften, wie Indol & Co. Sie sind wegen der hohen Lektinaufnahme mit der Rohkost nicht einmal mehr in der Lage, ihre geringen Eiweißmengen in der Nahrung ordentlich zu verdauen. Sie leiden somit oft gleichzeitig an Gärung *und* Fäulnis und sind manchmal schlechter dran als Fleisch-Esser.

Werden die Gärungs- und Fäulnisgifte mit dem Kot ausgeschieden?

Ja, aber nur zu einem Teil. Je nach dem Grad der **Darmträgheit** und damit der **Verweildauer** der Gifte im Darm wird ein unterschiedlich großer Teil davon durch die Darmwand ins Blut aufgenommen. Der größte Teil (70 %) unseres Abwehrsystems gegen Bakterien, Pilze und Viren, als Immunsystem bezeichnet, ist eben in dieser Darmwand stationiert. Es wird geschädigt, während die Darmgifte durch die Darmwand ins Blut eindringen. Dadurch entstehen Infektanfälligkeit, Allergien und bösartige Erkrankungen, die auch Folge von »Nichterkennen« entarteter Zellen sind. Immunstärkung heißt also in erster Linie Vermeidung von Immunschwächung (durch Verminderung der Selbstvergiftung aus dem Darm). Im Blut der Darmwand (»Pfortader«) angelangt, werden diese Gifte zusammen mit der aufgenommenen Nahrung in die Leber transportiert. In diesem »Superlabor« wird ein Teil der Gifte – wie uns ja vom Alkohol bekannt – durch viele komplizierte chemische Vorgänge unschädlich gemacht. Unmöglich aber kann die Leber beim ersten Kontakt mit diesem massiv giftbeladenen Blut alle Schadstoffe herausfiltern. Dazu benötigt sie mehrere Stunden. Das bedeutet, dass diese hochgiftigen Substanzen mit dem Blut an alle Körperzellen und Organe gelangen – und diese ebenso schädigen. Ob Gehirn, Herzmuskel, Haut oder Fortpflanzungsorgane, alle werden wie die Leber müde und schlaff.

Jedes Organ unseres Körpers wird durch Verbesserung der Sauerstoffversorgung und Verminderung der Giftbelastung aus dem Darm gesünder!

Damit haben wir die folgende wichtige Frage fast schon beantwortet:

3 Wann nützt Fasten?

Vereinfacht gesagt bei fast allen **chronischen**, d.h. langwierigen Erkrankungen von A (wie Asthma) bis Z (wie Zahnfleischbluten). Dabei werden der Einfachheit halber in diesem ersten Teil des Buches die Begriffe »**Fasten – Behandlung/Therapie nach Dr. Mayr – Diät**« in lockerer Form gebraucht, ohne jedes Mal die Unterschiede zu erklären. Diese sind so bedeutsam, dass sie im Kapitel »Therapie nach Dr. F.X. Mayr« ausführlich beschrieben werden. Aber schauen wir uns einige wesentliche Erkrankungen im Detail an:

3.1 Wenn die Kleidung nicht mehr passt ...

Übergewicht

Dass ein Leben aus den inneren Reserven diese verbraucht, ist einleuchtend. Wie schon erwähnt, entfällt durch die **Entgiftung** des Körpers die Notwendigkeit der Wasserspeicherung zur Verdünnung der Stoffwechselgifte. Aus diesen beiden Gründen nimmt jeder Mensch beim Fasten ab. Beim Übergewichtigen ist das erwünscht. Wenn er sich nach der Fastenkur im Sinne einer Neuordnung der Lebensweise daran hält, nimmt er auch nicht wieder zu. Wenn er jedoch zu den alten Ernährungsgewohnheiten zurückkehrt, kommen auch alle Schäden wieder, so auch das Übergewicht. Dieser Effekt ist einem nassen Schwamm vergleichbar, der ausgedrückt wurde. Wenn man ihn dann in eine Wasserschüssel legt, saugt er sich wieder voll (**Jo-Jo-Effekt**). Von Dr. F.X. Mayr wurde der, von der Natur mit einer besonders großen Lebenskraft Begünstigte, auch als **Vitaler** (-Typ) bezeichnet. Dieser neigt aufgrund seiner großen Verdauungskraft, verbunden mit entsprechendem Appetit, zum Übergewicht und leider oft auch zum »Rückfalltäter«. Wollen wir für sein Essverhalten nicht immer den moralisierenden Begriff »Völlerei« verwenden. Es geht auch vornehmer mit Wilhelm Busch : »Wegen leider gänzlich fehlender Appetitlosigkeit ...« Manchmal sind es sogar die sehr Schlanken, die unmäßig essen und nicht zunehmen. Das Hormonsystem, z.B. die Schilddrüse, steuert über die Aktivität der Verbrennung, ob ein Kalorienüberschuss als Fett gespeichert oder einfach verbrannt wird. Letzteres

klingt zwar wunderbar, hat aber auch einen Pferdefuß : Jede Aktivierung der Verbrennungsvorgänge im Körper erzeugt »freie Radikale« und diese führen zu vorzeitigem Altern.
Nicht als Entschuldigung, aber als Erklärung können neueste Forschungsergebnisse dienen, warum es mancher in unserer Überflussgesellschaft schwerer hat, schlank zu bleiben:

1. Das von den Fettzellen gebildete **Hungerhormon Leptin** passt die Aktivität aller Vorgänge im Körper, sogar die energiezehrende Fortpflanzung, an Hungersnöte an. Auch Fasten wird vom Körper so empfunden. Dann sinkt die Leptinbildung und der Energieumsatz, d.h. ein uraltes Sparprogramm beginnt. Bei Frauen mit Magersucht/Bulimie bleiben deshalb oft die Monatsblutungen aus, einfach um Energie zu sparen. Der Organismus ist bestrebt, ein einmal erreichtes – zu hohes oder zu niedriges – Gewicht beizubehalten (FAZ 9. 7. 1997).
2. Bestimmte Erbanlagen, die GATA-Gene, steuern die Bildung von Fettzellen, auch noch im Erwachsenenalter. Weder durch Diät noch durch Sport wird man einmal im Leben zu viel gebildete Fettzellen wieder los. Sie haben nämlich 2 Schutzfaktoren, die verhindern, dass sie sich gänzlich entleeren oder gar absterben. Ein simples Beispiel dazu: 2 Menschen essen die gleiche Menge, sind gleich groß und schwer, mit gleichem prozentualen Körperfettanteil von 20 %. Wenn Person A 1.000 Fettzellen hat, die *zur Hälfte* mit Fett gefüllt sind, hat sie weniger Hunger und nimmt nicht zu, während Person B mit 2.000 Fettzellen, die *zu ¼ gefüllt* sind, immer Hunger hat und bei gleichem Essen zunimmt. Das Ziel der Vorbeugung muss darin bestehen, die Bildung von zu viel Fettzellen vor allem im Kindesalter zu verhindern. Was werden da für Fehler gemacht. Es beginnt mit der Vergewaltigung des Säuglings, die »Fremdmilch« aus der Flasche rasch zu schlucken, statt zu »saugen«. Später geht es dann mit Süßigkeiten und »Pommes frites« (lange erhitzte Fette mit vielen »freien Radikalen«) weiter. Das von der Natur genial konstruierte Regelsystem kommt für den Rest des Lebens außer Tritt.
3. Bestimmte Schnupfen-Erreger werden durch den Organismus mit *Antikörpern* bekämpft, die bei Dicken vermehrt im Blut gefunden werden. Diese fördern die Vermehrung von Fettzellen ebenfalls. Es ist bei bestimmten Fettsuchtformen also auch ein *fehlreagierendes Immunsystem* beteiligt. Die naturgemäße Behandlung ist die Entgiftung durch Darmregeneration.

Untergewicht

Wie soll man sich das erklären, nichts essen und trotzdem zunehmen?
Das Gegenteil des »kräftigen« Vitalen ist nach Dr. F.X. Mayr der »schlanke« **Atrophiker** oder **Leptosome**. Er ist zu verdauungsschwach oder krank, um Fett zu bilden. Körperlich ist er eher ausdauernd und nicht für kurze Maximalleistungen geeignet. Kurz gesagt, den Vitalen können wir uns im Sport als Hammerwerfer, den Atrophiker als Marathonläufer vorstellen. In Gesellschaft tut er sich schwerer, ist »introvertiert«. Ein »Schwarz-Weiß-Bild« besteht auch nicht nur aus den beiden Farbextremen, sondern überwiegend aus verschiedenen Grautönen. So können wir die Menschen auch nicht nur in »Vitale (Dicke) oder Atrophiker (Dünne)« einteilen. Am häufigsten sind mittlere Ausprägungsgrade. Deshalb muss jeder Einzelne genau untersucht und individuell behandelt werden.
Unser Unterhautfettgewebe (Speck) dient nicht nur zur thermischen Isolierung, sondern in erster Linie als »Sondermülldeponie« für Giftstoffe, die unser Körper nicht auszuscheiden vermag. Die Notwendigkeit zur Speckbildung ist also schon ein Zeichen von Giftüberladung des Körpers. Besonders schlecht ist es, wenn der Atrophiker bei bestehender Giftbelastung nicht in der Lage ist, ein solches Speckdepot anzulegen. Die Gifte werden beim »schlanken Kranken«, dem Atrophiker, schon viel früher in lebenswichtigen Organen abgelagert. Das sind z.B. Gehirn oder Arterienwände, Hormon- und Verdauungsdrüsen. Die Keimdrüsen sind für die Sexualität und Fortpflanzung wichtig, die Nebennieren für die Stressbewältigung, die Bauchspeicheldrüse für die Blutzuckerregulation und Nahrungsaufschließung.
Ein Schlanker ist nicht automatisch gesünder als ein Dicker!
Es ist prinzipiell zunächst ein Zeichen von angeborener Lebenskraft, wenn man bei bestehender Notwendigkeit (Giftüberladung) zur Speckbildung als vorübergehender Notlösung in der Lage ist. Der Vitale muss diese Gottesgabe, seine Lebenskraft, ja nicht unendlich missbrauchen. Leider tun das viele durch Völlerei ...
Wenn der untergewichtige Atrophiker durch eine Leistungsschwäche seines Verdauungsapparates nicht in der Lage ist, sich aus einer ausreichenden und oft sogar übermäßigen Nahrung optimal zu ernähren, muss ihm mit dem Heilprinzip der **Schonung** geholfen werden. Da er aber nicht genügend Reserven für das **Fasten als intensivste Form der Schonung** hat, muss er eine **milde Diätform über längere**

Zeit einhalten, wie z.B. die »Milchdiät mit Eiweißzulage« in der Mayr-Kur. Leider wird der ohnehin schon Untergewichtige dabei auch etwas abnehmen. Durch diese zeitweilige Schonung wird sein Darm regeneriert und die Verdauungskraft verbessert. Den anfänglichen Gewichtsverlust holt er wieder auf und sein Körper wird kräftiger und gesünder. Gerade für den Untergewichtigen ist die Durchführung einer **Darmregenerationskur ohne Fasten unter Anleitung eines erfahrenen Mayr-Arztes** wichtig.
Kurz gesagt: Während der Übergewichtige in der Regel prompt und gut auf Fasten oder eine mildere Diät reagiert, muss der Untergewichtige wie ein rohes Ei behandelt werden. Diese Menschen mit schwächlicher Natur gibt es heute leider sehr viel mehr als zu Mayrs Zeiten. Sie stellen das Hauptproblem für den in »**Diagnostik und Therapie nach Dr. F.X. Mayr**« ausgebildeten Arzt dar. Selbstversuche oder gleichzeitige körperliche und berufliche Forderung während der Kur können für diese Patienten verheerende Spätfolgen haben! Bei richtiger ärztlicher Führung sind es aber gerade diese Patienten, deren Lebensqualität auf Dauer erheblich verbessert wird.

3.2 Wenn das Herz nachlässt ...

Risikofaktoren für Herzinfarkt und Schlaganfall

Hoher Blutdruck und Cholesterin, Übergewicht und Zuckerkrankheit, das »Metabolische Syndrom«, werden durch Fasten nachhaltig gebessert – sofern man nach der Kur gesünder lebt. Als Beweis dafür steht, dass diese Erkrankungen in den Nachkriegsjahren sehr selten waren. Die Hälfte aller Todesfälle oder jahrelanges Siechtum können damit verhindert werden oder erst um Jahrzehnte später auftreten. Es ist ja nicht egal, ob man mit 40 oder 80 Jahren eine solch schwere Erkrankung erleidet oder gar unvermittelt in den besten Jahren aus dem Leben gerissen wird.
Cholesterin wird zu pauschal verurteilt. Die Wände aller Körperzellen bestehen daraus. Gewöhnlich wird ein Grenzwert bei 200 mg/dl angegeben, der nicht überschritten werden sollte. So einfach ist das aber nicht:

1. Wir unterscheiden das »gute« HDL-Cholesterin, welches die Adern von Cholesterin befreit (Zielwert über 35, besser jedoch weit höher, z.B. 70 mg/dl), und das »schlechte« LDL-Cholesterin,

welches die Adern verschlackt (Ziel, abhängig von anderen Risikofaktoren, zwischen 160 bis unter 100 mg/dl). Letzteren Wert erreicht man auch mit strengster Diät meist nicht, weil die Leber ein Vielfaches der Nahrungszufuhr an Cholesterin selber bilden kann. Nur Medikamente, die »Statine«, können die Eigenproduktion in der Leber drosseln. Menschen mit einem erniedrigten Gesamtcholesterin unter 160 mg/dl (= Summe aus HDL und LDL, ohne medikamentöse Einflussnahme) haben eine höhere Sterblichkeit als solche mit erhöhtem Cholesterin. Diese Sterblichkeit bezieht sich nicht nur auf den Herzinfarkt, sondern auch auf Infektionen oder Unfälle. Ein solch niedriger Cholesterinwert ist oft Ausdruck einer anderen Krankheit oder Mangelernährung. Zu allen Zeiten gab es einen Mangel an cholesterinreicher Nahrung (Fleisch, Eier, Butter), da Cholesterin ausschließlich tierischen Ursprungs ist. Es war nicht nur eine Delikatesse, sondern auch lebensnotwendig. In cholesterinfreien Pflanzenölen, Margarinen und vor allem Frittierfetten können weitaus schädlichere Stoffe enthalten sein, wie trans-Fettsäuren, gehärtete Fette und »freie Radikale«. Eine brauchbare Aussage über den Cholesterinspiegel erlaubt das Verhältnis von schlechtem zu gutem Cholesterin (LDL : HDL). Es soll kleiner als 3,0 sein. Diesen Zielwert erreicht man meist, wenn nicht eine vererbte Störung vorliegt, trotz eines zu hohen schlechten Cholesterins. Dann muss das »gute« auch entsprechend hoch sein (Beispiel: LDL = 180, HDL = 70, Quotient LDL : HDL = 2,57). Bei opulenter Kost geht das schlechte Cholesterin schnell auf 180. Wie treibe ich aber das gute Cholesterin auf die doppelte Höhe (oft liegt es unter 35 mg/dl)? Ganz einfach ist das nicht, aber mit Ausdauertraining (mehr als 2 Stunden wöchentlich) und 1/3 Liter Wein pro Tag erreicht man durchaus akzeptable Werte. Da die Leberfunktion und die »Fettverpackung in die richtigen Behälter« durch die Dünndarmschleimhaut nach der Aufnahme wichtig sind, ergeben sich Einflussmöglichkeiten durch Darmsanierung.

2. LDL-Cholesterin ist aber nur »schlecht«, wenn es »ranzig« (oxidiert) ist. Dies ist derzeit noch nicht direkt messbar. Verhindern kann man es aber durch die Einnahme von »Antioxidanzien« (siehe 7.6).
3. Gesättigte Fette sollen Risikofaktoren für Herzinfarkt und Dickdarmkrebs sein. Nur wegen einer Fehlinterpretation amerikanischer Untersuchungen wird »Rotes Fleisch« (Rind) diesbezüglich kritisiert. Wenn, wie in den USA üblich, die Rinder »endgemästet«

werden, trifft das zu. Robustrinder in Naturlandhaltung haben im Gegensatz dazu wenig gesättigte und viel ungesättigte Fette. Deren rotes Fleisch ist deshalb sehr gesund, ebenso wie Wildgerichte. Das Gleiche gilt für die Milch dieser Rinder. Als Beweis steht die um 35 % niedrigere Häufigkeit von Dickdarmkrebs bei Mormonen in den USA im Vergleich zu den Siebentags-Adventisten. Beide Religionsgemeinschaften ernähren sich gleich (laktovegetabil, keine Genussmittel), lediglich die Mormonen essen 2-mal in der Woche Fleisch – und bekommen weniger Darmkrebs (35)!

4. Fisch ist gesünder als rein vegetarische Kost, da das Fischöl sowohl auf die Blutfette, den Blutdruck als auch die Blutgerinnung günstig wirkt (»Lancet« 1996 S. 784).

Zu dickes Blut

Das heißt, zu zäh fließendes Blut wird dünnflüssiger.
Die enorme Bedeutung der **Fließfähigkeit des Blutes** erkannte die Hämorrheologie. Das ist eine moderne Forschungsrichtung der Medizin. Die Fließeigenschaften des Blutes sind bei den Menschen sehr unterschiedlich. Blut kann zäh fließend sein wie Tomatenketchup oder dünnflüssig wie Rotwein. Langfristig ist dies von der **Verschlackung** (»Giftbelastung«) und kurzfristig von der **Austrocknung** (Wassermangel) abhängig. Bei Langstreckenflügen und Ausdauersport sowie bei Fieber, Sauna, Durchfall und älteren Menschen ist eine kritische Austrocknung des Körpers gar nicht selten. Vor allem bei Hitze *und* Kälte ist die Luft sehr trocken, sodass große Flüssigkeitsmengen über das Ausatmen verloren gehen. Normalerweise verlieren wir auf diesem Wege pro Nacht zusammen mit etwas Schweiß ½ Liter Wasser. Dies entspricht einem Gewichtsverlust durch Austrocknung von 500 Gramm. Es ist also wichtig, viel **Wasser** zu trinken.

Warum ist dickes Blut so gefährlich?

Dickes Blut kann zwar in einem bestimmten Volumen mehr Sauerstoff binden. Da es aber wie Tomatenketchup langsamer fließt, ist die Gesamttransportleistung geringer, die Sauerstoffversorgung der Organe schlechter. Bildlich gesprochen, können 100 kleine Autos auf einer engen, kurvenreichen Straße auch mehr Nutzlast befördern als einige übergroße Lastkraftwagen, die womöglich gar nicht um die Kurven kommen. Das ist aber nur das geringere Problem. In den kleinsten Blutgefäßen, den Kapillaren, bleiben die roten Blutkörperchen stecken, wenn zu viele auf engstem Raum beisammen sind. Man kann dies mit folgender Situation vergleichen: Menschenmassen geraten in Panik und müssen durch zu enge Ausgänge evakuiert werden. Die Folge am Beispiel des Blutes ist die Bildung eines Blutgerinnsels, die **Thrombose** (jeder 10. über 50-jährige Passagier hat sie nach längeren Flügen in den Beinen). Wenn sich dieses Gerinnsel löst und in die Lunge gespült wird (**Embolie**), entsteht eine lebensgefährliche Situation. Bei langen Flugreisen ist diese Erkrankung wegen der zu engen Sitzreihen schon als »Touristenklasse-Syndrom« gefürchtet.

Wie kann der Arzt feststellen, ob das Blut zu dick ist?
Eine genaue Untersuchung der Fließeigenschaften gehört derzeit noch nicht zu den Routineuntersuchungen. Sie ist Speziallabors z.B. an Universitäten vorbehalten. Indirekt ist aber mit den folgenden üblichen Methoden eine ausreichende Beurteilung möglich:

1. *Quick-Test* : Bei Thrombose- oder Herzinfarktgefährdung wird die Blutgerinnung mit Medikamenten z.B. Marcumar® auf 20 bis 30 % des Normalwertes gedrückt.
2. Die *Blutplättchen* (Thrombozyten) haben bei Verletzung die Aufgabe, das Blut klebrig zu machen und die Wunde zu verschließen. Bei geringerer Gefährdung werden nur diese mit 50–100 mg **ASS** (z.B. Aspirin®) oder ähnlichen Mitteln gelähmt. Überprüfen kann Ihr Arzt sofort in seiner Ordination den Effekt oder überhaupt die Notwendigkeit, solche Medikamente zu nehmen, mit einem sehr einfachen **Fließtest** (62).
3. Der prozentuale Anteil der **roten Blutkörperchen** (Erythrozyten) im Blut wird als **Hämatokritwert** bezeichnet. Er soll idealerweise 38–42 % betragen, damit das Blut wie Rotwein fließt. Über 50 % wird es kritisch, weil das Blut dann extrem dickflüssig wird. Radsportler bei der »Tour de France« wurden mit solchen Werten unter dem Verdacht des Blutdopings aus dem Verkehr gezogen – zu ihrer eigenen Sicherheit. Aber wer kümmert sich um die vielen durch Völlerei und Verschlackung mit dieser Zeitzünderbombe lebenden Menschen? Therapie nach Dr. F.X. Mayr wirkt hierbei Wunder. Bei ihrer strengsten Form, dem Fasten, sinkt der Hämatokrit um 1 % pro Woche. Durch **Mikroaderlässe** (100 ml einmal monatlich) sinkt der Wert weiter um jeweils 1 % oder es wird zumindest der Wiederanstieg nach der Kur verhindert.

4. Die **Verformbarkeit der roten Blutkörperchen** (wie beim »Säure-Basen-Haushalt« schematisch gezeigt) ermöglicht erst das Fließen des Blutes in den kleinsten Gefäßen im Gewebe, den Kapillaren. Sie wird durch den Anteil an »guten« Fettsäuren (Gammalinolensäure = GLS im Borretsch- und Nachtkerzenöl sowie Omega 3-Fettsäuren im Fischöl) sowie den Säuregehalt (pH-Wert) bestimmt. Als einer von insgesamt 4 Faktoren beeinflusst sie die Fließgeschwindigkeit. Man kann sie durch die Ernährung leicht beeinflussen, aber im Labor nur schwer bestimmen. Wenn Fließtest, Hämatokrit und Fibrinogen in Ordnung sind und die Durchblutung stimmt (warme Hände, rosige Lippen), muss auch die Verformbarkeit normal sein. Das Fibrinogen kann leicht bestimmt werden. Was hat es damit auf sich?
5. **Fibrinogen** ist der Vorläufer des Klebstoffs Fibrin im Blut, welcher im Verletzungsfall die Wunde verschließt. Es war zu Zeiten ständiger Verletzungsgefahr für die Steinzeitmenschen überlebenswichtig. Heute ist ein erhöhter Fibrinogenspiegel im Blut ein Herzinfarktrisikofaktor, weil er das Blut dickflüssig macht.

Fasten verbessert alle diese Risikofaktoren – das Blut wird dünner!

Herzmuskelschwäche

Die schon erwähnte Verbesserung des Sauerstoff- und Nährstoffangebotes bei der Darmregeneration ist für unseren fleißigsten Muskel, das Herz, besonders hilfreich. An einem Tag schlägt unser Herz etwa 90.000-mal, in einem Jahr 33 Millionen Mal und in einem Leben von 70 Jahren über 2.000 Milliarden Mal.
Aber noch ein zweiter Heilmechanismus, der kaum bekannt ist, soll hier schon kurz erwähnt werden (ausführlich im Kapitel 8.6). Durch die Erholung des Darmes wird er nach der Kur kleiner und leichter. Da nun dieses Eingeweidepaket nicht mehr aktiv wie durch eine Saugglocke vom Zwerchfell hochgezogen werden muss, kommt es zu einer Verbesserung der Lage des Herzens im Brustkorb. Es muss nicht mehr »um die Ecke arbeiten«. Medizinisch ausgedrückt: Die biomechanischen Bedingungen verbessern sich. Das Ergebnis für das Herz ist eine Senkung des Arbeitsaufwandes für die gleiche Pumpleistung. Alltagsbelastungen im Haushalt, Spazierengehen und Treppensteigen fallen leichter. Diese Leistungsverbesserung des Herzens spü-

ren Herzkranke sehr deutlich, aber auch Gesunde. Je nach Körperbau und Schweregrad der Erkrankung ist eine individuelle Gestaltung des Kurregimes (Fasten oder Diät) erforderlich.

Herzrhythmusstörungen

Das Herz ist in 2 getrennte Kreisläufe eingebunden:

- kleiner oder Lungenkreislauf im Niederdrucksystem (Druckspitzen um 25 Torr)
- großer oder Körperkreislauf, das Hochdrucksystem (Druckspitzen in Ruhe um 125 Torr, bei Belastung von Hypertonikern bis 220 Torr)

Dementsprechend sind die Herzmuskelwände der linken Kammer wesentlich dicker als die der rechten. Durch dauernde Überlastung bei hohem Blutdruck dehnen sich die Muskelfasern der linken Herzkammer und die darin verlaufenden elektrischen Leitungsbahnen werden gestört. Das Gleiche gilt für die den Pumpen (Kammern) vorgeschalteten Vorhöfe. In der Wand des linken Vorhofs entsteht etwa 60-mal pro Minute der elektrische Reiz. Er veranlasst den Vorhof dazu, sein Blut in die Kammer zu drücken. Mit entsprechendem zeitlichem Abstand wird dieser elektrische Reiz in die Kammer weitergeleitet, sodass diese das Blut weiter in den Körperkreislauf pumpt. Wenn diese elektrischen Leitungsbahnen wegen der krankhaften Dehnung verzögert oder gar nicht leiten, sucht sich der elektrische Reiz Umgehungswege, wie bei einem Kurzschluss in Haushaltsgeräten. Extraschläge der Herzkammern oder gar Salven, vergleichbar »Einzelschuss oder Dauerfeuer« einer Maschinenpistole, sind die Folge. Man spürt dabei manchmal ein »Stolpern des Herzens« oder innerliches Unruhegefühl. Jedes Abweichen des Herzrhythmus von der normalen zeitlichen Koordination zwischen Vorhöfen und Kammern führt zu einer verminderten Pumpleistung des Herzens. Diese spüren wir dann sehr deutlich als Luftnot bei Belastung. Wenn alle unglücklichen Umstände zusammentreffen, kann es dadurch sogar zum tödlichen Herzstillstand kommen. Solche Umstände sind zum Beispiel ein voller Magen und Kopfsprung ins kalte Wasser, Husten, Luftanhalten oder »Pressen« beim Anheben eines Gewichtes. Wenn dann nicht binnen 1–2 Minuten eine Wiederbelebung erfolgt, dann stirbt ein fast gesunder Mensch an einem kleinen »elektrischen

Zwischenfall«. Oft genügen schon 1–3 Faustschläge auf das Brustbein, damit das Herz wieder in »Tritt« kommt.
Das ist auch der Mechanismus des »plötzlichen Herztods beim Sport«. Meist liegt ein vergrößertes **Sportherz** vor, welches bei einer nicht erkannten Grippe elektrisch instabil wird und einfach stehen bleibt. Mit einem elektrischen Gerät (Defibrillator) kann ein Arzt das Herz meist wieder zum Schlagen bringen. Es wäre aber ein großer Zufall, wenn in diesen ersten 4 Minuten ein damit ausgerüsteter Arzt vorbeikäme. Durch sofortige Wiederbelebungsmaßnahmen, wie sie in der ersten Hilfe gelehrt werden, kann jeder Laie diese Zeitspanne verlängern. Medikamente, Herzschrittmacher (sogar schon mit eingebautem Kleinstdefibrillator) oder Eingriffe mittels Herzkatheter (»Elektroablation«) sind vorbeugend segensreich. Beim »Herzkatheter« wird durch eine Schlagader vom Bein zum Herzen eine Sonde vorgeschoben, die solche »Kurzschlüsse« auf Dauer isoliert.
Allerdings hinkt man mit diesen Maßnahmen dem Gang der Dinge immer nur hinterher. Man behandelt das Symptom – die Folge – anstatt deren Ursache zu beheben. Manche Formen der krankhaften Herzerweiterung werden durch hohen Blutdruck, Arterienverkalkung der Herzkranzgefäße und Infarkte, Mangel an Wachstumshormon (durch üppiges Abendessen) oder gehäufte Infekte hervorgerufen. Diese können durch Darmregeneration und vernünftige Lebensweise im Sinne Dr. Mayrs gebessert oder sogar verhindert werden. Ungünstige Arbeitsbedingungen für das Herz bei Zwerchfellhochstand werden dabei immer, wesentlich und schnell erleichtert. Eine nach dem 70. Lebensjahr gar nicht so seltene Rhythmusstörung, das **Vorhofflimmern** (Ausfall der Bewegung der Wand des Vorhofs), kann schlimme Folgen haben. Dabei ist sie für die Pumpleistung des Herzens nicht sehr bedeutsam, aber das Blut steht in den Nischen des linken Vorhofs still. Nicht in Bewegung befindliches Blut gerinnt, es bilden sich Blutgerinnsel. Wenn diese ins Gehirn gespült werden (Hirnembolie), entstehen besonders große Schlaganfälle. Um schwere Komplikationen zu vermeiden, werden als Sofortbehandlung bei erstmalig aufgetretenem Vorhofflimmern »Elektroschock« und Blutgerinnungshemmung mit Marcumar® eingesetzt. Die Vorbeugung solch schwer wiegender Erkrankungen (unter anderem Behandlung nach Dr. F.X. Mayr) ist natürlich besser.

Zu hoher und zu niedriger Blutdruck

Unter dem Energie-Sparzwang beim Fasten geht ein erhöhter Blutdruck fast immer so rasant nach unten, dass wir mit der Dosisreduktion der Druck senkenden Medikamente kaum folgen können. Fasten und später vernünftige Ernährung, innere Gelassenheit sowie dosierte Ausdauerbelastungen bringen beinahe jeden Hochdruck zur Norm (< 138/85 mm Hg). Kälteempfindliche Hypertoniker (Hochdruckpatienten) reagieren oft ausgezeichnet auf ein »Strahlungsklima«, wie es im Sommer an den Küsten des Mittelmeeres herrscht.
Im Alter besteht ein »Erfordernishochdruck« dann, wenn die Wände der Adern durch jahrelangen Überdruck starr geworden sind. Dann darf der Druck nicht mit Gewalt (Medikamenten) zu tief gesenkt werden. Mit der Therapie nach Dr. F.X. Mayr setzen wir lieber zu einem früheren Zeitpunkt an. Wir wollen den Prozess der Wandverhärtung aufhalten. Wenn der Patient nach erfolgreicher Kur leider doch zum alten Lebensstil zurückkehrt, stellt sich auch der alte Bekannte »Bluthochdruck« wieder ein, so als wäre nichts gewesen. Dann sind die modernen Medikamente (ACE-Hemmer, Kalziumantagonisten, Betablocker) als Kompromiss nicht nur sinnvoll, sondern dringend erforderlich.
Den hohen Blutdruck spürt man nicht. Man ist damit sogar besonders leistungsfähig und lebensfroh – allerdings nur für kurze Zeit bis zum großen Knall. Den zu niedrigen Blutdruck spürt der Betroffene schon sehr deutlich durch Müdigkeit, Schwindelgefühl und Antriebsschwäche. Was ist besser, kurz und gut leben »unter hohem Druck« oder lang und langweilig »auf Sparflamme«? Wie so oft, liegt die Wahrheit in der Mitte.
Genaue Grenzwerte für den Niederdruck kann man nicht angeben, weil die individuelle Empfindlichkeit außerordentlich unterschiedlich ist. Solange man sich wohl fühlt, ist der Blutdruck ausreichend, selbst bei Werten von 90/60 mm Hg. Auch die Muskeln der Arterienwände profitieren von den Verbesserungen im Gefolge einer Darmregeneration. Der Blutdruck wird von 2 Faktoren bestimmt, **Herzkraft** und **Tonus** (Spannung) der Gefäßwand. Beide verbessern sich, also ist das Wort »Kreislaufschwäche« fortan kein Thema mehr. Blutdrucksteigernd wirkt weiterhin die Stabilisierung der Regelgüte des Tonus der Arterienwände durch das besser funktionierende **vegetative Nervensystem**. Dieses Wunderwerk der Natur besteht aus den Nerven zur Steuerung aller Organe. Aber dazu später mehr.

3.3 Wenn die Beine anschwellen ...

Vor allem in den Beinen sind die wegen ihrer Häufigkeit so bedeutungsvollen Krampfadern anzutreffen. Viele Menschen haben einen Mangel von dem schon erwähnten Wachstumshormon STH, dessen Produktion durch kohlenhydratreiche Kost und vor allem reichliches Abendessen im Körper unterdrückt wird (19, 30). Die Folge sind schlaffe Venenwände. Kommt noch ein erhöhter Druck im Bauch durch einen trägen, schlaffen und kotgefüllten Darm dazu, weiten sich die unterhalb liegenden Venenwände zu **Varizen** (Krampfadern) aus. Eine Darmregeneration ist die ursächliche Behandlung dieser Volkskrankheiten.

Das gilt ebenso für die Stauung der kleinen Lymphgefäße, in denen das giftbeladene Abwasser, die Gewebsflüssigkeit »**Lymphe**«, in Richtung Herz fließt. Dort mündet sie in den Blutkreislauf und wird zu den Entgiftungsorganen transportiert. Ein prall gefüllter oder schlaff herabhängender Bauch hebt die **Sogwirkung** der Atmung auf das Blut und die Lymphflüssigkeit in den Beinen und im Becken auf. Dieser Sog ist ja neben der Pumpwirkung der Beinmuskulatur die Kraft, die Blut und Lymphe entgegen der Schwerkraft nach oben in Richtung Herz zieht. Eine Feinheit gibt es bei den Lymphgefäßen darüber hinaus, ihre Eigenbewegung, die Lymphmotorik.

Alle Eingeweideorgane machen etwa 12-mal pro Minute größere sicht- und tastbare Eigenbewegungen, sogar noch einige Stunden über den Tod des Menschen hinaus. Diese können bei krankhafter Störung oder Blockade durch gezielte Handgriffe (»Viscerale Osteopathie«) reaktiviert werden. Das Gleiche machen wir Mayr-Ärzte mit feinsinnigen Tastbewegungen und atemsynchroner Druckveränderung im Rahmen unserer »manuellen Bauchbehandlung«. Die entgiftende Wirkung über Wiederherstellung oder Verbesserung einer blockierten Lymphmotorik auf die Beine, erkennbar an Schwellungen, dunklen Hautverfärbungen, offenen Geschwüren, ist eindrucksvoll. Die Beckenorgane leiden besonders unter Lymphstau. In der Naturheilkunde werden Hämorrhoiden, gutartige Vorsteherdrüsen- und Gebärmuttervergrößerung (»Prostata-Adenom« und »Uterus-Myom«) unter anderem darauf zurückgeführt.

3.4 Wenn der Darm krank wird ...

Durch die Schonung verbessert sich die Feinabstimmung der einzelnen Abschnitte des Verdauungsapparates. Verantwortlich dafür sind die Gewebshormone (siehe Abschnitt 2.3) und das vegetative Nervensystem. Vergleichbar ist dieser Effekt optimaler Information mit der Produktivitätssteigerung in der Industrie durch die neue Computer-Technologie. Die Magensäurebildung erfolgt bedarfsgerecht und die Magenentleerung geschieht zur rechten Zeit. **Völlegefühl, Aufstoßen, Sodbrennen und Blähungen** sind wie weggeblasen.
Auch **Magen- und Zwölffingerdarmgeschwüre** heilen schneller. Das Problem der Übersäuerung wird noch gesondert besprochen. Ein erst neu entdeckter Zusatzfaktor bei der Entstehung dieser Geschwüre ist der Magenkeim **Helicobacter pylori**. Dieser kann oft auch mit einer Mayr-Kur oder Fasten nicht beseitigt werden. Dazu ist eine 7-Tage-Behandlung mit Antibiotika erforderlich. Auch eine Injektionsserie mit isopathischen Mitteln (Campylobacter pylori KUF-Reihe®) kann die Abwehrkräfte des Körpers gegen diesen Keim so stärken, dass er dauerhaft verschwindet. Letztlich ruft aber das Bakterium nicht allein die Krankheit hervor. Vielmehr ist die fehlende Widerstandskraft des Körpers die Ursache, dass dieser Keim ein Geschwür in die Magenwand fressen kann. »Le bacterie n'est rien, le terrain c'est tout« (Das Bakterium ist unwichtig, das Terrain ist entscheidend, ob eine Infektion angeht)! So antwortete der französische Mikrobiologe Prof. Bernard vor über 100 Jahren auf die zu sehr vereinfachte Denkweise seiner Kollegen Koch und Pasteur sowie des deutschen Pathologen Virchow, der sich mit dem Aufbau der Zellen befasste. Diese 3 Professoren waren von der technischen Verbesserung der Mikroskope so fasziniert, dass sie die Meinung vertraten: Ein Bakterium erzeugt immer eine Infektion, unabhängig vom »Zustand des Opfers«. Pasteur erkannte seinen Irrtum. Später bewies Prof. Ehrlich mit seinem berühmten Selbstversuch (er trank vor einer erschreckten Ärztegesellschaft ein Glas Wasser mit Choleraerregern aus – und erkrankte nicht!) die Bedeutung der Widerstandskraft des Körpers. Diese beruht wesentlich auf dem »**Terrain**«. Beim Darm ist es die Qualität der Schleimhaut, der Muskulatur und der Abwehrzellen in der Darmwand sowie die Bakterienbesiedelung (**Darmflora**). Jeder zweite oder dritte Mensch trägt den Keim in seinem Magen, aber nur wenige erkranken an Geschwüren. Das zeigt die enorme Bedeutung der Darmregeneration als **kausale** (ursächliche) Behandlung des Geschwürleidens.

M. Crohn und Colitis ulcerosa

Diese Begriffe stehen für chronische (langwierige) Entzündungen des Dünn- und Dickdarmes. Über die Ursachen wird spekuliert, somit ist eine ursächliche Behandlung noch nicht möglich. Mittel zur Dämpfung einer übersteigerten Abwehrreaktion wirken gut, aber nur gegen die Schmerzen, Entzündungen und Durchfälle. Auch wenn diskrete Hinweise auf eine Beteiligung des »Mycobacterium paratuberculosis« bestehen (ein relativ harmloser Verwandter des Erregers der Tuberkulose bei Tieren), ist eine Heilung durch Beseitigung nur einer Teilursache nicht möglich. Umso interessanter sind die Erfolge einer sparsamen, kohlenhydratarmen, dafür fett-eiweißreichen Kost (29). Die Erklärung von Dr. Lutz besteht darin, dass zu grobe, kohlenhydratreiche Vollwertkost den Darm reizt und ungenügend verdaute Nahrung zu schnell in tiefere Darmabschnitte gelangt. Dort gehört sie in dieser Form nicht hin. Die Abwehrzellen in der Darmwand reagieren deshalb mit Entzündung. Die Behandlung muss sich also nicht allein gegen dieses Symptom richten, sondern gegen deren Ursache, die Fehlernährung. Damit sind wir wieder beim Heilprinzip der Schonung nach Dr. F.X. Mayr, zeitweilig durch Fasten und auf Dauer durch die individuell richtige Nahrung (Austestung von Nahrungsmittelunverträglichkeiten), Menge und Art ihrer Zufuhr (**Esskultur**).

Reizdarm

Typisch sind Bauchschmerzen, die in der Regel nach der Stuhlentleerung besser werden, sowie der Wechsel von Verstopfung und Durchfall. Blähungen sind häufig, manchmal sogar mit Herzrasen (Roemheld-Syndrom). Bei uns leidet etwa jeder achte Mensch (Frauen überwiegen) an diesen Problemen. Da schulmedizinisch keine Ursache bekannt ist, wird eine »gesteigerte Empfindlichkeit« beschuldigt. Bei kausalem (ursächlichem) Denken findet man auch hierbei das Missverhältnis zwischen Leistungsfähigkeit des Darmes und der Anforderung. Es besteht in den 5 Kardinalfehlern der Ernährung nach Dr. Mayr:

Wir essen zu schnell, zu oft, zu viel, zu spät und zu schwer!

Die ursächliche Behandlung wissen Sie bereits – das Missverhältnis beseitigen, **Schonung** des sträflich überforderten Darmes. Auch die so genannte »Gesundkost« (Vegetarische Vollwertkost) kann eine Überforderung sein. Es kommt nach Dr. F.X. Mayr auf die individuelle Verdauungskraft an, getreu seinem Motto: »Was der Schmied verträgt, das zerreißt den Schneider«.

»Müde« Leber

Der Nachweis von Organschäden im Blut, wie Herzinfarkt oder Bauchspeicheldrüsenentzündung, beruht meist auf dort nicht hingehörende Enzyme (Zellwerkzeuge). Erst bei erheblicher Zellschädigung durch Gifte oder Sauerstoffmangel bricht das Kontrollsystem an den Zellgrenzen (vergleichbar dem »Zoll«) zusammen.
Wenn die Leberzellen durch die gewaltige Überforderung beim Abbau der Gärungs- und Fäulnisgifte »undicht« werden und ihre Enzyme ins Blut fließen, findet Ihr Arzt erhöhte Leberwerte. Diese zeigen schon ein fortgeschrittenes Stadium der Übermüdung der Leber an. »Müde« heißt, die Leberzelle kann ihre Entgiftungsfunktion nicht mehr voll wahrnehmen und das Blut »verjaucht«. Diese »Leberwerte« bessern sich prompt in der Kur. Noch bevor dieses chemisch im Labor nachweisbare Schädigungsstadium eintritt, tasten wir Mayr-Ärzte meist eine vergrößerte Leber, bis zur Breite von 8 Fingern bei tiefer Einatmung. Das ist den Patienten nicht bewusst und sie »fallen aus allen Wolken«, wähnten sie sich doch gesund. Bei kritischer Nachfrage finden sich jedoch auch in diesem Stadium schon typische Beschwerden, wie Müdigkeit, Reizbarkeit, Konzentrationsschwäche, Impotenz und viele andere. Haben doch schon die Chinesen vor unserer Zeitrechnung der Leber eine zentrale Rolle in ihrem System der Akupunktur zuerkannt. Ihre Entlastung von Stoffwechselarbeit ist die Hauptursache des Wohlbefindens nach der Kur.

3.5 Wenn sich der Körper nicht mehr wehrt ...

Infektanfälligkeit ist ein verharmlosender Begriff für **Immunschwäche** (dieses Wort hat durch AIDS traurige Berühmtheit erlangt). Eine leichte Form haben viele Menschen ohne einen HIV-Erreger, allein durch die Schädigung unserer Abwehrzellen in der Darmwand (durch Gärung oder Fäulnis). Das sind 70 % aller im Körper vorhandenen »Po-

lizisten«, die uns vor Grippe, anderen Infektionen und Krebs schützen. Es gibt andere Ursachen für die Entstehung von Krebszellen, aber deren Vermehrung und Ausbreitung könnte durch ein gut funktionierendes Immunsystem gehemmt werden.
Ganz individuell kommen je nach Schwere der Krankheit und dem Kräftezustand des Patienten alle Abstufungen vom Fasten bis zu milden Diätformen in Betracht. Jedes durch »wohlmeinende Ratschläge« noch nicht verdorbene Kind zeigt durch seine Weigerung, bei Fieber zu essen, was dem Körper gut tut:
Entlastung des Darmimmunsystems von der Auseinandersetzung mit der Nahrung, damit es sich ganz auf die Infektabwehr konzentrieren kann!

3.6 Wenn die Haut als Spiegel der Gesundheit unschön wird ...

Hauterkrankungen

Die Haut ist eines der 4 Hauptausscheidungsorgane für Giftstoffe, neben Niere, Lunge und Darm. So ist es verständlich, dass sie mit der Schleimhaut der Atemwege und des Darmes in enger Beziehung steht. Wenn diese gereizt und überlastet sind, muss die Haut deren Entgiftungsfunktion teilweise mit übernehmen. Wir sehen das immer wieder an der Verbesserung eines Endogenen Ekzems (Entzündung der Haut mit Aufplatzen, Rötung und Juckreiz) beim Fasten oder Diät. Typisch ist auch die Verschlechterung eines oft gleichzeitig bestehenden Asthma bronchiale, wenn das Ekzem nur durch Kortisonsalben unterdrückt wird, ohne die »Wurzel« – den Darm – zu behandeln. Über fettige Haut mit übel riechendem Schweiß klagen die Patienten oft. In der Pubertät ist dies, verbunden mit infizierten Talgpfröpfen, als Akne schon beinahe die Regel. Der Hormoneinfluss in diesem Alter ist nicht die alleinige Ursache, sondern auch der Missbrauch der Haut als Notventil zur Giftausscheidung bei Darmschädigung.
Mit zunehmender Erschöpfung des jahrzehntelang überforderten Organs Haut gibt es oft ein Abgleiten aus der Überfunktion (**krankhaftes Zuviel** z.B. an Talgbildung) in eine Unterfunktion (**krankhaftes Zuwenig**). Die Schweiß- und Talgproduktion lässt nach, die Haut wird dünner, trockener und anfälliger. Das gilt im übertragenen Sinne genauso für die Hautanhangsgebilde Haare und Nägel. Der Weg zu-

rück aus diesem Tal der Erschöpfung wird noch ausführlich besprochen.
Die beste Kosmetik muss von innen kommen und die Darmregeneration ist die ideale Verjüngungskur. Sie allein kann das Rad der Geschichte zurückdrehen, uns biologisch verjüngen.
So sind auch alle chirurgischen Maßnahmen bei Falten und Cellulite zu bewerten:
Straffung der Haut durch Operation, Glättung durch Laserstrahlen, Lähmung einiger Gesichtsmuskeln durch Einspritzen des bei Lebensmittelvergiftungen in größeren Mengen tödlichen Botulinus-Giftes, Fettabsaugung mit tödlicher Gefahr der Fettembolie. Sie können als ergänzende Maßnahmen zur Behandlung der Ursache, der Selbstvergiftung aus dem Darm, gelegentlich eine Berechtigung haben. Sie wirken aber nur an der Oberfläche ohne die Ursachen in der Tiefe anzugehen, die Verschlackung der Gewebe. Ihre alleinige Anwendung wäre nur ein Übertünchen. Wenn in einem Atomkraftwerk eine Explosion droht, ist es mit dem Herausdrehen der roten Alarmlampe auch nicht getan.

Cellulite (Orangenhaut)

Bei der Cellulite liegen die Dinge etwas anders (18, 19). Sie imponiert durch Dellenbildung an den »Problemzonen« bei manchen Frauen (Außenseite der Oberschenkel, Gesäß), vor allem beim Zusammendrücken des Gewebes mit den Fingern. Die Festigkeit des Verbundsystems aus Haut, Unterhautbinde- und -fettgewebe wird durch 3 Faktoren beeinflusst:

1. *Straffheit* der Haut, die den Körper wie ein eng anliegendes Trikot umschließen soll, deren elastische Fasern aber durch die Gifteinwirkung müde werden. Die Haut wird dann schlaff, welk, zu groß für den Körper, so wie die modernen »Schlabberpullover«
2. *Gewicht* des als Giftmülldeponie missbrauchten Unterhautfettgewebes, welches dann, der Erdanziehungskraft Folge leistend, nach unten sinkt
3. *Aufbau* der das Gewebe tragenden Bindegewebswände. Diese sind wie bei einem Haus *senkrecht* angeordnet und werden unter dem Einfluss des weiblichen Hormons *Östrogen* gebildet. Zusätzlich sind die *horizontalen* Decken erforderlich, sonst wäre ja nur eine eingeschossige Bauweise möglich. Zu deren Bildung sind

aber auch bei der Frau männliche Hormone (*Testosteron*) erforderlich. Mangelt es daran, fehlen die quer verlaufenden Decken und das Fettgewebe sinkt dellenförmig zwischen den senkrechten Wänden ein (18,19).

Die Hilfe für körperbewusste Frauen besteht nach den Empfehlungen des Wiener Hormonspezialisten Prof. Huber daher in einer Basisbehandlung mit Darmregeneration sowie einer *örtlichen Zufuhr männlicher Hormone als Salbe*. Das von ihm kreierte »Dinner-cancelling«-Konzept entspricht den Empfehlungen Dr. F.X. Mayrs, abends nichts oder wenigstens nicht die Hauptmahlzeit zu essen. Der Körper bildet daraufhin in der Nacht vermehrt Wachstumshormon (STH), welches die Bindegewebsstabilität verbessert (19, 30). Wir führen diese Kombinationsbehandlung nach Vorlage eines Hormonstatus und einer frauenärztlichen Untersuchung durch. Allerdings beschreitet die Gabe männlicher Hormone an Frauen wissenschaftliches Neuland und ist derzeit wissenschaftlich noch nicht allgemein anerkannt. Da eine hormonelle Schwangerschaftsverhütung die männliche Hormonwirkung aufhebt, dürfen diese zum sicheren Ausschluss von Schäden beim Kind erst nach Erlöschen der Empfängnisfähigkeit um das 50. Lebensjahr herum zur Anwendung kommen. Auch bei der Anwenderin können Überdosierungserscheinungen auftreten, wie Hautunreinheiten, bleibende Veränderung der Stimme und Bartwuchs.

Die Gabe *weiblicher Hormone als Salbe* (Östrogen 1-mal täglich) im Gesicht fördert den Aufbau des Bindegewebes Kollagen. Dieser Name ist Ihnen möglicherweise bekannt von der Methode der »Kollagenunterspritzung«. Der Aufbau eigenen Kollagens ist natürlich sicherer und dauerhafter als das Einspritzen einer Fremdsubstanz. Das zweite weibliche Hormon *Gestagen* (z.B. in Jojobaöl 2-mal täglich) bremst den Abbau des Kollagens. Beide Hormone ergänzen sich sinnvoll und unterstützen den Effekt einer Mayr-Kur. Diese äußerlichen Hormonbehandlungen sind hochwirksam – wegen der guten Resorption durch die Haut auch innerlich. Die Anwendung muss daher unter strenger Kontrolle durch darauf spezialisierte Ärzte erfolgen!

3.7 Wenn Lust und Potenz nachlassen ...

Auch das »starke« Geschlecht leidet unter seinen Wechseljahren, nur nicht so offensichtlich wie die Frau. Durch hektisches, hemmungsloses Leben in jeder Beziehung, unter anderem auch beim Essen,

kommt es irgendwann (beim einen früher, beim anderen später) zur Erschöpfung der Leistungsreserven. Mit zunehmender Giftbelastung werden alle Organe müder, seien es Haut, Herz oder Gehirn. Ebenso lassen auch die Hormondrüsen in ihrer Leistung nach. Das ist kein schicksalhaftes unabänderliches Gesetz, sondern eine bis zu einem gewissen Grad umkehrbare Quittung für die Sünden des Lebens – sprich Überforderung. Der Mann bemerkt nachlassende Lust (Libido), manchmal auch Impotenz (welche oft andere Ursachen hat, z.B. psychische Probleme oder Arteriosklerose). Hitzewallungen, mangelnde Konzentrationsfähigkeit und depressive Verstimmung sind ebenfalls Folgen von Hormonmangel. Der Spiegel des männlichen Hormons Testosteron im Blut ist allein nicht aussagefähig. Ein anderes Hormon, das LH (Luteinisierendes Hormon) gibt Auskunft darüber, ob der Körper mit dem vorhandenen Testosteron zufrieden ist (dieses LH soll niedrig sein). Die meisten Männer fanden es bislang unter ihrer Würde, einen »Männerarzt« ab dem 50. Lebensjahr regelmäßig zu konsultieren. Da es diesen auch nicht gab, haben ihre Frauen das »Männerproblem« an ihren Frauenarzt herangetragen. Jetzt entwickelt sich der Urologe zu diesem Spezialisten. Das ist eine logische Entwicklung, da eine Hormonersatztherapie mit Testosteron einen noch nicht erkannten Prostatakrebs verschlimmern kann. Diesbezüglich etwas ungefährlicher ist das in der Nebenniere gebildete Hormon DHEA als Vorstufe des Testosterons. Möglicherweise kann dieses aber die Entstehung eines Leberkrebses fördern. Deshalb sind bei Gabe von DHEA ein striktes Alkoholverbot, der Ausschluss einer chronischen Hepatitis B- oder C-Infektion und die Kontrolle der Leberwerte erforderlich. Andererseits ist der Nutzen des DHEA auf Gewichtsabnahme und Muskelwachstum (body composition), Wohlbefinden und sogar Herzinfarktverhütung so groß, dass sich eine Nutzen-Risiko-Abwägung lohnt. Soweit die Erkenntnisse von Prof. Huber (20).
Auch das bekannte Viagra® hilft bei Erektionsstörungen (Impotenz) auf quasi natürlichem Wege. Es wirkt über den gleichen Stoff (Stickstoffmonoxid = NO) wie die Mittel, die die Herzkranzgefäße erweitern. Auch im männlichen Glied müssen die Gefäße erweitert werden, damit es anschwellen kann. Herzschmerz bei Belastung und ein dauernd schlaffes Glied haben bei Männern über 50 oft die gleiche Ursache, die Arterienverkalkung. So ist es einleuchtend, dass Gesundung auf dem Wege Dr. F.X. Mayrs über Entschlackung und Darmregeneration auch dem so genannten »Herrn der Schöpfung« bei seiner Midlifecrisis hilft.

3.8 Wenn die Luft knapp wird ...

Die Lungen bestehen zwecks Gasaustausch zwischen Blut und Luft (Kohlendioxid = CO_2 wird abgeatmet und Sauerstoff = O_2 aufgenommen) aus einem sehr dünnen, schwammartigen Gewebe. Es ist sehr anfällig für Entzündungen und Überdruck durch häufiges Husten. Bei **chronischer Bronchitis**, z.B. bei Rauchern und **Asthma bronchiale** (Verkrampfung der Atemwege durch Überempfindlichkeit gegen Luftverunreinigungen) kann es zum Schrumpfen des Organs kommen. Die zwar seltene, aber schlimmste Folge ist ein **Lungenemphysem**. Dabei handelt es sich um einen aufgeblähten Lungenrest mit einer Verkleinerung der großen inneren Oberfläche zum Gasaustausch. Das ständige Gefühl, langsam zu ersticken, ist für diese Patienten furchtbar. Es kann in diesem Endstadium nur beschränkt durch Einatmen reinen Sauerstoffs aus einer Flasche gelindert werden. Umso bedeutsamer ist der vorbeugende Schutz dieses so wichtigen Organs. Über eine **Verbesserung der Situation im Bauchraum** werden die elastischen Lungenfasern geschont (Kapitel 8.5), die Durchblutung und Infektabwehr verbessert und Entzündungen vorgebeugt.

3.9 Wenn der Darm auf die Blase drückt ...

Harnwegsinfekte

Einerseits gibt es Harnwegsinfektionen, die sich über die Harnröhre aufsteigend verbreiten, andererseits solche, die auf dem Blutweg vom Darm auf die Harnwege übergreifen. Beide Formen werden durch Darmregeneration und damit einer Verbesserung der Immunabwehr in der Regel günstig beeinflusst. Nicht zu verschweigen ist eine, gelegentlich bei sehr intensiver Fastenkur auftretende, vorübergehende Ausscheidungsreaktion. Diese imponiert wie eine Blasenentzündung. Bei **reichlichem Trinken** (Spüleffekt) und Wärmeanwendung (örtlich, Sitzbäder, Schiele-Fußbäder) klingt sie rasch ab. Der Urin sollte immer auf Bakterien untersucht werden, um schwere Infektionen wie üblich mit Antibiotika zu behandeln. In diesen Fällen darf auch vorübergehend *kein oder nur wenig Basenpulver* (Kapitel 3.13) angewendet werden – insbesondere **nicht** am Abend. Der Urin darf nicht basisch werden (der mit Messstreifen morgens gemessene pH-Wert soll unter 7,0 bleiben), da sich Bakterien im sauren Urin nicht wohlfühlen.

Reizblase

Typisch für dieses Krankheitsbild ist ein Harndrang trotz geringer Füllung der Harnblase, ohne eine Infektion. Die Ursache besteht in einer Überreizung der Messfühler für den Füllungszustand der Blase. Diese befinden sich in der Blasenwand und werden durch das von oben einwirkende zu große Gewicht der schlaffen Därme gereizt. Eine Erholung des Darmes, wodurch er sich aus eigener Kraft hochziehen kann, entlastet die Blase von dessen Gewicht. Eine größere Harnmenge kann dann ohne Drang zum Wasserlassen gespeichert werden.

Blasenschwäche

»Tröpfeln« beim Lachen, Husten, Niesen oder Heben von schweren Gegenständen wird von vielen Frauen nach dem Klimakterium (Wechseljahre) beklagt. Neben dem durch Entbindungen und Hormonmangel bedingten Schwächerwerden des Beckenbodens ist auch hier das zu große Gewicht der schlaffen Därme hauptsächlich verantwortlich. Ursächliche Behandlung:
Darmregeneration, Hormonsalbe (Östrogen und Progesteron) auf den Damm und Beckenbodentraining mit spezieller Gymnastik.
Bei den erwähnten Blasenbeschwerden empfiehlt Dr. Rauch die Reibesitzbäder (57).

3.10 Wenn wir zu »süß« sind ...

So wie bei einem Eisberg der größte Teil unsichtbar unter Wasser bleibt, so stellen die erkannten Zuckerkranken nur die Spitze des Eisbergs dar. Die viel größere Zahl der zukünftigen Diabetiker verstecken sich heute unter den Übergewichtigen mit hohem Blutdruck, Blutzucker und Cholesterin (Metabolisches Syndrom).
Wir unterscheiden 2 unterschiedlich verursachte Formen:
Typ I, der **jugendliche Diabetes**, entsteht durch Zerfall der insulinbildenden Zellen der Bauchspeicheldrüse (erblich bedingt? Durch Nahrungsstoffe und Virusinfekt hervorgerufene Fehlreaktion des Immunsystems, welches dann die eigenen Zellen zerstört?). Diese Patienten sind derzeit noch nicht heilbar und benötigen lebenslang Insulinspritzen. Damit sind sie aber »bedingt gesund«.

Typ II, der **Altersdiabetes**, entsteht nach Jahrzehnten über das Metabolische Syndrom (in Kapitel 3.2 erklärt). Es handelt sich hier nicht um einen Zerfall, sondern um eine Erschöpfung dieser insulinbildenden Zellen wegen der ernährungsbedingten Überforderung. Durch Fasten und Darmregeneration, kalorien- und kohlenhydratreduzierte Kost in Verbindung mit Ausdauerbelastungen, kann diese Wohlstandserkrankung fast immer vermieden werden. Unmittelbar nach dem Zweiten Weltkrieg kam diese Erkrankung kaum vor. Das beweist die Rolle des Lebensstils als Hauptursache. Wenn sie schon ausgebrochen ist, kann sie durch die erwähnten Maßnahmen wesentlich gebessert werden. Insulinpflichtige Diabetiker sollten nicht fasten, um eine »Schaukeltherapie« bei der oft schwierigen und stationär erfolgenden Einstellung auf die richtige Insulinmenge zu vermeiden. Körperliche Arbeit, Sport und fieberhafte Erkrankungen bringen den Insulinbedarf ohnehin oft durcheinander. Der Patient muss mittels Blutzuckerselbstkontrolle diese Störfaktoren korrigieren. Am besten ist es, wenn er täglich zur selben Zeit ein normiertes Training absolviert, (z.B. Schwimmen, Wandern, Golf, Tennis...). Über Jahrmillionen hat sich unser Stoffwechsel an 6–10 Broteinheiten (BE) gewöhnt (2, 30, 32, 43, 66). Deshalb passen wir in der Mayr-Kur die Insulinmenge an eine leicht verdauliche Diät mit 6 BE an. Dabei ist manchmal eine Reduktion des Insulins um die Hälfte möglich! Wenn der Patient nach der Kur bei größeren Belastungen im Alltag seinen Kohlenhydratverzehr auf maximal 10–12 BE (je nach Alter, Körpergröße und sportlicher Aktivität) steigert, hat er keine Probleme, die Insulinmenge anzupassen.

Insulinpflichtige Diabetiker dürfen eine solche Intensivdiätetik nur unter strengster ärztlicher Aufsicht in einem Sanatorium durchführen. Manche Patienten können sich nicht vorstellen, wie wenig Insulin dann benötigt wird und spritzen ängstlicherweise mehr. Ein Blutzuckerabfall durch relativ zu viel Insulin bei weniger Essen oder ein Hochschießen des Blutzuckers durch Umstellungsprobleme in den ersten Tagen können gleichermaßen lebensbedrohlich sein.

Deshalb möglichst stabile Dauereinstellung und wenig Experimente! Unter diesen Vorsichtsmaßregeln ist die Therapie nach Dr. F.X. Mayr die Grundlage einer optimalen Stoffwechselführung des Altersdiabetikers zur Vermeidung oder Verzögerung von Folgeschäden am Gefäßsystem (mit geringerer Menge Insulin oder anderer Medikamente).

3.11 Wenn man von Arzt zu Arzt läuft ...

Vegetative Störungen

Die vielfältigen Befindlichkeitsstörungen ohne echten Krankheitswert treiben die oft unverstandenen Patienten in einer Art Odyssee von einem Arzt zum nächsten. Das geht zu Lasten der Krankenkasse oder des eigenen Geldbeutels! Schuld daran ist, vergleichbar der weltweit verheerenden Wirkung eines »Computervirus« im Internet, eine Störung der Feinabstimmung des **vegetativen Nervensystems**. Ähnlich der beiden Zügel beim Pferd steuern die Eingeweidenerven **Vagus** (der Beruhigende) und **Sympathikus** (der Antreiber) alle Organe. Überwiegt einer von beiden, wird das Organ fehlgesteuert – gleichsam »läuft das Pferd in die falsche Richtung«. Wir spüren dies durch zu hohen oder niederen Blutdruck, Herzrasen, Zittern und Schwitzen der Hände, kalte Hände und Füße, Sodbrennen, Durchfall, Kopfschmerzen, psychische Unausgeglichenheit, wie Jähzorn und aufbrausendes Wesen oder Weinerlichkeit ... Die Aufzählung ließe sich noch lange fortführen. Dieses vegetative Nervensystem ist mit unserer Umwelt, dem Tag-Nacht- und dem Monatsrhythmus in Resonanz. Es ähnelt einem Supercomputer und vollbringt unaufhörlich gewaltige Regulationsleistungen. Nahrungsaufnahme und Verdauung, Sexualität, Sport, Schlaf, Klimaeinflüsse und vieles mehr müssen koordiniert und mit einem minimalen Energieaufwand bewältigt werden. Ist dieses System durch selbst gemachte und Umweltgifte belastet, leidet die »Regelgüte«. Alles fällt uns schwerer, geht langsamer und im Ergebnis schlechter. Unsere **Anpassungsfähigkeit**, die wichtigste Eigenschaft aller Lebewesen, lässt nach. Die Verminderung der Selbstvergiftung aus dem Darm durch Fasten/Mayr-Kur klärt, wie Sie sicher schon erwartet haben, auch dieses Problem »auf wundersame Weise«.

Psychosomatische Störungen

Die Nerven arbeiten schnell – wie das Telefon. Die Hormone steuern träger, aber effektiver – wie das geschriebene Wort im Brief.
Das vegetative Nervensystem passt im Verbund mit dem Hormonsystem (z.B. Schilddrüse) die Grundfunktionen der Organe den aktuellen Erfordernissen an. Demgegenüber wirkt unsere Psyche als über-

geordneter Wächter. Den meisten Menschen »schnürt es buchstäblich den Magen zu, wenn sie traurig sind«. So haben diese Volksweisheiten sogar in unsere Sprache schon Einzug gehalten (7), und auch in die Lyrik: »Zwei Dinge trüben sich beim Kranken, erst der Urin, dann die Gedanken«. Nur in einem gesunden Körper kann ein gesunder Geist wohnen, hieß es schon im Altertum. Wie sich körperliche (somatische) Erkrankungen auf unsere Stimmung auswirken, ist uns vor allem bei Zahnschmerzen geläufig. So gibt es diese Wechselwirkung auch von der Psyche auf den Körper:

psycho → somatisch

Magengeschwüre, Migräne, Asthma, Verstopfung und viele andere, scheinbar rein körperliche Erkrankungen, haben zumindest eine psychische Teilursache. Das Gehirn ist Träger aller Gedanken und Gefühle. Es bedient sich zu diesem Zweck einfacher biochemischer und elektrischer Vorgänge. So ist der Einfluss einer schlechten Nähr- und Sauerstoffversorgung auf die Tätigkeit der Gehirnzellen und damit auf unsere Gedanken und Gefühle verständlich. Auch die Stimmungsaufhellung, das Glücksgefühl beim Fasten ist bei Verbesserung der »**Säfte**« – wie die antiken Ärzte die Entschlackung nannten – so zu erklären.

Obwohl es nicht zur Thematik dieses Buches gehört, möchte ich in diesem Zusammenhang auf weit über die Ernährungssituation der Nervenzellen hinausgehende Effekte verweisen. Nicht alle psychischen Probleme sind auf diesem Wege zu kurieren. Hellinger (16) erklärt manche körperlichen und seelischen Erkrankungen, oft sogar das Schicksal, durch so genannte **familiäre Verstrickungen**. Dabei handelt es sich um nicht wahrgenommene, verdrängte Verantwortung in sozialen Gruppen. Deren bedeutendste ist die Familie, inklusive früherer Generationen. Das unerbittlich wirkende **Gesetz des Ausgleichs** fordert dann seinen Tribut, auch als Krankheit oder Tod. Heilung ist dann nicht durch Fasten, sondern durch nachträgliche Übernahme der Verantwortung oder Ehrung ausgestoßener Familienangehöriger (im weitesten Sinne) möglich.

3.12 Wenn es kracht im Gebälk ...

»Rheuma« heißt das »Fließen« und verdankt seinen Namen dem Wechsel der Krankheitsbilder. Bei der Ausscheidung von Giftstoffen besitzt unser Körper die Fähigkeit, entfernte Organe zur Hilfe heran-

zuziehen. Das können z.B. die Gelenke sein mit ihrer Flüssigkeit absondernden Innenhaut. Eine Darmentzündung kann, als Akt der Verzweiflung, eine Gelenkentzündung provozieren. Der Körper lagert im Moment durch den Darm nicht ausscheidungsfähige Gifte im Gelenk ab. So schlimm und falsch dies auch für das Gelenk und dessen Besitzer erscheint, dient es doch einem höheren Ziel:
der kurzfristigen Sicherung des Überlebens schlechthin.
Unter dem volkstümlichen Begriff »Rheuma« verbergen sich 300 Krankheitsbilder mit völlig verschiedenen Ursachen (entzündlich und degenerativ). Ihnen ist nur eines gemeinsam, der Schmerz am Bewegungsapparat:

1. Muskel- und Bänderschmerzen durch Fehlbelastung bei Alltagsbeschäftigungen (Sitzen, Stehen, Bücken, Heben) und Verschlackung/Übersäuerung als »**Weichteilrheumatismus**«
2. **Gicht** als Überlastung des Stoffwechsels mit Fleisch, vor allem Innereien und Fisch
3. Gelenkabnutzung und -entzündung als Ergebnis jahrzehntelanger einseitiger Belastung
4. Bandscheibenschäden mit dem harmlosen Frühstadium *Reizung* (»Wurzelreizsyndrom«) und dem gefährlicheren Spätstadium. Dieses »Wurzelkompressionssyndrom« mit Druck auf den Segmentnerven, z.B. Ischiasnerv, entsteht bei Vorfall der untersten Bandscheibe.
5. echte *entzündliche* Erkrankungen, deren Ursache nicht im Gelenk, sondern in einer Fehlreaktion des Immunsystems gegen Krankheitserreger oder Nahrungsbestandteile liegt: **M. Bechterew, PCP, rheumatisches Fieber, Fibromyalgiesyndrom**

Während die erste Gruppe als Domäne der Mayr'schen Therapie in Verbindung mit dem Erlernen richtiger Bewegungsabläufe geheilt werden kann und es bei maßvoller Ernährung kaum Gicht gibt, ist bei den unter 3.–5. beschriebenen Erkrankungen durch Darmsanierung und Ernährungsumstellung nur eine wesentliche Besserung möglich.

(1.) Bechterew'sche Krankheit und **(2.) PCP** (»Gelenkrheuma«)

Wenn wir in diesem Zusammenhang die angeborene Neigung zu diesen entzündlichen Erkrankungen der Haltebänder an der Wirbelsäule (bei 1.) und der Gelenkinnenhaut (bei 2.) außer Acht lassen, finden wir ein Mosaik von Ursachen:

1. feucht-kaltes Klima
2. Quecksilber- und andere Schwermetallbelastungen (8)
3. chronische, unterschwellige – »slow« – Virusinfektionen
4. im Sinne der Homöopathie (74): Behandlung der spezifischen persönlichen Schwachstellen (wie das »Loch im Schutzpanzer aus Drachenblut in der Siegfried-Sage«) oder Impffolgen
5. Störfeldwirkung durch beherdete Zähne, Mandeln, Nasen-Nebenhöhlen und andere (69)
6. Nahrungsmittelallergien (Kapitel 3.15) im Rahmen einer Störung der Barrierefunktion der Darmwand und Zersetzungsvorgänge (»Enteropathie« mit Gärung/Fäulnis).

Alle Teilursachen summieren sich bis zu einem kritischen Wert, bei dessen Überschreiten die Krankheit ausbricht. Jeder noch so kleine Anlass kann dann der Auslöser sein, so wie der letzte Tropfen ein Fass zum Überlaufen bringt. Wenn in diesem Frühstadium nicht zu viel Zeit verloren wird, kann durch Herausnehmen eines Teils der krankmachenden Faktoren die kritische Schwelle unterschritten werden und der Mensch wird gesund. Einen erheblichen Teil kann dazu die Darmregeneration nach Dr. F.X. Mayr beitragen. Immer befindet sich der solcherart veranlagte Patient aber unter dem Damoklesschwert des Rückfalls, wenn er durch Rückkehr zum alten Lebensstil wieder Schadfaktoren anhäuft (z.B. durch Selbstvergiftung aus dem Darm).

Segensreiche Wirkung – leider ist der Nutzen auch gegen Nebenwirkungen abzuwägen – entfalten die entzündungshemmenden Medikamente. Allerdings zielt ihre Wirkung nicht auf die Ursache, sondern nur auf den Schmerz. Das gilt ebenso für die hochwirksamen schmerzlindernden Radonanwendungen (»Gasteiner Heilstollen und Radonbäder«) und die Heilgymnastik. Letztere soll als Kompromiss die für den Morbus Bechterew typische Versteifung der Wirbelsäule in einer günstigeren Stellung ermöglichen.

Fehlstellung der Wirbelsäule

Es ist unglaublich, dass die Einengung auf das eigene Fachgebiet manchen Spezialisten den Blick auf die einfachen offensichtlichen Ursachen versperrt. So richten Osteopathen und Chiropraktiker (Spezialisten für das Beheben von Funktionsstörungen) die Wirbelsäule mit gezielte Handgriffen immer wieder ein. Solange jedoch die Ursache von Fehlhaltungen der Wirbelsäule

1. zum Schutz der kranken, empfindlichen Baucheingeweide oder
2. zum Ausgleich der Statik (Erhaltung des Gleichgewichts)
nicht beseitigt wird, ist dauerhafte Heilung nicht möglich.

Zu 1.: Von vorn gesehen ist eine gesunde Wirbelsäule fast gerade. Wegen Überempfindlichkeit und Größenzunahme besonders geschädigter Organe biegt sich die Wirbelsäule in diesem Bereich seitlich aus. Besonders ausgeprägt ist dies bei Schädigung von Leber oder linker Dickdarmschleife. Deshalb bilden die Rippen dort »**Schutzbuckel**«. Das ist die bekannte **Skoliose**, die sich dann in kompensatorischen Gegenschwingungen nach oben und unten fortsetzt (damit die Augen und das Gleichgewichtsorgan exakt waagerecht bleiben). Sogar das Becken kann *als Folge* betroffen sein. Wir finden dann den Beckenschiefstand (Kippung zur Seite) oder die Beckenverwringung (gegensinnige Verdrehung beider Beckenhälften). Diese imponieren bei oberflächlicher Untersuchung als Beinverkürzung. Gute Manualtherapeuten (Wirbelsäulenspezialisten) behandeln diese Fehlstellungen, wodurch die scheinbare »Beinverkürzung« verschwindet. Oft kennen auch diese Spezialisten die Ursache nicht, den gestörten Darm.

Zu 2.: Die **aufrechte Körperhaltung** des Menschen ist eine Anpassung seiner Vorfahren an veränderte Umweltbedingungen. Sie ist statisch instabil, da im Unterschied zum Eiffel-Turm der Schwerpunkt sehr hoch über dem Boden auf einer kleinen Basis (Füße) balanciert werden muss. Damit der Energieverbrauch beim Stehen gering bleibt, nimmt unsere Wirbelsäule als zentrale Stütze eine Doppel-S-Form (von der Seite gesehen) an. Dabei schwingt sie harmonisch nach vorn und hinten um das Lot, die zentrale Achse vom äußeren Gehörgang bis zum Mittelfuß. Dr. Mayr bezeichnet sie als »Schwerlinie«. Wird das Eingeweidepaket im Bauch durch Erschlaffung der Därme voluminöser und schwerer, droht der Mensch nach vorn zu fallen. Als Ausgleich verstärkt die Wirbelsäule ihre Ausbiegungen nach hinten (in geringerem Ausmaß auch nach vorn – nach oben und unten »auslaufend«). Das bezeichnet der Orthopäde als verstärkte Kyphose (nach hinten) und Lordose (nach vorn). Überlastungen der Bandscheiben (»Stoßdämpfer«) und des Halteapparates summieren sich mit der Zeit. Dieser hält die Wirbelsäule aufrecht, entsprechend der Verankerung der Masten durch gespannte Seile auf einem Segelschiff. Deshalb sind **Rückenschmerzen** durch muskuläre Fehlbelastung und **Bandscheibenschäden** bei Sitz- und Stehberufen so häufig. Die Abhilfe kann kurzfristig in Krankschreibung, Massagen, Übungsbehandlung, manueller Therapie (volkstümlich »Einrenken«) und Operation (im Spätstadium) bestehen. Eine Dauerlösung ist das aber nicht, wie die immer wiederkehrenden Rückfälle beweisen. Nur die möglichst frühzeitige Beseitigung der Ursache (**krankhafte Bauch- und Haltungsformen**) durch Behandlung der zugrunde liegenden Verdauungsstörung kann dauerhaft helfen.

Gelenkentzündung (Arthritis) und -abnutzung (Arthrose)

Es gibt große Gelenke, wie das Hüft- oder Kniegelenk, und kleine, wie die Finger- und Zehengelenke. Auch die paarigen Gelenke gehören zu den kleinen Gelenken. Es sind insgesamt 50 (zuzüglich 1 wichtiges zum Steißbein), die die 24 Wirbelkörper beweglich miteinander verbinden. Die Nerven in jedem der 25 Segmente nehmen den Schmerz bei Entzündung und Abnutzung der Zwischenwirbelgelenke (»Spondylarthritis und Spondylarthrose«) auf und übertragen ihn auf die zu den inneren Organen ziehenden Eingeweidenerven. In diesen Fällen verspürt der Patient den Schmerz dann in der Schulter, Herz-, Gallen- oder Nierengegend, obwohl diese Organe gesund sind. Viele Organbeschwerden sind in Wahrheit nur von der Wirbelsäule auf diese projiziert (»vertebragen«).

Gelenkentzündung ist der Zustand der Gelenkinnenhaut, der bei fortschreitender Gelenkabnutzung hauptverantwortlich für die Schmerzen ist (aktivierte Arthrose). Außerdem greifen die bei jeder Entzündung entstehenden freien Radikale den Gelenkknorpel an und fördern seine weitere Abnutzung. So schließt sich der Teufelskreis. Zur Linderung des Schmerzes und zur Verhütung des weiteren Gelenkverschleißes ist es das vorrangige Ziel, die Entzündung zu stoppen. Das geschieht durch Entfernung von »Knorpelruinen« im Gelenk mittels Gelenkspiegelung (Arthroskopie) oder Operation (in fortgeschrittenen Fällen). Mit großem Nutzen – leider sind dagegen oft auch Nebenwirkungen abzuwägen – werden entzündungshemmende Medikamente verabreicht.

Die Vorbeugung und ursächliche Behandlung muss

1. eine Fehlstellung der Gelenke (besonders der Wirbelsäule) beseitigen, sofern sie nicht angeboren oder unfallbedingt sind, durch Korrektur abnormer Haltungen im Rahmen einer Darmsanierung nach Dr. F.X. Mayr
2. die Ernährung des Gelenkknorpels verbessern durch ein optimales

Sauerstoff- und Nährstoffangebot (aus dem Darm) und eine bessere Durchblutung der Gelenkinnenhaut. Da der Knorpel keine eigenen Blutgefäße hat, ist er auf das Nährstoffangebot über die »Gelenkschmiere« angewiesen, die ihn sehr langsam und bescheiden ernährt. Diese Gelenkflüssigkeit wird von der Gelenkinnenhaut gebildet und ist in ihrer Qualität ein Spiegelbild des allgemeinen »Säftezustandes«, der von der Aufnahme- und Ausscheidungsleistung des Darmes entscheidend geprägt wird.

3. die Entschlackung, vor allem Entsäuerung der Gelenkinnenhaut und aller Gewebe um das Gelenk herum fördern.
4. entzündungsfördernde Nahrungsbestandteile meiden, wie die Arachidonsäure in Schweinefleisch, Eidotter. Ebenso schlecht ist deren Vorstufe Alphalinolensäure in hochungesättigten Pflanzenölen: Sonnenblumen-, Distel-, Maiskeimöl und andere. Als Gegenspieler sind entzündungshemmend die Omega-3-Fettsäuren im Fischöl (66) und die Gammalinolensäure wirksam. Sie ist in Borretsch- und Nachtkerzenöl enthalten.

Therapie nach Dr. F.X. Mayr kann somit viele Altersleiden der Knochen und Gelenke verhüten oder lindern. Besonders interessant ist dieser vorbeugende Effekt bei der folgenden typischen »Jugendkrankheit«, deren Spätfolgen sehr lästig sind:

Morbus Scheuermann

Im Hauptwachstumsalter um das 14. Lebensjahr sind die Wachstumsfugen der Brustwirbelsäule besonders anfällig. Bei den nicht seltenen Störungen der Oberbauchorgane (Leber, Bauchspeicheldrüse, Magen, Dünndarm) werden Reize über die Eingeweidenerven »rückwärts« zu den zugeordneten Wirbelsäulensegmenten (7.–11. Brustwirbel) geleitet und die Durchblutung gedrosselt. Dadurch entstehen in diesen Wirbeln Ernährungsstörungen. Sie werden weich und es entstehen nach vorn abgeflachte »Keilwirbel«. Das äußere Bild ist ein **Rundrücken**, der trotz eventueller Ausheilung der ursächlichen Darmstörung lebenslang bestehen bleibt. Deshalb: Vorbeugen ist besser als Heilen!

Knochenschwund (Osteoporose)

Durch den Verlust an Knochenmasse im Alter besteht die Gefahr von Knochenbrüchen nach Bagatellstürzen. Weniger dramatisch, aber trotzdem sehr schmerzhaft, ist der Knochenabbau der Wirbelsäule. Alle Menschen werden deshalb im Alter kleiner. Unser Skelett besteht aus Bindegewebe und Kalk. Nach dem Sparprinzip wird alles Überflüssige abgebaut. Deshalb besteht die Vorbeugung im Gebrauch unserer Knochen durch Bewegung, auch im Alter. Orthopäden und Frauenärzte behandeln eine altersbedingte Osteoporose durch:

- Hormonersatz (Östrogene) bei Frauen
- Bewegung als Funktionsreiz für den Knochenaufbau
- kalziumeinlagernde Hormone (Calcitonin) und Medikamente (Biphosphonate)
- Kalziumzufuhr mit der Nahrung durch Milchprodukte

Genau hier liegt der Trugschluss, denn weder Elefant noch Kuh oder Gorilla trinken Milch. Dennoch haben sie wesentlich stärkere Knochen als wir Menschen! Es geht also nicht um mehr Zufuhr, sondern um bessere Aufnahme des im Darm vorhandenen Kalziums. Das ist ein Paradebeispiel für »naturgemäße Behandlung«, wie sie uns von Dr. F.X. Mayr gelehrt wurde.

Ein Dogma wankt!

Entlarvt wurde das Märchen von der Schutzwirkung der Milch in einer Studie mit 78 000 amerikanischen Krankenschwestern. »Diejenigen, die täglich mindestens zwei Gläser Milch tranken, hatten sogar ein leicht erhöhtes Risiko, sich die Knochen zu brechen« (»Stern« 49/99, S. 256). Das Ergebnis einer anderen Studie mit 42 000 Testpersonen ist folgendes: »Das Knochenbruchrisiko ist unabhängig von der Kalziumaufnahme.« Wie lassen sich diese scheinbaren Widersprüche erklären? Es sind keine Widersprüche, vielmehr hat man den Blick zu Unrecht nur auf das Kalzium gerichtet. Dieses hat zwar seine Bedeutung, nur das in Milchprodukten begleitend enthaltene Eiweiß führt zur **Übersäuerung**. Trotz des hohen Kalziumgehaltes ist die »Säurebilanz« der Milch und des Topfens/Quark (als deren Eiweißkonzentrat) unter dem Strich negativ.

Die Naturheilkunde hat die verheerende Wirkung einer Übersäuerung auf viele unserer Grundfunktionen erkannt, auch auf den Knochenstoffwechsel. Osteoporose ist eine »Säurekrankheit«! Unser Körper versucht so lange wie möglich, eine Übersäuerung zu vertuschen,

selbst wenn er dafür »das Tafelsilber verkaufen muss«. Um überschüssige Säuren zu neutralisieren greift er auf seine »Geheimreserven« zurück – das Kalzium in den Knochen. Durch das Gegenmittel, basische (= alkalische) Nahrung oder Basenpulver, kann dies verhindert werden.
Weitgehend unbekannt sind weitere Osteoporoseursachen:
– Mangel an dem, wie der Name schon sagt, knochenaufbauenden **Wachstumshormon** STH. Es wird durch einen leichten Blutzuckerabfall über Nacht gebildet, wie er bei Verzicht auf das Abendessen entsteht – »Dinner-cancelling-Konzept« nach Prof. Huber (19).
– Der Bindegewebsanteil der Knochen, das Kollagen, kann durch **Vitamin C** und die Aminosäuren **Lysin** und **Prolin** stabilisiert werden (53).

3.13 Wenn wir »sauer« sind ...

Säure-Basen-Haushalt

Schon Homer erwähnt in der »Odyssee« seine Magenprobleme mit den Worten: »Des Magens Wut, des verderblichen, welcher so viel Unheil den Sterblichen ... kann man unmöglich bändigen ...« Hippokrates verschrieb gemahlenen Muschelkalk, um den Magen zu besänftigen. Auch Tiere bekämpfen gezielt eine nahrungsbedingte Übersäuerung, indem sie wie z.B. manche Papageien an Kalkfelsen nagen.
In vielen Ernährungsbüchern (6, 21, 55, 56, 59, 74, 78) finden Sie dazu schon Details, welche Nahrungsmittel als sauer, welche als basisch eingestuft werden. Es ist aber nicht so einfach, dass basische Nahrung im Körper auch basisch ankommt und auch nicht unbedingt immer gesund sein muss. Deshalb gehe ich im Folgenden auf die Frage ein:

»Was kann ich konkret tun?«

Bei dem Thema »Säure-Basen-*Haushalt*« kommt uns automatisch der Gedanke an eine Haushaltsrechnung in den Sinn und dabei handelt es sich auch um einen sehr treffenden Vergleich. Eine Familie kann sich nicht ungestraft auf Dauer überschulden, sonst steht sie am Pranger.

Zins und Zinseszins nehmen dann erdrückende Ausmaße an. So ist es auch im Körper. Wie die Fische im Ozean schwimmen, sind alle unsere Körperzellen in die **Bindegewebsgrundsubstanz** eingebettet. In dieser muss der Salzgehalt immer und unter allen Umständen gleich bleiben (isotonisch). So ist es auch in den Körperflüssgkeiten Blut, Lymphe und Liquor (dieser umgibt das Gehirn und Rückenmark). Interessanterweise entspricht dieser Wert dem Salzgehalt des Meeres, aus dem ja alles Leben stammt. Das gilt auch für den Säuregehalt. Der Körper bildet ständig Säuren:

bei der Aufspaltung der Nahrung (Fett-, Amino- und Ketonsäuren)

bei sehr intensiver sportlicher Betätigung zwischen 1–7 Minuten Dauer und im untrainierten Zustand als Milchsäure in den Muskeln, der ungeliebte »Muskelkater«

bei der Zellatmung als Kohlensäure (H_2CO_3)

Die Ausscheidung der Säuren aus der Nahrung erfolgt über die Nieren, den Darm und ergänzend auch mit dem Schweiß über die Haut. Die Kohlensäure (H_2CO_3) zerfällt im Blut zu Wasser (H_2O) und Kohlendioxid (CO_2), welches über die Lunge abgeatmet wird. Solange die Ausscheidungskapazität dieser Organe nicht überfordert ist und die Basenzufuhr mit der Nahrung ausreicht, ist die Haushaltsbilanz ausgeglichen. Leider haben wir heute auf beiden Waagschalen – Zufuhr und Ausscheidung – eine Schieflage.

Die **Säureausscheidung** ist vermindert wegen:

1. geringerer Abatmung von Kohlendioxid (CO_2) über die Lunge durch mangelnde Bewegung an frischer Luft
2. weniger Schwitzen durch inaktive Lebensweise, die Dr. F.X. Mayr mit der eines Schneiders verglich. Auch Wasseranwendungen und Massagen können da ersatzweise nur begrenzt helfen.

Die **Basenzufuhr** mit der Nahrung ist vermindert wegen:

1. häufigerem Verzehr von säureüberschüssiger denaturierter Industriekost (»Fastfood«)
2. Auslaugung der Böden durch sauren Regen, wodurch ein geringerer Gehalt der pflanzlichen Nahrung an basischen Mineralstoffen resultiert
3. zu geringem Anteil basischer Lebensmittel wie Gemüse und Obst. Aber Achtung! Dies gilt nur für einen Teil der Menschen. Andere tun hier zu viel des Guten nach dem Motto: »Das

Gegenteil von gut ist gut gemeint«. Diese Kost darf nur in kleinen Mengen, zu Beginn der Mahlzeit und nicht am Abend gegessen werden, weil sie zur Gärung neigt.

4. der **5 Kardinalfehler der Ernährung nach Mayr**:

Wir essen zu schnell,
deshalb zu viel,
leider auch zu oft (Zwischenmahlzeiten),
zu schwer (zu viel gemischt)
und zu spät (die Hauptmahlzeit am Abend).

Eine Folge davon ist Gärung. Vor allem bei zu hohem Kohlenhydratanteil kommt es zu einem »Umkippeffekt«, aus basischer Nahrung entsteht ein saures Endprodukt.

Die **Säureaufnahme** ist vermehrt wegen:

1. zu viel säureüberschüssiger Genussmittel und pflanzlicher Nahrungsmittel (Zucker und andere Süßigkeiten, Zitrusfrüchte, Getreideprodukte wie Brot, Nudeln, Knödel, Pizza, Hibiscus/Malven-Tee, schwarzer Tee, Bohnenkaffee, Alkohol – der darüber hinaus auch als »Säurelocker« im Magen wirkt – mit Ausnahme von Bier)
2. zu eiweißreicher tierischer Nahrung (Fleisch, Fisch, Eier, Käse, Topfen/ Quark)

Aber auch hier steckt der Teufel im Detail. Gerade das, wegen des Cholesterins (zu Unrecht) und wegen des Arachidonsäuregehaltes (zu Recht) gescholtene Eidotter ist nämlich hoch basisch. Und der Käse beinhaltet neben dem sauren Eiweiß noch das basische Kalzium. Hier bewahrheitet sich wieder die Erkenntnis von Paracelsus, dass jedes Ding Gift ist und nur die Menge darüber entscheidet, ob es als Gift wirkt.

Aber es kommt noch dicker! Die Verwirrung lässt sich noch steigern! Hätten Sie geglaubt, dass ausgerechnet das von vielen Menschen instinktiv und zu Recht verabscheute Blut (»Altes Testament«) das *am stärksten basische* Nahrungsmittel ist? Es wird wohl kein Arzt einem an Gicht, Weichteilrheumatismus oder anderen Übersäuerungskrankheiten Leidenden Blutwurst empfehlen. Aber so ist es im Leben, man darf nichts übertreiben, sonst verkehrt es sich ins Gegenteil. Nach diesen dialektischen Erwägungen nun zur Frage, was soll man denn eigentlich essen. Dr. F.X. Mayr hat der **Qualität des Nahrungsmittels** nur eine untergeordnete Bedeutung beigemessen, im Vergleich zur Art seiner Aufnahme und Verdauung. Wir leben nicht von dem, was wir essen, sondern von dem, was wir verdauen. Deshalb möchte ich auch hier nicht im Einzelnen von der Wertigkeit des Nahrungsmittels im Sinne des Säure-Basen-Haushaltes reden. Dies würde nur ablenken vom Wesentlichen – was machen unsere Verdauungsorgane daraus?

Als Maß für den Säuregehalt wird in der Chemie der **pH-Wert** angegeben. Dieser ist **neutral** mit dem Wert = 7. Darüber spricht man von **basischem** und darunter von **saurem** Milieu. Eine größere Abweichung dieses Wertes im Blut von seinem leicht basischen biologischen Optimum (= 7,4) ist mit dem Leben nicht vereinbar. Eine leichte Abweichung nach unten wird **manifeste Azidose** (Übersäuerung) genannt. Sie kommt, außer auf der Intensivstation des Krankenhauses, kaum vor. Der Organismus versucht mit allen Mitteln, den Blut-pH-Wert zu stabilisieren. Urin sowie die »Notventile« Speichel, Tränenflüssigkeit und Schweiß werden zur Säureausscheidung eingesetzt. Das kann man messen mit **pH-Messstreifen** aus der Apotheke. Der **morgendliche** Urin zeigt dann als Bilanz des Vortages Abweichungen von seinem Idealwert (7,0–7,4). Die Werte können in den tiefsauren Bereich bis 5,5 absinken. Ebenso wird der Schweiß sehr sauer, was als »Säureschutzmantel« der Haut fehlgedeutet wird. Dieses Abweichen vom Optimum, bei dem der Körper unter Einsatz aller »Notventile« den normalen Säuregehalt im Blut gerade noch halten kann, bezeichnet man als **latente Azidose**. Dabei ist der Blut-pH-Wert noch normal, die basischen Pufferreserven im Blut sind jedoch schon weitgehend erschöpft. Die basischen Mineralstoffe Kalzium, Magnesium und Kalium werden als Säurepuffer verbraucht. Da diese im Blut und Gewebe wichtige Aufgaben haben, bleibt als kurzfristig nutzbare eiserne Reserve nur das Kalzium (der Kalk) in den Knochen. Auch hierbei lässt sich das Beispiel des Eisberges anbringen. Für uns wie vor 100 Jahren für die »Titanic« liegt das größte Problem unsichtbar unter der Wasseroberfläche – die Entkalkung der Knochen. Es wird leider erst nach Jahrzehnten erkannt, wenn es zu spät ist. Müdigkeit, brüchige Nägel und Haare, Weichteilrheumatismus, Sodbrennen und Karies (Zahnfäule) sind nur einige typische Folgen. Die Feststellung eines sauren Speichels mit pH-Wert unter 7,0 bedeutet Kariesgefahr. Man kann durchaus neben der Behandlung der generellen Stoffwechselübersäuerung auch lokal im Mund die Säure bekämpfen. Zähneputzen mit **Basenpulver** schützt vor der Entkalkung der Zähne durch sauren Speichel. An die Knochen kommt man leider nicht so einfach heran. Will man den Knochenstoffwechsel beeinflussen, geht das nur über das Transportmedium Blut. Man muss erst den gewaltigen Schuldenberg des Körpers (Basenmangel) abtragen, den er zum Ausgleich des Säureüberschusses verbraucht hat. Es muss der gesamte »Eisberg« unter Wasser abtauen, damit die Spitze über dem Wasserspiegel verschwindet. Danach kommt eine Basenzufuhr den Knochen tatsächlich zugute.

Wie kann man sich vom wirklichen Ausmaß der Übersäuerung ein Bild machen?

Die Momentaufnahme des pH-Wertes im Urin bringt im Tagesverlauf nur eine beschränkte Aussage. Die Messung morgens im ersten Urin hat die größte Bedeutung, da sie der »Tageskasse« eines Verkäufers vom Vortag entspricht. Von einigen Speziallabors wird ein **Tagesprofil** von 5 Urinproben (6, 9, 12, 15 und 18 Uhr) erstellt, die Säure-Basen-Titration nach Sander. 3 Mahlzeiten sollen um 6 Uhr, 9 Uhr und 18 Uhr nach der Urinabnahme erfolgen. In vereinfachter Form kann diese Messungen jeder zu Hause mit den erwähnten Urin-pH-Messstreifen selber durchführen. Im Normalfall zeigt die Verbindung der 5 Messwerte die Form eines **M**. Die 3 unteren Eckpunkte, entsprechend 6, 12, 18 Uhr, liegen im sauren Bereich (**Säureflut** im Blut und Gewebswasser). Sie zeigen die Ausscheidung überflüssiger Säuren im Urin an. Die beiden oberen Eckpunkte (9 und 15 Uhr) entsprechen den **Basenfluten**. Diese spülen den gesamten Körper, vor allem das Bindegewebe (als Säuredepot = »Zwischenlager«) frei. Ohne diese täglich 2-maligen Basenfluten würde unser Bindegewebe rasant verschlacken und wir an »Rheuma« leiden oder an **Säurekatastrophen** wie Herzinfarkt und Schlaganfall (21) frühzeitig versterben. So genial ist die Schöpfung. Woher kommt die Basenflut, wo wir doch mit der Nahrung zu wenig Basen aufnehmen? Die Quelle der Basenflut ist die Nahrung, selbst wenn sie einen erheblichen Basenmangel und damit Säureüberschuss hat. Um dies zu verstehen, müssen wir uns die Vorgänge im Magen und Darm nach einer Mahlzeit genauer anschauen. Die Nahrung besteht aus 3 Grundbausteinen, die wir zum Leben benötigen. Die Vitalstoffe, wie Vitamine und Spurenelemente, lassen wir jetzt außer Acht:

1. **Kohlenhydrate** (Zuckerstoffe) für den **Betriebsstoffwechsel** (wie

das Benzin für den Motor). Sie werden im Mund durch den Speichel (»Ptyalin«) und im Dünndarm durch den Bauchspeicheldrüsensaft (»Amylase«) aufgespalten.

2. **Fette**, ebenfalls als Energielieferant und -speicherform sowie für den Aufbau von Gehirn, Nerven und allen Zellwänden. Sie werden im Dünndarm durch den Gallensaft in kleine Tröpfchen zerlegt und durch die »Lipase« (aus der Bauchspeicheldrüse) endgültig verdaut.
3. **Eiweiß** für den **Baustoffwechsel** zum Aufbau von Knochen, Muskeln und allen Geweben (wie das Metall, aus dem der Motor und die Karosserie des Autos gebaut werden). Seine Vorverdauung beginnt im Magen unter der Einwirkung der **Salzsäure**, die endgültige Zerstückelung in Aminosäuren erfolgt ebenfalls im »Zauberlabor« Dünndarm durch »Trypsin und Chymotrypsin«.

Die Salzsäure (HCl) ist die **stärkste Säure**, während ihr Gegenspieler Natriumhydrogencarbonat ($NaHCO_3$ = Speisesoda = ein Bestandteil im Basenpulver) die **stärkste Base** ist. Was Säuren und Basen chemisch genau sind, kann nachgelesen werden (78). Nun hat unser Körper eine eigene Fabrik, wo er diese beiden für ihn wichtigen Stoffe in einem gemeinsamen Arbeitsgang herstellt, in den Belegzellen der Magenschleimhaut. Die Ausgangsmaterialien Kochsalz (NaCl), Wasser (H_2O) und Kohlendioxid (CO_2) sind im Blut in unbegrenzter Menge vorhanden. Nach folgender chemischer Formel entstehen:

1. Salzsäure – die wird in den Magen abgegeben um dort Verdauungsarbeit zu leisten – und
2. »Basenpulver«, welches im Blut und im ganzen Körper die Basenflut erzeugt.

$$\mathbf{NaCl + H_2O + CO_2 \rightarrow HCl + NaHCO_3}$$

Deshalb erscheint als Spiegelbild der Basenflut im Blut mit einer gewissen zeitlichen Verzögerung eine ebensolche im Urin. Das darf aber nicht den Eindruck erwecken, der Körper wäre mit Basen gesättigt. Vielmehr ist die Eigenproduktion von Basenpulver nach obiger Formel ein Nullsummenspiel. Die in den Magen abgegebene Salzsäure muss einige Stunden später im oberen Teil des Dünndarms, dem »Zwölffingerdarm« durch die gleiche Menge basischer Säfte aus den Dünndarmdrüsen und der Bauchspeicheldrüse neutralisiert werden. Mangelt es daran, weigert sich der Dünndarm den sauren Speisebrei aus dem Magen zu übernehmen. Der Magenausgang (»Pylo-

rus«) bleibt auf Befehl des Dünndarms verschlossen. Völlegefühl, Aufstoßen von Luft und Sodbrennen sind Hinweise darauf. Medikamente, die die Schutzsperre des Magenausganges durchbrechen (»Prokinetika« – das heißt »vorwärts treiben«) beseitigen nicht die Ursache des Übels. Sie verlagern die Problematik nur ein Stück weiter. Der Dünndarm hat dem ungewollten Säureschub vom Magen her nichts entgegenzusetzen. Sein pH-Wert fällt in den sauren Bereich. Da die oben erwähnten Verdauungssäfte dort eigentlich ein basisches Milieu erwarten, können sie ihre Wirkung nicht voll entfalten. Eiweiß verfault, Stärkeprodukte wie Brot, Reis oder Kartoffeln vergären. Die Fette wiederum zersetzen sich kaum. Sie werden zu einem Teil mit dem Stuhl als **Fettstuhl** ausgeschieden, gemeinsam mit den fettlöslichen Vitaminen. Das ist das Vollbild einer **Bauchspeicheldrüsenschwäche** (exokrine Pankreasinsuffizienz), obwohl diese völlig gesund sein kann. Die Wirkung ihrer ordnungsgemäß produzierten Verdauungssäfte wird lediglich durch Übersäuerung (= Basenmangel) blockiert. Was ist leichter, als dem danach lechzenden Körper einen Teelöffel Basenpulver in $^1/_4$ Liter Wasser anzubieten? Sinnvoll ist das erst 2–5 Stunden nach dem Essen, wenn die Säure im Magen ihre Arbeit erledigt hat. Er wird es uns sehr danken. Verdauungsenzyme und »Antiblähmittel« erübrigen sich von selbst, wenn nicht wirklich eine seltene Störung der Bauchspeicheldrüse dahinter steckt.
Ein weiteres Problem ist folgendes:
Es gibt Fälle, wo diese Zick-Zack-Kurve nicht ideal um die Neutrallinie (pH = 7) schwankt, sondern in den sauren Bereich (unter 7) verschoben ist. Doch liegt hier noch ein geringere Störung vor, als wenn über den ganzen Tag gleiche Werte gemessen werden (unter 7 als **Säurestarre** und über 7 als **Basenstarre** bezeichnet). Dieses Fehlen des rhythmischen Wechsels der Säure-Basen-Fluten zeigt einen Verlust der Ausgleichsfähigkeit des Organismus, insbesondere von Magen oder Niere.

Die Säurekatastrophe

Von Dr. Kern (21) als solche bezeichnet, lassen sich Störungen der **Mikrozirkulation** als Ursache von Herzinfarkt und Schlaganfall folgendermaßen erklären:
In den kleinsten Blutgefäßen, den Kapillaren als »Endverteiler«, müssen sich die roten Blutkörperchen schlüpfrig machen. Sie gehen aus

ihrer normalen Scheibenform in Patronenform über, wodurch sie schlanker werden (siehe Skizze):

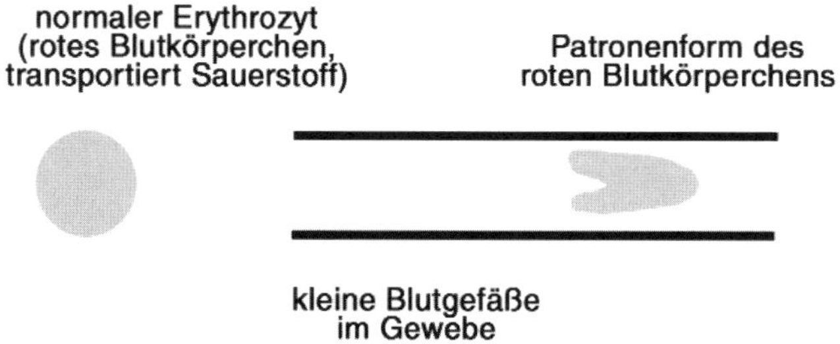

Bei Sauerstoffmangel kommt es durch Milchsäurebildung im Herzmuskel zur Übersäuerung. Besteht zusätzlich eine verminderte Pufferkapazität des Blutes durch Basenmangel, werden die Wände der roten Blutkörperchen starr und sie bleiben stecken. So schaukeln sich Sauerstoffmangel und Übersäuerung bis zur Säurekatastrophe auf, das Gewebe stirbt ab (Herzinfarkt oder Schlaganfall). Die rechtzeitige Korrektur der **noch** kompensierten Übersäuerung ist **eine** Maßnahme gegen Herzinfarkt.
Bei einem akuten Anfall (Engegefühl in der Brust oder andere Infarktzeichen) sollten neben der sofortigen Benachrichtigung des Notarztes 10 Gramm Basenpulver (= 2 Esslöffel in $^1/_4$–$^1/_2$ Liter Wasser), 3 Strodival spezial®-Kapseln sowie $^1/_2$ Gramm Aspirin® eingenommen werden (74, Seite 196–197).

Der Magenteufel (Helicobacter pylori)

Bis vor 15 Jahren hätte kein Arzt geglaubt, dass im hochsauren Milieu des Magens Bakterien dauerhaft leben können. Heute weiß man, es gibt einen Krankheitserreger, der sich dort sogar »pudelwohl« fühlt. Es ist der »Helicobacter pylori« (auf Deutsch: der »Spiralförmige vom Magenausgang«). Er ist mitverantwortlich für die Entstehung von Magenschleimhautentzündungen (Gastritis) und in der Folge von Magengeschwüren (Ulcus). Daraus kann sich bei lang dauernder Schädigung manchmal sogar Magenkrebs (Karzinom) entwickeln. Fast bei jedem zweiten Menschen kann dieser Keim im Magen nachgewiesen werden, welcher meist in der frühesten Kindheit durch Schmierinfektion erworben wird. Trotzdem kann man völlig beschwerdefrei leben, es ist auch keine Behandlung notwendig. Wenn aber Magenbeschwerden oder gar -geschwüre auftreten, sollte das Terrain (Magen und Darm) durch die Regenerationskur nach Dr. F.X. Mayr saniert werden. Wenn dadurch und auch durch eine eventuelle Injektionsserie (KUF-Reihe von Staufen-Pharma) die Geschwüre nicht ausheilen sollten, steht als *letzte Möglichkeit* noch das Abtöten der Bakterien im Magen zur Verfügung. Letzteres ist leider nur mit einer Kombination hoch dosierter Antibiotika über 1 Woche (»**Eradikation**sbehandlung«) möglich. Dabei handelt es sich zwar nicht um naturheilkundliche Maßnahmen, aber es hilft meistens. Durch die negativen Folgen auf die Darmflora, unsere guten Darmkeime, muss hier der Nutzen gegenüber dem Risiko sorgfältig abgewogen werden. Unsere Lehrer Dr. Rauch und Dr. Kojer haben in 50 Jahren Praxis bei mehreren Zehntausend Patienten, darunter sehr viele mit Magengeschwüren, nie auf die Antibiotika zurückgreifen müssen. Sogar geplante Magenoperationen (Billroth II) konnten allein durch die Mayr-Kur vermieden werden. Wenn auch diese Antibiotikabehandlung erst seit 1990 bekannt ist, beweist der Erfolg der »Terrainsanierung« mittels Mayr-Kur, dass es zur Ausheilung genügt, den »Sumpf trockenzulegen.«

»Vor die Behandlung haben die Götter die Diagnose gestellt«.

Die Diagnosestellung ist beim Magengeschwür nicht schwierig, aber doch eher unangenehm, weil sie mit einer Magenspiegelung (Gastroskopie) verbunden ist. Nur bei dieser Untersuchungsmethode kann man von der Magenschleimhaut Proben gewinnen und auf Befall mit Helicobacter pylori untersuchen. Außerdem ist bei der Erstuntersuchung von unklaren Magenbeschwerden eine Spiegelung zum Ausschluss einer bösartigen Erkrankung (Krebs) sinnvoll.

Des Weiteren möchte man den Behandlungserfolg mittel- und langfristig auch überprüfen. Das war bislang nur durch wiederholte Magenspiegelungen möglich. Bei ungenügender »Terrainsanierung« kann es nämlich zu erneutem Befall mit Helicobacter pylori kommen. Um den Patienten die Magenspiegelung zur alleinigen Kontrolle bezüglich Helicobacter zu ersparen, hat man deshalb nach weniger belastenden Untersuchungen gesucht:

Ein Nachweis von **Antikörpern** gegen Helicobacter pylori im Blut spricht zwar für einen aktuellen oder früheren Befall des Magens mit diesem Keim. Der Test sagt aber nichts über die Aktivität der Bakterien aus. Da er auch nach erfolgreicher »Eradikation« zeitlebens positiv bleibt, wie eine Narbe nach einer Verletzung, eignet er sich nicht zur Verlaufskontrolle. Auch der **Stuhltest** zeigt einen Befall des Magens mit Helicobacter nicht immer zuverlässig an. Umso größer ist die Freude aller Betroffenen über den neuen **13C-Harnstoff-Atemtest**. Ein Isotop (Sonderform) des Kohlenstoffatoms (13C) kann in der Ausatemluft nachgewiesen werden (ähnlich dem Alkohol-Test). Harnstoff wird mit diesem speziellen Kohlenstoff markiert. Bei dem Test nimmt der Patient diesen in Form einer Trinklösung zu sich. Wenn dieser Magenkeim vorhanden ist, spaltet er den Harnstoff und die Abbauprodukte erscheinen nach 30 Minuten in der Ausatemluft. So kann nun endlich auf eine für den Patienten schonende Weise die Aktivität des krankmachenden Keimes sicher nachgewiesen werden. Die Entdeckung des »Magenteufels« Helicobacter pylori hat unbestritten die Behandlung des Geschwürleidens revolutioniert. Wichtig ist es, davon die große Zahl der harmlosen Magenbeschwerden (Reizmagen = funktionelle Dyspepsie) genau abzugrenzen, da bei diesen Patienten die Antibiotikabehandlung nichts bringt. Dies ist die Domäne der Behandlung nach Dr. F.X. Mayr, die das Terrain für den »Magenteufel« ungemütlich macht.

Speiseröhrenentzündung – die »Modekrankheit«?

Wenn man den Tageszeitungen Glauben schenken will – und in diesem Falle muss man es leider –, handelt es sich bei der Speiseröhrenentzündung tatsächlich um eine »Modekrankheit«. Die Ärzte werden oft nicht konsultiert, weil viele von **Sodbrennen** Betroffene (jeder 7. Österreicher oder Deutsche) die Sache nicht so tragisch nehmen. Die typischen **Reflux**-Beschwerden dieser »Volkskrankheit« äußern sich in Zurückfließen des sauren Mageninhaltes in die Speiseröhre und sind schon unangenehm:

- saures Aufstoßen nach dem Essen mit entsprechendem Geschmack im Mund;
- brennende Schmerzen hinter dem Brustbein, die zu 10–30 % die alleinige Ursache von »scheinbaren Herzschmerzen« sind, bei gesunden Herzkranzgefäßen;
- Heiserkeit und seltener auch Hustenreiz, weil die Säure den Kehlkopf angreift.
- Verantwortlich für eine Erkrankung sind die durch unsere heutige »Ess**un**kultur« hervorgerufenen Faktoren:

1. Übersäuerung des gesamten Körpers, weswegen der Magen als »**Säureventil**« missbraucht wird und überschießend Säure bildet. Scharfe Gewürze, Alkohol, Kaffee, Süßigkeiten und andere können als Säurelocker wirken, aber nur, weil der Körper dankbar für diesen Reiz ist und sich auf diesem Wege der Säure in den Geweben entledigen will.
2. **Schutzsperre** des Magenausgangsmuskels (Pylorus), um den Dünndarm vor der Säureüberflutung zu schützen.
3. **Erhöhter Druck** im Bauchraum bei Raumnot wegen der Vergrößerung der Eingeweide. Die Ursache dafür ist Darmträgheit mit Kotfüllung, Schwellung und Entzündung.
4. Lähmung des Mageneingangsmuskels (Cardia) als Kapitulation wegen 1.–3. oder als Medikamentennebenwirkung (28) – bei Mitteln, die die glatte Muskulatur der Herzkranzgefäße und der Atemwege entspannen (gegen Angina pectoris und Asthma) sollen. Da diese Medikamente meist unverzichtbar sind, ist es umso wichtiger, die durch Ernährungsumstellung leicht behandelbaren Faktoren 1.–3. auszuschalten.
5. Mit vollem Magen ins Bett legen fördert durch die horizontale Lage, bei geöffnetem Mageneingang, den Säurerückfluss.

Der Schweregrad der durch Säurerückfluss hervorgerufenen Speiseröhrenentzündung geht mit den Beschwerden nicht parallel! Jede 10. dieser Entzündungen mündet in die Entstehung eines Barettösophagus. Darunter verstehen wir eine Schwielenbildung im unteren Teil der Speiseröhre durch Säure, die dort nicht hingehört. Zu 10 % endet das wiederum in einem Speiseröhrenkrebs. Jeden 1000. Patienten mit Sodbrennen trifft diese schlimme Krankheit. *Noch* ist der Speiseröhrenkrebs selten, aber er ist der Krebs mit der schnellsten Zunahme in den letzten Jahren. Menschen mit Sodbrennen und den anderen Refluxbeschwerden haben dafür ein 40-mal so hohes Risiko. An diesem Punkt ist Sodbrennen kein Kavaliersdelikt mehr, sondern muss ernst genommen werden.

Praktisches Vorgehen:

1. Arzt konsultieren und nach seiner Einschätzung des persönlichen Risikos entweder sofort oder bei Rückfall nach »Probebehandlung« Spiegelung (»Endoskopie«) der Speiseröhre.
2. »Probebehandlung« zur Säureneutralisation mit Basenpulver. Oft findet man damit das Auslangen und die Beschwerden verschwinden. Bei der Vorbeugung beurteilt man die Basenpulverwirkung nach dem Urin-pH-Wert (**Ziel 6,5–7,5** morgens). Bei Sodbrennen

gilt diese Regel nicht. Vielmehr muss eine 100 %ige Beschwerdefreiheit erreicht werden, egal wie viel Basenpulver man dazu benötigt und wie sich der Urin-pH-Wert entwickelt. 6 Teelöffel pro Tag sind in diesen Fällen keine Seltenheit. Das nennt man wie in der Chemie »Austitrieren«. Manche Patienten erleben dabei anfänglich eine paradoxe Reaktion. Sie nehmen Basenpulver und bekommen nach kurzer Besserung erneut und verstärkt Sodbrennen. Wie ist das zu erklären? Ganz einfach: Der Körper traut sich normalerweise nicht, so viel Säure in den Magen abzugeben, wie er zur Gewebsentsäuerung eigentlich müsste. Er hat die berechtigte Angst, die eigene »Innenauskleidung« von Magen und Speiseröhre durch zu viel Säure anzugreifen. So entschließt er sich zu einem Kompromiss und hält einen Teil der Säure auf Lager. Bekommt er plötzlich unerwartete Hilfe in Form von Basenpulver angeboten, ergreift er die einmalige Chance. Er wirft möglichst schnell und viel Säure in den Magen zur Entsorgung, ähnlich der Panik bei einem Börsencrash. Deshalb darf man sich von einer solchen kurzfristigen paradoxen Reaktion nicht irritieren lassen. Spätestens nach einigen Tagen muss sich die normale Reaktionsweise einspielen und auf Basenpulver eine Besserung eintreten.
Es gibt aber noch andere Antazida (Mittel zur Säureneutralisation), die Aluminium enthalten. Darunter befinden sich unter anderem auch gewisse Heilerden. Deren säurehemmende Wirkung ist zwar ausgezeichnet, das Aluminium jedoch problematisch. Ob es im Gehirn Alterungsprozesse fördert, kann derzeit nur vermutet werden. Sicher ist, dass die Oberflächenspannung des universellen Transportmediums Wassers erhöht wird. Das ist sehr schlecht! Dann funktioniert der Zellstoffwechsel nur noch schleppend, wie der Straßenverkehr, wenn die Ampeln auf »Rot« stehen. Deshalb ist das aus Kalzium, Kalium und Magnesium bestehende Basenpulver wertvoller und unschädlicher. Die Rezeptur finden Sie bei Dr. Rauch (55) oder in (74). Schulmedizinisch wird dieses nur bei Bagatellproblemen empfohlen. Bei ernsthaften Problemen gibt man in diesem Bereich lieber Mittel, die die Säure nicht neutralisieren, sondern deren Bildung von vornherein unterbinden. Das sind:

3. H_2-Blocker (Histamin-Typ-2-Rezeptor-Antagonisten). Man erkennt sie an der Endung des Wirkstoffnamens »-tidin« (z.B. Cimetidin, Ranitidin, Famotidin und andere). Sie hemmen 8 Stunden lang die Säurebildung im leeren Magen und sind deshalb vor allem bei nächtlichem Sodbrennen vor dem Schlafen günstig.

4. PPI (Protonen-Pumpen-Inhibitoren). Ihre Wirksubstanzen enden auf »-prazol« (z.B. Omeprazol, Lansoprazol, Pantoprazol und andere). Sie blockieren die nahrungsstimulierte Säurebildung, also vor allem am Tage und bei vollem Magen. Aus diesem Grunde und wegen der längeren Wirkdauer, bis 24 Stunden, werden sie morgens gegeben. Sie glätten natürlich durch »Zudrehen des Säureventils Magen« den Säure- und Basenspiegel in Blut, Gewebe und Urin. Die »**Fluten**« gibt es dann nicht mehr.

Die Dosierung von H_2-Blockern und PPI sollte so niedrig wie möglich gehalten werden, um die normalen Verhältnisse wiederherzustellen. Wenn jegliche Säurebildung im Magen unterdrückt wird, fällt neben der Eiweißvorverdauung auch die Säureschutzbarriere gegen Krankheitserreger in der Nahrung weg. So können von oben nach unten und in umgekehrter Richtung ungewünschte Bakterien den Magen passieren und besiedeln. Zersetzungsvorgänge in der Nahrung würden dadurch begünstigt. Außerdem sollen keine Zeichen einer ernsthafteren Erkrankung mit diesen Mitteln zugedeckt werden. Krebsvorsorgeuntersuchungen, wie die Magenspiegelung (auch mit Abtragung der Frühveränderungen der Speiseröhrenschleimhaut), der Stuhltest auf verstecktes Blut und manchmal die Operation, sind erforderlich. Dennoch läuft man auch mit diesen potenten Medikamenten der Krankheitsentwicklung hinterher. Viel Leid und Kosten können erspart werden, wenn wir zu einer vernünftigen Ernährungsweise zurückkehren. Die Behandlung nach Dr. F.X. Mayr, kombiniert mit Basenpulver in Frühstadien, weist uns hier den Weg.

Was kann ich konkret tun?

1. Unvoreingenommen prüfen, ob Beschwerden vorhanden sind, die auf eine behandlungspflichtige Erkrankung hindeuten (Magenschleimhaut- oder Speiseröhrenentzündung). Dann gibt es nur einen Weg: zum Arzt. Wenn dies nicht der Fall ist:
2. Die Säureausscheidung im Urin (morgens und Tagesprofil) sowie im Speichel (mit Messstreifen) selbst messen.

Wenn Punkt 1. oder/und 2. auf eine Übersäuerung hindeuten, sollte neben den eventuellen Medikamenten eine Ernährungsumstellung erfolgen. Der Unterschied zwischen »Nahrung« und »Ernährung« wird später besprochen. Ein wenig kann man durchaus auf basenüberschüssige Kost achten. Doch führt dies allein nicht zum erwünschten Erfolg. Man darf über dem Bestreben, basische Kost zu verzehren, im Idealfall 80 % der Gesamtmenge, andere wichtige Dinge nicht aus den Augen verlieren:

1. die Art und der Zeitpunkt der Nahrungsaufnahme zur Vermeidung der Zersetzung (Esskultur nach Mayr);
2. der gärungsfreudige Stärkeanteil (der gering sein soll, z.B. auch Kartoffeln);
3. die fäulnisprovozierende Unverträglichkeit der »Schutzstoffe« (Lektine) für die einzelnen Blutgruppen (z.B. auch Kartoffeln für die Gruppen A, B und 0);
4. maximal 2-mal täglich **rohes** Obst oder Salat **vor** der Mahlzeit, aber nicht am Abend (Gärungsgefahr!);
5. scheinbar übersäuernder Wein, der gesundheitlich wertvoll ist, aber oft wegen seiner »säurelockenden Wirkung« im Magen nicht so gut vertragen wird;
6. Kaffee begünstigt die Vermehrung des Helicobacters im Magen, während Wein und Bier ihn zurückdrängen (4).

So wertvoll basische Kost auch sein mag und so problematisch sie auch wieder ist (Beispiel Blutwurst oder Rohkost), es kommt nach Paracelsus auf die Menge an. Wenn es mit der Verdauungskraft unseres Darmes nun so bestellt sein sollte, dass die **theoretisch** notwendige Menge an basischer Nahrung nicht schadlos vertragen wird, muss ein »Kunstgriff« herhalten. Mit **Basenpulver** wird Magensäure weggefangen und so die eigenen Reserven geschont (auf Dauer bis zu 3-mal täglich 1 Teelöffel auf $^{1}/_{4}$ Liter Wasser, kurzfristig auch mehr, sofort nach dem Umrühren trinken, da es sich nicht löst und am Boden des Wasserglases absetzt). Ersatzweise sind auch Fertigpräparate geeignet, wie z.B. Bullrich Vital® Tabl. Auf keinen Fall dürfen Basenpräparate kurz vor, während oder nach den Mahlzeiten genommen werden. Sie stören sonst die Wirkung der Salzsäure im Magen und blockieren die Eiweißverdauung. Erst in gehörigem zeitlichen Abstand (2–5 Stunden nach dem Essen) haben sie einen Sinn. Dann fangen sie die überflüssige Salzsäure weg, ermöglichen die Öffnung des Magenausganges und füllen die erschöpften Basendepots (Pufferreserven) auf. Am wertvollsten ist die Einnahme vor dem Schlafengehen. Damit wird das Sodbrennen in der Nacht verhindert und das Organ mit dem höchsten Bedarf versorgt, die Leber, die nach Mitternacht am aktivsten ist. Eine Ausnahme gibt es auch hier: Wer zu Blasenentzündungen neigt, sollte nachts einen sauren Urin bilden und sein Basenpulver, wenn überhaupt nötig, morgens nehmen. Die

Krankheitserreger in der Blase fühlen sich in einem sauren Urin nicht wohl. Zusammenfassend können wir feststellen, dass schon unsere Großeltern richtig beobachtet hatten, wenn sie die segensreiche Wirkung von Soda (= »Natron« = ein Bestandteil im Basenpulver) lobten.

3.14 Wenn Frauen krank sind ...

Schmerzhafte Monatsblutung (Menstruation)

fehlende, unregelmäßige oder zu lange Menstruation

Unfruchtbarkeit

Wie im Kapitel 1.2 beschrieben, ist die Fortpflanzung die biologische Hauptaufgabe zur Erhaltung und Entwicklung (Evolution) der Art, in unserem Falle der Menschheit. Zumindest war es bislang so. Die Fortpflanzungsorgane und -funktionen der Frau und die Zeit der Schwangerschaft stehen deshalb unter einem besonderen biologischen Schutz. Unter schwierigen Bedingungen, wie Hunger, Leistungssport oder auch Selbstvergiftung aus dem Darm, hat die Schaffung neuen Lebens Vorrang vor dem der Mutter. Ihr Leben und ihre Gesundheit werden nur insoweit erhalten, als es der Evolution dient, der Empfängnis, Geburt und Aufzucht des Kindes. Wie schwer wiegend müssen die Schädigungen des mütterlichen Körpers schon sein, wenn die Natur zu Lasten dieser Funktionen einspart. Das Ausbleiben der Menstruation einige Jahre nach dem regulären Beginn, die »sekundäre Amenorrhoe«, ist oft eine solche Sparfolge.
Wenn durch Tonusverminderung des Darmes dieser schlaff und schwer bis ins kleine Becken herunterhängt, wird die zurzeit der Monatsblutung ohnehin empfindliche Gebärmutter zusätzlich gereizt. Der weibliche Körper opfert sogar seine Wirbelsäule, um diesen Druck der Eingeweide von den wichtigen Unterleibsorganen fern zu halten. Die daraus resultierende »Entenhaltung« wird in der Folge noch besprochen. Nur wenn alle Kompensationsmöglichkeiten erschöpft sind, trifft es Gebärmutter, Eierstöcke und deren Haltebänder. Schmerzen sind die Folge. Außerdem wirkt die Verschlackung des Blutes und der Lymphe auch auf die Muskulatur der Gebärmutter und ihrer Blutgefäße, die die innere Wundfläche nach Abbluten der Gebärmutterschleimhaut dann nicht schnell genug schließen können

(»Blutstillung«). Im Idealfall sollte der Abgang von Blut aus der Scheide nach 1 Tag beendet sein. Aus den erwähnten Gründen zieht sich die Menstruation bei vielen Frauen über 3 bis 5 Tage hin. Manchmal gibt es auch »Schmier- und Zwischenblutungen«, die ebenfalls nicht sein dürften.

Neben der Frage der mangelhaften Blutstillung wegen nachlassender Kraft dieser Muskulatur spielen auch die Hormone eine bedeutende Rolle. Deren Bildung wird bei Mangelernährung oder Verschlackung des Blutes gestört. Wie Dirigent und Orchester wirken die Hirnanhangsdrüse (Hypophyse) und die Eierstöcke (Ovarien) zusammen. Nur bei absoluter Harmonie kommt das gewünschte Resultat zustande. In diesem Fall ist das der Eisprung, die Befruchtung und das Einnisten des befruchteten Eies in die Gebärmutterschleimhaut. Natürlich spielt auch noch die Qualität des männlichen Samens eine Rolle, um die es heute auch nicht mehr zum Besten bestellt ist. Wenn auch nur einer dieser Schritte nicht optimal und zeitgerecht erfolgt, wird das Ziel nicht erreicht. Die vom kranken Darm ausgehenden Störfolgen können also auf verschiedenen Ebenen wirksam werden. Ihre Beseitigung durch Darmsanierung kann wahre »Wunder« wirken.

Dr. F.X. Mayr formulierte das heutige »Hochtechnologie-Unternehmen« **Schwangerschaft** aus seiner natürlichen Sicht treffend (39):

»Ist die werdende Mutter ganz gesund, hat sie vor allem eine vollkommen normale Verdauung, so ist trotz der Schwangerschaft ... die Vorwölbung des Leibes eine so geringe, dass es den Trägerinnen oft gelingt, ihren Zustand zu verbergen. Groß wird der Bauch durch die Schwangerschaft und eine übermäßige Dehnung und Vorwölbung tritt nur ein, wenn die geblähten oder kotgefüllten Gedärme schon die genannten Vergrößerungsmöglichkeiten des Bauchraumes für sich in Anspruch genommen haben ... Weil sich die hochgradigen Entstellungen der Gestalt, wie wir sie so vielfach bei Schwangeren sehen, wie ... Schwangerschaftsnarben, Nabel- und andere Brüche, die Krampfadern, die »Kindbettfüße« leicht vermeiden oder wenigstens sehr beschränken lassen, wenn man rechtzeitig für eine Bekämpfung der Verdauungsstörungen sorgt, ganz abgesehen davon, dass es für die Entwicklung ... der Körperfrucht im Mutterleibe ganz und gar nicht gleichgültig ist, ob aus den Verdauungsorganen, weil sie normal funktionieren, nur gute, oder ob reichlich **jauchige Substanzen** ins Blut der Mutter und von ihm ins Blut des werdenden Erdenbürgers übergehen.

Ebenso wenig wie ein Baum, der aus sumpfiger Erde seine Säfte bilden muss, die bestmöglichen Früchte zur Reife bringen kann, ebenso wenig kann eine Mutter, in deren Gedärmen es gärt und fault, die wohl entwickelten Kinder erziehen, die ihr beschieden wären, wenn ihre Säftebildung eine normale wäre.«

Auch die Säuglingszeit verläuft nach seinen Erfahrungen harmonischer:

»Was nun ... die Sorge anlangt, die die Kleinkinderstube mit sich bringt, so sind sie um so geringer, je gesünder die Eltern sind; denn solche Eltern haben gesunde Kinder ... sie schlafen den größten Teil des Tages und der Nacht und nehmen ihre Mutter nur 4- bis 6-mal in 24 Stunden durch eine Viertelstunde in Anspruch zwecks Fütterung und Reinigung."

Dr. F.X. Mayr macht zukünftigen Müttern Mut mit seiner Erfahrung:

»Gesunde Frauen nun fühlen sich nie wohler, als wenn sie guter Hoffnung sind, wie der schöne alte Ausdruck lautet, und die Schmerzen und Gefahren der Entbindung sind für sie so klein und so kurz dauernd, dass die braven Bauersfrauen meiner Heimat zu sagen pflegen, für eine Schale guten Kaffees wären sie gerne bereit, täglich zu entbinden.«

»Ausfluss« als Notventil

Wie andere noch zu besprechende »Notventile« wird auch die normale Schleimbildung der Scheide bei Überlastung der Ausscheidungsorgane zur Giftausleitung missbraucht. Eine größere Menge übel riechender, ätzender Schleim kann in Extremfällen abgesondert werden. Diese Störung des Terrains ermöglicht dann den verschiedensten Bakterien und Pilzen immer wieder, die Scheide und, von dort weiter aufsteigend, die Gebärmutter, Eileiter und die Umgebung (»Adnexitis«) zu infizieren. Sicher kommt ein Teil dieser Krankheitserreger auch auf dem Blutweg, aber ohne Störung des Terrains könnten sie sich dort nicht ansiedeln. Eine intakte Abwehr bei gesunden »Säften« – durch einen gesunden Darm – ist die billigste und dauerhafte Lösung auch dieser Probleme.

3.15 Wenn wir allergisch reagieren ...

Diese Erkrankungen sind durch einen Blick in den Mund deutlich zu erkennen, unter anderem am Zahnfleisch. Als Spiegelbild des Gewebszustandes schlechthin sind Zahnfleischerkrankungen ein dankbares Gebiet für eine Therapie nach Dr. F.X. Mayr. **Allergie** heißt »unnormale Reaktion« auf äußere Reize, in diesem Zusammenhang als **übersteigerte** Reaktion gemeint. Die Auseinandersetzung unseres Körpers mit der Umwelt geschieht an allen »Grenzflächen«:

- Haut (Chemikalien, Tierhaare, Pflanzen)
- Atemwege (Luftverunreinigungen durch Abgase, Blütenpollen, Hausstaubmilben)
- Darm (Nahrungsmittelinhaltsstoffe, wie Lektine oder Gluten, Darmpilze)

Die innere Oberfläche des Darmes ergibt, glatt ausgebreitet, die Fläche eines Tennisplatzes. Der Kontakt mit dem Darminhalt ist also sehr intensiv. Deshalb sind auch 70 % unseres Immunsystems im Darm lokalisiert. Dieses braucht nach der Geburt 1 Jahr Zeit zum Reifen. In diesen ersten 12 Lebensmonaten ist deshalb eine Tiermilch mit Fremdeiweißen wie Kuhmilch keine geeignete Nahrung. Im Zusammenspiel mit anderen Faktoren, die in der folgenden Grafik teilweise dargestellt werden, kann sich eine Nahrungsmittelallergie entwickeln.

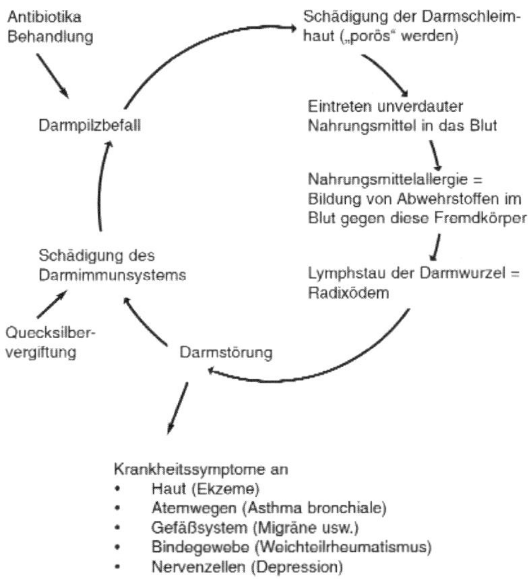

Ist dieser Kreislauf mit einer »Initialzündung« erst einmal in Gang gekommen, schaukelt er sich immer weiter auf und trotzt auch intensiven Behandlungen. Dieser erste Anstoß, der den Stein ins Rollen bringt, kann die Kuhmilch beim Säugling, das Quecksilber in den Zahnfüllungen des Schulkindes oder eine Antibiotikabehandlung sein. Die Basis ist jedoch meist eine Überforderung des Darmes durch die 5 Kardinalfehler nach Dr. F.X. Mayr (siehe 3.13). Meist wirken mehrere Faktoren ursächlich zusammen und eine dauerhafte Besserung oder gar Heilung erfordert die Behandlung des gesamten Mosaiks der Krankheitsursachen:

- **Meiden der Hauptallergene** wie Kuhmilcheiweiß (Topfen/Quark, Käse), Hühnerei-Eiweiß (nicht Dotter), Weizen. Im Einzelfall kommt noch eine Vielzahl anderer Nahrungsmittel als Allergie-Auslöser in Betracht. Die Testung mit verschiedenen Methoden ist nicht oft zuverlässig. Antikörper im Blut weisen ebenfalls auf unerkannte Nahrungsmittelallergien hin. Bioenergetische Testverfahren, wie z.B. die »angewandte Kinesiologie« (11) und andere (65, 69), sind bei aller gebotenen Vorsicht wertvolle Hilfen. Die **Zöliakie** ist eine Überempfindlichkeit des Dünndarms gegen **Gluten**, das Klebeeiweiß in Weizen, Dinkel, Hafer, Roggen, Gerste/Bier. Es gibt eine Besonderheit bei erworbenen Nahrungsmittelallergien im Unterschied zu den angeborenen (z.B. Erdbeeren) oder bei der Zöliakie:

Manche erworbene Nahrungsmittelallergien laufen verzögert ab. Dadurch ist es sehr schwer, festzustellen, auf welches bestimmte Nahrungsmittel man reagiert, auch werden Beschwerden wie Depression, Migräne oder Weichteilrheumatismus nicht direkt mit Allergien in Verbindung gebracht. Viele Patienten haben eine jahrelange diagnostische Irrfahrt hinter sich. Hier hilft nur das vorübergehende völlige Meiden, auch kleinster Mengen (**Eliminationsdiät**). Später, abhängig vom Erfolg, reicht dann das zeitweilige Meiden (**Rotationsdiät** = nur maximal jeden 4. Tag das betreffende Nahrungsmittel essen).

- **Hinweis für Patienten:** Nicht zu verwechseln ist die **Allergie** (Überempfindlichkeit) mit einer **Intoleranz** (Unverträglichkeit in Form von Blähungen, Schmerzen, Durchfällen und deshalb Mangelernährung). Letztere klingt nie ab, weil in bestimmten Bevölkerungsgruppen (Japaner, Afrikaner, aber auch bei uns!) durch Ernährungsgewohnheiten über Jahrtausende die Erbanlagen verändert wurden. Diesen Menschen fehlen dann bestimmte

Enzyme (Verdauungssäfte), um **Gluten, Milchzucker** (Lactose) oder **Fruchtzucker** (Fructose) zu verarbeiten. Eine Reizung des Darmes bis hin zur Entzündung mit Durchfällen und eine Störung der normalen Besiedelung mit Darmbakterien ist die Folge. Deshalb müssen die davon betroffenen Patienten lebenslang diese Stoffe meiden, was nicht einfach ist. Vorher sollte aber eine Untersuchung (H_2-Atemtest, Stuhluntersuchung, Dünndarmbiopsie) beim Facharzt erfolgen. **Selbsthilfegruppen** können den Weg weisen. (Zöliakie: Österr. AG Zöliakie, Tel. 01/667 1 887, Fructose: Martin Resch, Salzburg Tel. 0662/856653).

Woran erkenne ich krankhaften Darmpilzbefall?
Heißhunger auf Süßes,
Blähungen,
breiiger, klebriger Stuhlgang,
Afterjucken

Bekämpfung der Darmverpilzung durch:
Reduktion der Kohlenhydrate, der bevorzugten Pilznahrung,
Reduktion säurehältiger Kost, vor allem von Zitrusfrüchten,
Anregung der körpereigenen Abwehr gegen Pilze, z.B. durch SANUM-Präparate, die nach dem Befund der **Dunkelfeldmikroskopie** nach Prof. Enderlein ausgewählt werden (76) oder durch andere homöopathische Mittel und Spurenelemente (74).

Das Abtöten der Pilze mit diversen Antipilzmitteln hat nur einen kurzfristigen Effekt. Die Terrainsanierung des Darmes, das »Trockenlegen der sumpfigen Wiese«, bringt wieder eine gesunde Darmflora (Bakterienbesiedelung) hervor, die den Pilzen keinen Platz lassen (74).

Schwermetallausleitung

Die Blockade zahlreicher Stoffwechselprozesse und damit Reduktion unserer Abwehr ist der Preis für die Umweltverschmutzung. Neben Blei, als Altlast aus den Autoabgasen und alten Trinkwasserrohren, ist es vor allem **Quecksilber** (Hg) aus:

1. Zahnfüllungen (Amalgam)
2. Krematorien (die das Amalgam unserer Verstorbenen in die Luft blasen)
3. Fischen aus dem Nordatlantik (wo quecksilberhaltige Abwässer eingeleitet werden)

Je nach Intensität der Beschwerden und ursächlichem Zusammenhang, der im Einzelfall schwer beweisbar ist, sollten

1. vorhandene **Amalgamfüllungen** der Zähne entfernt werden. Das ist ein heikles Thema, weil bei schlechter Zahnsubstanz durch die Manipulation am Zahn dieser verloren gehen kann. Der Preis einer Verschlechterung der Kaufunktion ist wohl nur in den seltensten Fällen gerechtfertigt. Weiterhin wird durch das Herausbohren des Amalgams massiv Quecksilber freigesetzt und der Schaden vorerst noch vergrößert. Das finanzielle Problem der nachfolgenden Zahnfüllung (Gold, Porzellan und andere) und die Verträglichkeit neuer Kunststoffe sollen hier nur angedeutet werden. Deshalb ist als erste, begleitende oder auch alleinige Maßnahme die
2. **Quecksilberausleitung** sinnvoll. Diese erfolgt mit Chelatbildnern (chemische Stoffe, die die Schwermetalldepots im Körper entleeren (wie Dimaval® oder EDTA), Vitamin C und Zink (47), pflanzlichen Stoffen, wie Chlorella-Algen, die »quecksilbersüchtig« sind und dieses mit dem Stuhl hinausnehmen, oder Koreander-Tinktur, welche die Hg-Depots im Gehirn entleert. So kann der Körper entlastet werden und sich regenerieren. Oft kann man es schon allein bei dieser Maßnahme belassen ohne den Zahnarzt zu bemühen. Ob überhaupt eine behandlungsbedürftige Quecksilberbelastung (*Vergiftung*, nicht Allergie!) vorliegt, kann mit dem Dimaval-Test nach Prof. Daunderer (8), Haaranalysen und bioenergetischen Verfahren (11) geprüft werden. Nur von sehr erfahrenen Ärzten sollten zu diesem Zweck:
3. Homöopathische Mittel angewendet werden (74). Insbesondere das Quecksilber selber (Mercurius), vor allem in der Hochpotenz, kann zu schnell zu viel Quecksilber mobilisieren, sodass der Körper mit der Ausscheidung nicht nachkommt. Es lagert sich dann möglicherweise in anderen noch wichtigeren Organen ab und der Schaden ist größer als der Nutzen.

Auf gar keinen Fall dürfen diese Maßnahmen (1.–3.) in zeitlichem Zusammenhang mit einer Behandlung nach Dr. F.X. Mayr, speziell Fasten, erfolgen. Eine Überforderung der Ausscheidungskapazität mit Verschiebung des mobilisierten Quecksilbers in wichtigere Organe wäre sehr wahrscheinlich. In ausreichendem Abstand nach der Kur (mindestens 6 Wochen) und im Kontext mit den anderen Maßnahmen gegen Allergien und Pilze kann die Beseitigung von Schwermetallbelastungen eine wesentliche Hilfe sein.

3.16 Wenn wir gesund alt werden möchten ...

Es gibt bestimmte Gene, die bei 100-Jährigen überdurchschnittlich häufig vorkommen (z.B. das Gen für Apo E2, welches die Blutfette beeinflusst, oder das Enzym »Telomerase«, welches die Zellen praktisch unsterblich macht (17)). Nun kann man Gene (noch) nicht ändern, die Lebensweise schon. Von Tieren ist bekannt, dass sie länger leben, wenn sie sehr kalorienarm ernährt werden. Dies führt zur Verlangsamung des Stoffwechsels, wodurch weniger **freie Radikale** entstehen: »Weniger Treibstoff, weniger Schadstoffe« (22). Die wechselwarmen Tiere wie Schildkröten und Krokodile werden erstaunlich alt. Mir ist mal eine Schildkröte im Garten entlaufen, obwohl ich sie kaum aus den Augen ließ. Man kommt offensichtlich auch langsam an sein Ziel. Schon Goethe warnte vor einem »Gott der Geschwindigkeit«, den er »Velozifer« nannte (von velocitas = Geschwindigkeit und Luzifer). Der Salzburger (alternative Nobelpreisträger) Leopold Kohr predigte schon die »menschenfreundliche Langsamkeit«. Vorwärts zur Bescheidung und Kleinheit, ohne die können wir uns Langsamkeit nicht leisten. Das Gleiche fordert der Klagenfurter Philosophie-Professor Peter Heintel mit seinem nützlichen »Verein für Zeit-Verlangsamung«. Also einfach langsamer leben, nicht so schnell »ausbrennen« (»Presse« 24. 1. 98). Das trifft den Nagel auf den Kopf.
Eine über die biologisch zur Aufzucht der Nachkommen hinausgehende Lebenserwartung ist für die Evolution (Entwicklung der Art) nur eine »Zugabe« (50). Das muss uns aber nicht daran hindern, ein wenig an dieser Schraube zu drehen.

4 Gefahren durch das Fasten

Generell ist Fasten als ursächliche Behandlung bei chronischen Krankheiten mit schleichendem Beginn und langwierigem Verlauf vorteilhaft. Bei akuten Erkrankungen, die durch plötzlichen Beginn mit starken Beschwerden und oft auch Fieber geprägt sind, hat der Körper meist nicht die Kraft zur Reaktion auf die zusätzliche Herausforderung. Solche Situationen können durch Fasten eskalieren, wodurch es zu einer Gefährdung des Patienten kommen kann. Dazu gehören:

- **Psychiatrische Erkrankungen**

Die Störung der Stoffwechselbalance könnte Krisen provozieren.
Eine häufige Erkrankung mit grundloser Traurigkeit, Schwarzsehen des Lebens und Antriebsmangel (man kommt morgens nicht aus dem Bett und bewältigt auch kleine Arbeiten im Haushalt kaum) ist die »*endogene* Depression«. Die Ursache sei »endogen«, das bedeutet so viel wie: es gibt eine »innere« Ursache, aber man kennt sie nicht. Der Name ist schon treffend gewählt. Eine *Teil*ursache ist die Überschwemmung der Hirnzellen mit Darmgiften. Eine Verminderung derselben durch eine Darmsanierung kann somit auf keinen Fall schaden. Das beweist auch die Praxis, in der es bei einer individuell richtigen Behandlung nach Dr. F.X. Mayr (milde Kostform, nicht Fasten) zu einer Stimmungsaufhellung kommt. Diese hält naturgemäß nur so lange an, wie die Stoffwechselsituation nicht durch Rückfall in die alten Ernährungsgewohnheiten wieder umkippt.

Schilddrüsenüberfunktion

- **Fixierte Angst vor dem Verhungern**

Bei fehlendem Verständnis für die Zusammenhänge könnte der Patient vom Fasten ins »Hungern« abgleiten mit allen negativen Begleiterscheinungen.

- **Aktive Tuberkulose**

Bei schwersten Infektionskrankheiten benötigt der Mensch im Moment die ganze Kraft zum Überleben. In dieser Situation sind »Grundsatzsanierungen« fehl am Platze.

- **Bösartige Erkrankungen (Malignome)**

Man spricht beim Krebs auch von »konsumierenden« Erkrankungen, weil der rasch wachsende Tumor (= Geschwulst) die Nährstoffe an sich reißt und den Körper auszehrt. Der erste Gedanke ist, dem Körper möglichst viel Nahrung zuzuführen, damit er diese missliche Situation lange durchhält. Leider ist er falsch. Vielmehr mästet man dadurch nur den Krebs. Außerdem schädigt man so durch Selbstvergiftung aus dem überforderten Darm die Immunabwehr, die den Krebs ja in Schach halten soll. In diesem Sinne sind auch günstige Ergebnisse mit Verlängerung der Überlebenszeit und Besserung des Befindens durch leicht verdauliche, knapp bemessene Diäten zu verstehen:

1. **Milde Ableitungsdiät** nach Dr. Rauch (59), wird später erklärt
2. **Bissendiät** nach Busse-Grawitz (55)
3. **Salzborn-Diät** (50)

Die beiden letzten Diäten beruhen auf einer Aufteilung der gesamten Tagesmenge auf viele *kleinste* Portionen, z.B. jede Stunde 2 Bissen. Diese entsprechen dem Essverhalten unserer Vorfahren, die in paradiesischen Zeiten immer beim »kleinen Hunger« diesen gerade stillten und **nicht auf Vorrat essen** mussten. So ist die Nahrung eigentlich am besten bekömmlich und es gibt weniger Zersetzungsvorgänge. Das Immunsystem erholt sich und der Krebs wächst langsamer. Somit wird Zeit gewonnen, damit andere Behandlungen greifen können. Letztlich ist es ja doch meist ein Wettlauf zwischen unserem therapeutischen Bemühen und der ungezügelten Aggressivität der Krebszellen. Deswegen ist es wichtig, wenn unsere Abwehr einen Vorsprung erhält. Dieses Ernährungssystem gilt nicht nur bei den schweren Erkrankungen. Generell kann man davon gesundheitlich profitieren. Leider missverstehen viele Menschen (un)bewusst das Wort »klein« und essen dann mehrere »mittlere« Mahlzeiten, mit gegenteiligem Effekt. Aber dazu später mehr.

5 Psychische Effekte beim Fasten

Mit dem Übergang zum Leben aus den »inneren Reserven« kehrt sich auch die Aufmerksamkeit nach innen. Weg vom Trubel der Welt, **Rückzug in die innere Emigration**. Telefon und Handy stören diesen inneren Frieden. Wer es sich leisten kann, sollte sich diese beglückende Zeit der inneren Einkehr und Kreativität gönnen durch »Abschalten« im doppelten Sinn.
Auch psychische Kurkrisen sind möglich und oft sinnvoll. Leider überdecken wir in unserer Spaß- und Wohlfühlgesellschaft manche Dinge, die uns bedrücken. Ablenkung bieten uns die Medien genug. Damit sind unsere psychischen, moralischen oder familiären Probleme aber nicht aus der Welt. Wie die Stoffwechselschlacken kann der Körper auch die nichtmateriellen Lasten, die uns drücken, lange Zeit speichern. Irgendwann müssen wir uns aber auch deren Aufarbeitung stellen, wenn nicht körperliches Leid die Folge sein soll. Wann ist das leichter als in einer Fasten-Kur, einer »Auszeit« im Leben? Danach geht es mit neuem Elan weiter. Schon im letzten Kurdrittel spüren viele Fastende nicht nur die körperliche Erleichterung und Befreiung, sondern auch die Fasten-**Euphorie**. Durch bessere Sauerstoffversorgung und Entgiftung des Gehirns sowie fastenbedingte Hormonum-

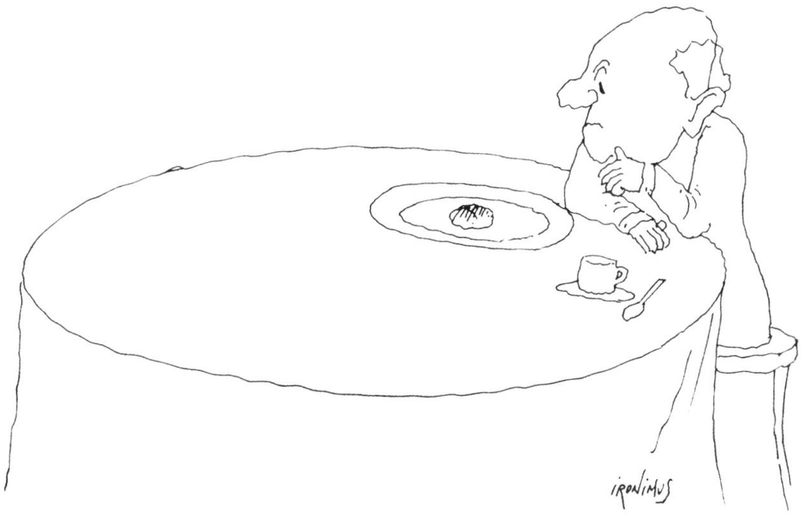

stellung steigen die **Endorphine** an. Das sind unsere »Glückshormone«. Der Name kommt von »endo« – innen oder eigene – und »Morphine« – den Rauschmitteln verwandt. Einen gewissen Spiegel dieser Informationsüberträger brauchen wir, um schmerzfrei, leistungsfähig und glücklich zu sein. Diese Botenstoffe im Gehirn bewirken beim Fasten genauso wie beim Ausdauersport trotz gelegentlicher »Schinderei« das »Hochgefühl« (»running high«).

6 Fastenkrisen als notwendiges »Fegefeuer«

Der Begriff ist treffend gewählt, bedeutet er doch die Vermeidbarkeit durch eigenes Handeln. Im Unterschied zum geistigen Leben gibt es bei jahrelangen Ernährungsfehlern und wiederholter **Unterdrückung von Fieber** (als Heilkrise) mit Medikamenten nur als letzten Ausweg noch die **Krise**. Veränderungen, auch Heilung, können langsam, kontinuierlich oder plötzlich und dramatisch verlaufen. Letztere Form ist die Krise. Wir sollten froh sein, wenn unser Körper noch zu einer solchen Reaktion, zu einem letzten Aufbäumen in der Lage ist. Wenn er sich erst widerstandslos in sein Schicksal ergeben hat, gleitet er unaufhaltsam auf der schiefen Ebene bergab, hin zu chronischer Krankheit und Tod. Diesen Punkt, an dem es kein Zurück mehr gibt, auch keine Heilkrise mehr, bezeichnete Dr. Reckeweg (61) als »biologischen Schnitt«. Unsere Therapie nach Dr. F.X. Mayr, auch als Fasten möglich, hat nur vorher Sinn. Die folgende Darstellung zeigt uns den Weg des langsamen Abgleitens aus der Gesundheit über die Phase des **krankhaften Zuviel** ins **krankhafte Zuwenig**, die Erschöpfung. Der Rückweg zur Gesundheit kann nicht der kürzeste Weg (unterbrochene Linie) sein. Er muss auf dem Hinweg in entgegengesetzter Richtung erfolgen. Dabei werden alle Wegstationen passiert, die wir schon einmal im Leben als Krankheit durchlaufen haben. Wie bei einem Film, der im Schnelldurchgang rückwärts gespult wird, erleben wir diese Krankheiten als kurzes Aufflackern noch einmal, wegen des schnellen Verlaufs als Krise. Das wurde von Reckeweg (61) als »regressive Vikariation« bezeichnet. Den Begriff brauchen wir uns nicht zu merken, aber verstehen sollen wir diesen Zusammenhang. Ihr begleitender Arzt in der kausalen (ursachenbezogenen) Therapie nach Dr. F.X. Mayr muss Ihnen dieses verständlich machen:

Seien Sie froh, dass es Ihnen in der Kur schlechter geht, denn das ist ein Zeichen, dass es Ihnen besser geht!

Die kausale Therapie nach Dr. F.X. Mayr setzt in diesem Bild am Tiefpunkt der Kurve an, um eine »Trendumkehr«, eine Rettung vor dem endgültigen Absturz, einzuleiten – falls es noch nicht zu spät ist. Wegen der großen Bedeutung für das Gesamtverständnis der Therapie nach Dr. F.X. Mayr wird diese Kurve in dem Kapitel (8.7) »Tonuslehre« noch einmal ausführlicher besprochen.

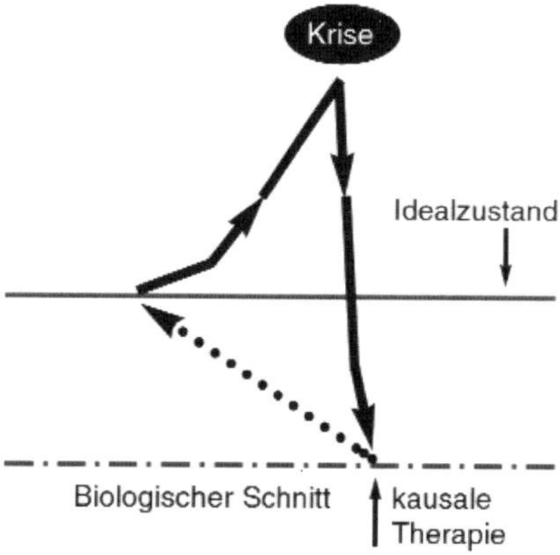

Die **Chronobiologie** beschreibt betreffs Gesundheit, Leistungsfähigkeit und Krankheit die zeitlichen Verläufe und Abhängigkeiten von Tages- und Jahreszeit. Unter Bezug auf diese Zeitverläufe und auf die Ursachen unterscheiden wir folgende **Kurreaktionen** oder -krisen:

6.1 Anfangsreaktionen – Aller Anfang ist schwer

»Rückvergiftung«

Ohne Energiezufuhr von außen muss der Körper beim Fasten auf seine Speicher, vor allem das Fettgewebe, zurückgreifen. Die darin deponierten Gifte gelangen ins Blut und überschwemmen alle Zellen, Gewebe und Organe. Vor allem das Gehirn reagiert darauf sehr erbost. Misslaunigkeit insbesondere am ersten Tag ist fast die Regel. Übelkeit bis zum Erbrechen sind seltener und klingen auch ohne Medikamente meist am Folgetag ab.
Bevor die Fettreserven angegriffen werden, gibt es noch woanders was zu holen. Beim Ausfall der ersten Mahlzeit, denn so konkret beginnt ja eine Mayr-Kur, schaut unser Körper im Darm nach, ob sich da nicht irgendein Rest befindet. Mit Sicherheit wird er da fündig:
In den Nischen zwischen den Dünndarmzotten und den Dickdarmbuchten finden sich mehr als reichlich in Zersetzung begriffene, nur teilweise verdaute Nahrungsreste. Diese haften oft der Darmwand

an. Sie stammen nicht nur von der letzten übergroßen, zu hastig oder zu müde heruntergeschlungenen Mahlzeit. Monate- und jahrelang können sie dort schlummern, bis sie aus ihrem »Dornröschenschlaf« geweckt werden. Aber keine Prinzessin ersteht wieder auf, sondern übel riechende, jauchige, hochgiftige Stoffe werden ins Blut aufgenommen. Jeder, der schon einmal gefastet hat, kennt das damit verbundene Gefühl und den infernalischen Gestank aus der Toilettenschüssel. Soll man, um dies zu vermeiden, diesen Unrat etwa im Körper belassen? Nein, da muss man durch! Hinterher fühlt man sich im wahrsten Sinne des Wortes »erleichtert«.

Entzug von stimulierenden Genussmitteln

Wenn das gewohnte Quantum an Kaffee, Tee und Kakao mit ihren anregenden Stoffen, Coffein, Tein, Theobromin und der Alkohol plötzlich fehlen, »fallen wir in ein Loch«. Da reagieren wir nicht anders als jeder Süchtige. Typisch sind dafür **Kopfschmerzen**. Wer gleich noch das Rauchen einstellt, klärt alle Probleme »in einem Aufwasch«. Mehr als elend kann es einem nicht gehen und dann hat man es geschafft. Natürlich darf man nach der Kur wieder kleine Mengen dieser Stimulanzien genießen. Es geht lediglich um die Menge! Nie ist es leichter, mit dem Rauchen aufzuhören, als in einer Fastenkur. Wenn man das geschafft hat, sollte man dabei bleiben. Das hat schon Nietzsche erkannt: »Es ist leichter, auf alles zu verzichten, als auf einen Teil.«

Umstellung der hormonellen Regulation

Um einen Blutzuckerabfall zu verhindern, muss die Zuckerbildung aus Eiweiß beginnen. Das Hormon Insulin wird gedrosselt und die Gegenspieler Wachstumshormon (STH) und Glukagon vermehrt gebildet. Diese benutzen aber für die Blutzuckerbildung nicht wertvolles Muskeleiweiß, sondern das als Schlacken in den Wänden der Adern und im Bindegewebe (Gelenke, Haut ...) abgelagerte. Die Zwischenlager können endlich entleert werden und auch andere »giftige« Stoffe werden dabei herausgelöst. Diese weitere Quelle für eine »Rückvergiftung« bleibt nicht ohne Folgen für unser momentanes Befinden. Bei erstmaliger Inanspruchname funktioniert dieses Sys-

tem nicht gleich reibungslos, es kommt zu einer »Unterzuckerung«. Diese »Reibungsverluste« machen sich auch durch Müdigkeit, Trägheit und mürrische Stimmung bemerkbar.
Im späteren Kurverlauf kann es wiederholt zu diesen Rückvergiftungskrisen kommen, wenn wir zusätzliche Überforderungen an unsere Ausscheidungsorgane stellen, wie Sport, Sauna, zu viele Massagen, psychische Erregung oder Schlafmangel. Dann stammen die zu schnell mobilisierten Giftstoffe aber überwiegend aus dem Fettgewebe, welches mit zunehmender Kurdauer zum Hauptenergielieferanten wird. Unsere Ausscheidungsorgane Lunge, Darm, Haut und Nieren haben nur eine, individuell sehr unterschiedliche Leistungsfähigkeit. Wenn diese überschritten wird und unsere »innerbetriebliche Ausgleichsfähigkeit« ausgereizt ist, wie bei einem Verkehrskollaps, stauen sich die Gifte – wir »leiden«. Das muss nicht sein, indem man bei der Kurdurchführung der Individualität des Patienten Rechnung trägt nach dem Motto: »Weniger ist oft mehr.«

Erste Hilfe bei Kurkrisen durch Rückvergiftung:

- **Bettruhe** (um nicht noch mehr Gifte zu mobilisieren);
- **Trinken** von 2–4 Liter Wasser ohne Kohlensäure, je nach Körpergewicht, um die Gifte zu verdünnen und die Ausscheidung über die Niere zu erleichtern;
- **Basenpulver**, um die Säuren zu neutralisieren und die Magenentleerung zu fördern. Je nach Befinden kommt auch die Kombination mit 1 Teelöffel »Schwedenbitter«, Kreislauftropfen und »Karmol« (ätherische Öle) als Krisenmischung nach Dr. Rauch zur Anwendung.
- **Abführen** (zur Giftausscheidung über den Darm) mittels **Bitterwasser**, wenn erfolglos: **Einlauf** oder in seltenen Fällen bei hartnäckiger Verstopfung nur einmalig **Colonhydrotherapie**, möglichst am 1. Tag (74).
- **Bauchbehandlung** (durch den Arzt, um den Darm anzuregen oder Verkrampfungen zu lösen, die Blut- und Lymphzirkulation zu verbessern).

Einen Eingriff in die körpereigene Regulation und damit Störung des »inneren Arztes« stellen pflanzliche Präparate dar, wie Bitterstoffe für Leber, Galle und Magen, Kreislauftropfen bei Blutdruckabfall und Schwindel, die »Krisenmischung« und andere. Zumindest sind sie an sich unschädlich und dann als Hilfsmittel sinnvoll, wenn die »indivi-

duelle Tragfähigkeit« für die Beschwerden bei einer Kurkrise überschritten wird.
Einer ärztlichen Verordnung bedarf es, wenn bei schwersten Migräne-Anfällen oder anderen Krisen, die den Patienten trotz intensivster ärztlicher Begleitung zum Abbrechen der Kur veranlassen würden, im Ausnahmefall als Medikament ein kleiner echter Espresso genehmigt wird. Dieser ist aber nicht mit Filterkaffee, löslichem oder türkischem Kaffee zu verwechseln, denn das sind Coffein-Peitschen. Aus einer echten italienischen Espresso-Maschine, mit Überdruck-Manometer bis 15 Torr, kommt nur wenig Coffein, weil das Wasser unter hohem Druck schnell hindurchgepresst wird.

6.2 Provokationsreaktionen – Musste ich mir das antun?

Wenn der naturheilkundlich tätige Arzt dem Patienten gegenüber von »Störherden« spricht, trifft dieser oft auf Unverständnis. »Beherdete« Zähne, Mandeln, Nasen- und Nebenhöhlen, Ohren, Unterleibsorgane bei Mann (Vorsteherdrüse) und Frau, »Blinddarm« und der Darm als Ganzes, Narben und andere müssen nicht wehtun, um zu stören (74). Bei entzündlichen rheumatischen Erkrankungen haben viele Ärzte schon vor 50 Jahren versucht, »Radikalsanierungen« durchzuführen, jedoch mit nur geringer Erfolgsquote. Das Problem lag und liegt darin, dass diese Organe stören können, aber nicht müssen. Doch erst heute kann dies vage beurteilt werden (11, 34, 62, 69, 74, 76). Ob eine früher dort abgelaufene, unterschwellige oder unerkannte Entzündung Fernstörungen hervorruft, hängt hauptsächlich von der Widerstandsfähigkeit des Körpers ab. Krankheiten wie Herzrhythmusstörungen, Migräne, Ohrensausen oder andere können dadurch mitbedingt sein. In der Kur fluten weniger Stoffwechselgifte an. Dadurch wird das Immunsystem entlastet und die Durchblutung verbessert. So bekommen die »Gesundungskräfte« die Überhand. Vorher bestand über viele Jahre eine »Patt-Situation« vergleichbar einem Remis beim Schach. Es geht weder vor- noch rückwärts. Die Abwehrzellen schließen mit den Bakterien eine Art Waffenstillstand. Nun werden unsere Abwehrzellen plötzlich gestärkt und halten sich natürlich nicht mehr an das Abkommen, sie greifen unvermittelt an. Wenn das keine Provokation ist! Wir sind unseren Abwehrzellen für diesen Wortbruch natürlich dankbar, liegt uns doch die eigene Gesundheit weit mehr am Herzen als das Wohlergehen der Krankheitserreger. Diese wehren sich erbittert und das Schlachtgetümmel spüren wir als Krise. Dann dürfen wir unseren Abwehrzellen nicht in den Rücken fallen, indem wir die Krise als Verschlechterung missverstehen und wieder mehr essen. Damit entwaffnen wir unsere Abwehrzellen. In dieser kritischen Situation muss der Arzt aufgrund seines Wissens und seiner Erfahrung abwägen, wieweit er den Patienten mit dieser Heilkrise führen kann, ohne ihn zu gefährden. Das ist nicht einfach, weil der Grat sehr schmal ist, auf dem wir dabei wandeln. Außerdem muss er seine Überzeugung, die er hoffentlich hat, auf den Patienten übertragen, ihn motivieren. Ohne Risiko gibt es keinen Erfolg. Ist es gut durchgestanden, ohne Abbruch der Fasten-Kur und ohne Antibiotika, nimmt der Patient einen großen gesundheitlichen Gewinn mit nach Hause. Nur muss das Risiko kalkulierbar sein und als »Sicherungsnetz« die Klinik mit allen technischen Möglichkeiten der modernen Medizin im Hintergrund bereitstehen.

6.3 Defizitreaktionen – Ist die Kur schuld am Mineralstoffmangel?

Wie der Name sagt, fehlt etwas. Fast immer sind das Vitamine, nur deren Mangel spürt man nicht so deutlich wie den der Mineralstoffe. Meist fehlt schon lange vor der Kur Magnesium. Durch die Darmberieselung mit Bitterwasser in der Mayr-Kur werden zusätzlich mit dem Darmsaft Kalium und Magnesium ausgeschieden. Dadurch werden die schon vorher bestehenden Mängel noch verschärft und sehr unangenehme **Muskelkrämpfe** können die Folge sein. Diese werden von den Patienten sehr häufig für Ischias-Beschwerden gehalten. Doch meist handelt es sich hierbei um eine Fehldiagnose. Typisch für diese Muskelkrämpfe sind:
Schmerzen, die vom unteren Rücken über das Gesäß in *beide* Beine (Rückseite der Oberschenkel) einstrahlen, vor allem nachts im Bett. Aufstehen und Umhergehen bessert kurzfristig. Zu Zeiten unseres Lehrers Dr. F.X. Mayr waren diese Mängel unbekannt. Damals waren die auf naturbelassenen Böden gewachsenen »Lebensmittel« noch gehaltvoller. Die Reaktionsfähigkeit der Menschen auf Störungen des Stoffwechselgleichgewichtes wie das Fasten war besser. Sie konnten mehr an Belastungen vertragen. Lamentieren nützt aber nichts, wir müssen mit dem Körper leben, den wir heute haben. Deshalb geben wir bei Fasten- oder strengeren Mayr-Kuren manchmal vorbeugend,

bei Beschwerden durch Kalium- und Magnesiummangel immer **Mineralstoffe** (z.B. Tromcardin®). Eine gewisse Vorsicht vor unkritischer Einnahme ist außerdem vonnöten, da zu viel Kalium Herzrhythmusstörungen auslösen kann. Bei Niereninsuffizienz (Ausscheidungsschwäche) hält der Körper Kalium zurück, sodass meist ein Überschuss besteht. Dann sollten vor einer solchen »Substitution«, das heißt Ersatz fehlender Stoffe, der Kaliumspiegel im Blut und das EKG (Herzstromkurve) kontrolliert werden. Wenn jedoch die typischen Mangelbeschwerden auftreten, muss sofort nach ärztlicher Verordnung mit der Gabe von Mineralstofftabletten begonnen werden. Reine Magnesiumpräparate ohne Kalium sind unbedenklich.
Eine gute natürliche Kalium- und Magnesiumquelle ist die **Zuckerrohrmelasse**. Meist entspricht ihr Geschmack nicht unserer Vorliebe. Wenn aber unser Körper in Not ist, ändert er sein Geschmacksempfinden und wir trinken gern eine Tasse heißen Tee mit 1 Esslöffel Melasse darin.
In dramatischen Fällen ist auch die Gabe direkt ins Blut, in die Vene, mittels Infusion hilfreich. Zusätzlich hilft auch eine Stabilisierung des Säure-Basen-Haushaltes, und wenn es gar nicht anders geht, eine Essenszulage.
Damit hätten wir eine Behandlungsart besprochen, den Ersatz der fehlenden Mineralstoffe. Bei starken, trotzdem weiterbestehenden Beschwerden muss auch über einen Stopp des Verlustes nachgedacht werden. Das segensreiche Bitterwasser, das aber in diesen Fällen zu stark Mineralstoffe ausschwemmt, muss für einige Tage reduziert oder abgesetzt werden. Wenn die Muskelkrämpfe abgeklungen sind, kann die Kur planmäßig fortgesetzt werden.

6.4 Rekapitulationsreaktionen – Wie beim Film, der rückwärts läuft

Wie schon besprochen, kann es bei einer richtigen »Heil«-Kur zu kurzem Wiederauftreten von früheren Erkrankungen kommen. Das Ziel ist ja nicht nur eine kurzfristige Besserung von Beschwerden, sondern das »Aufarbeiten« von Altlasten, die echte Heilung. Beispiele dafür sind:
Fieber, Husten, Schnupfen, Halsweh, Zahnschmerzen, Nasennebenhöhlen- und Ohrenentzündung, Ischias und Schmerzen an früher verletzten Knochen und Gelenken (»Tennisellenbogen«, Schulter),

Blasen-, Harnröhren-, Unterleibs- und Vorsteherdrüsenentzündung, Gallenkolik, ...
Eine spezifische Behandlung der Beschwerden ist in der Regel nicht nötig, oft sogar störend. Wenn der Patient um die Zusammenhänge weiß, leidet er nicht so sehr darunter. Er braucht viel Zuspruch und die Erklärung, dass es sich um eine »Wiederholung« früherer Krankheiten handelt, die auf dem Weg der Heilung ausbrechen.

6.5 Vagotonie – Nicht nur die Seele baumeln lassen...

Der Vagus-Nerv stellt den Körper ruhig, die Erholung beginnt. Der dabei herrschende »Tonus« (Spannungszustand) ist der Vagotonus. Wenn der Körper keine Energie von außen bekommt, muss er zwangsläufig mit seinen Reserven sparsam umgehen. Das ist der Zustand der Vagotonie. Wir erkennen dies am **Blutdruckabfall** und an der Einstellung des Auges auf Ruhe. In diesem Zustand sind die inneren Augenmuskeln erschlafft, die Linse als optisch brechendes Medium ist abgeflacht. Man sieht so in der Ferne scharf, in der Nähe (Zeitung) unscharf. Das ist nicht beunruhigend, wenn man weiß, dass nach der Fasten-Kur die alte Sehschärfe wieder kommt. Dies kann beim Autofahren zum Handicap werden. Auch auf eine verzögerte Reaktion durch die Vagotonie in der Kur muss hingewiesen werden. Einerseits ist Autofahren in der Kur eine erhebliche vegetative Belastung (Stress), andererseits stellt die Kur eine Einschränkung der Fahrtauglichkeit dar. Beides muss der Fastende nach ärztlicher Aufklärung eigenverantwortlich in seine Entscheidung einbeziehen, ob er auf das Auto verzichtet oder nicht. Auf jeden Fall ist große Vorsicht geboten.

6.6 Sport in der Kur – Un-Sinn?

Bewegungsmangel ist in der »zivilisierten Welt« ein weit verbreiteter Risikofaktor für Herzinfarkt, Schlaganfall, Zuckerkrankheit, hohen Blutdruck, Gelenk- und Wirbelsäulenleiden, vorzeitige Alterung, auch der Hirnfunktionen (17) – von Fettsucht ganz zu schweigen. Zur Vorbeugung dieser Krankheiten muss man keinen Leistungssport betreiben. Im Gesundheitssport gilt die Devise: »Lang und langsam trainieren.« Die Herzfrequenz braucht dabei je nach Alter die Grenze von 100–130 Schläge/Minute nicht zu überschreiten. Wenn Sie sich höher belasten wollen, weil es Ihnen vielleicht Spaß macht, schadet es meist nicht (eine sportärztliche Untersuchung vorher ist günstig). Es bringt aber auch keinen nennenswerten weiteren gesundheitlichen Gewinn. Als Faustregel für den **aeroben Bereich**, wo der Körper überwiegend Sauerstoff zur Energiegewinnung benutzt und kaum **Milchsäure** bildet, gilt:

- Man soll nur so schnell laufen, dass man sich noch mühelos dabei unterhalten kann.
- Optimal sind täglich 15–20 Minuten oder mindestens 3-mal wöchentlich 30–40 Minuten.
- Zur bevorzugten Fettverbrennung ist es besser, sich 1 Stunde oder länger mit geringerer Intensität zu belasten, z.B. Bergwandern.
- Zur Herzinfarktvorbeugung ist aber schon mit ½ Stunde täglich straffem Spazierengehen viel getan.

Um realistisch zu sein, nicht jeder ist gewillt, im Trainingsanzug auf die Straße zu gehen oder lange Wegzeiten zu Sportanlagen in Kauf zu nehmen. Schon der Weg zur Arbeit oder zum Einkaufen, Treppensteigen und dergleichen Zeitschnitzel im Alltag, summieren sich gewaltig. Da fängt »kraftvolle« Lebensweise an, nicht erst auf dem Sportplatz.

Was liegt näher als der Gedanke, 2, 3 oder mehr Fliegen mit einer Klappe zu schlagen?

Stellen Sie sich einen solchen, durchaus nicht seltenen Patientenwunsch bitte als extremes Negativbeispiel folgendermaßen vor:

10 Tage bis 2 Wochen Fasten (das Wort »Kur« vermeide ich hier bewusst, ist es doch erst ab 21 Tagen berechtigt), täglich 1 Stunde Massage, 3-mal wöchentlich ein Heilwasserbad, täglich 2 Stunden Tennis, Bergwandern oder Skilauf – möglichst in gleißender Sonne, abends Sauna, zwischendurch am Handy die Firma »managen«, nachts fernsehen oder mit Freunden diskutieren. Effektiv wäre das schon, doch dafür hat uns der Schöpfer nicht ausgestattet. Wohlgemerkt, dieses Programm ist keine Kur, sondern Stress pur.

Die Verführung ist nicht nur für Patienten, sondern auch für Ärzte groß. Wenn wie heute üblich, Zeit Geld ist, kann man da nicht leichter Geld verdienen mit 3facher Ausnutzung der Zeit?

- Darmregeneration und Entgiftung mit einer Mayr-Kur, am intensivsten als Fasten
- Heilbäder mit wirksamen Quellwässern, bei Wirbelsäulen- und Gelenkerkrankungen – glücklicherweise (!) am Kurort meist nicht vorhanden

- Training für die Muskulatur (kraftorientiert) und/oder das Herz-Kreislauf-System (ausdauerorientiert)

So wertvoll alle 3 Kurregime sind, jedes für sich allein, so gefährlich ist ihre Kombination. Erschwerend kommt die heute übliche kurze Zeitspanne von 3 oder 4 Wochen hinzu. Das ist ohnehin die Mindestkurdauer, die einen anhaltenden Kureffekt ermöglicht. Natürlich hätten die meisten Patienten tatsächlich alle 3 Behandlungen nötig, aber nacheinander, nicht gleichzeitig. Wer zu viel will, bekommt meistens – nichts. Das besagt schon das in der Medizin bekannte »Alles-oder-Nichts-Gesetz«. Wenn der Körper beim Fasten aus seinen inneren Reserven leben muss (die betreffs des Eiweißes nicht unerschöpflich sind), der dabei vermehrt mobilisierten Gifte ausscheiden muss und daneben noch sportlich gefordert wird, ist das **zu viel**! Für die lebensschwachen »Atrophiker« sowieso, aber diese werden sich das in der Regel ohnehin nicht antun. Aber auch die kräftigen »Vitalen«, die im Moment oft keine negativen Auswirkungen spüren, büßen durch eine solche Überforderung an Lebenskraft ein. Manche haben so viel davon, dass sie mit ihrer Natur lange Schindluder treiben können, bevor sie die Quittung bekommen. Aber irgendwann ist Zahltag, für jeden. Deshalb wird der verantwortungsbewusste Kurarzt seinen Patienten empfehlen, Schwerpunkte zu setzen. Was ist im Moment für diesen Patienten vorrangig, zum Beispiel eine Sporttherapie nach Herzinfarkt (17, 74) oder eine Radon-Bäderkur bei Bechterew'scher Erkrankung (74) oder eine Darmregeneration? Bis zu einem gewissen Grad sind Kompromisse möglich, wie oft im Leben, aber keine faulen! Jede Überforderung der Energiebereitstellung durch solche Kombinationen, z.B. durch Fasten plus Ausdauertraining zur beschleunigten Fettverbrennung, ist eine Crash-Diät. Sie ist sehr beliebt zum »Abnehmen«, aber für diese Ziel gefährden sich Patienten auch mit allerlei dubiosen Scheinmedikamenten. Wir Fasten- bzw. Mayr-Ärzte wehren uns gegen die Unterstellung mancher schulmedizinischer Kollegen, unsere Behandlungen wären Crash-Diäten. Das heißt in diesem Zusammenhang »schnell« im negativen Sinn des Wortes. Wenn wir unsere Patienten aber durch solche Kombinationsbehandlungen einem erheblichen »Stress« aussetzen, haben die Kollegen mit ihrem Vorwurf »Crash-Diät« Recht. Der Körper kann in diesem Falle gar nicht anders, als Herz und Muskeln zu verdauen und auch den Immunzellen die nötige Eiweißnahrung vorzuenthalten. Es gibt einen humorvollen, schon hart an der Grenze liegenden Ausspruch, der den Nagel auf den Kopf trifft:

Langstreckenläufer leben zwar nicht länger, aber sie sterben gesünder.

Beim Fasten soll man nicht mehr als 4-mal täglich $1/2$ Stunde spazieren gehen, nicht 1-mal zusammenhängend 2 Stunden! Bei Kurkrisen gehört man ins Bett!

Glauben Sie bitte nicht, dass sich der Autor oder andere Mayr-Ärzte immer an diese ihre Regel gehalten hätten. Deshalb ist ein anderes Verhalten aber nicht richtiger, nur weil sich Ihr Arzt selbst auch einmal als unvernünftiger Patient erwiesen hat. Ärzte sind ohnehin oft schlechte Patienten. Anhand vieler Patienten und aus der Selbstbeobachtung der zwangsläufigen Folgen eigenen Fehlverhaltens resultiert Erfahrung. Diese lautet:

Nicht um des kurzfristigen Profits willen, sondern für langfristige Gesundung und Leistungsverbesserung soll eine schwerpunktorientierte **alleinige Darmregeneration ohne Verzettelung oder Überforderung durch Sport** usw. erfolgen.

7 Zusatzmaßnahmen – Synergieeffekte oder »naturheilkundlicher Gemischtwarenladen«

7.1 Naturheilkunde als Regulationstherapie

Schulmedizinische Medikamente ersetzen meist etwas Fehlendes (z.B. das Hormon Insulin), töten Bakterien ab (z.B. mit Penicillin) oder blockieren etwas (z.B. die Anstrengungen des Herzens und der Blutgefäße beim hohen Blutdruck). Der Körper braucht dabei meist nichts zu tun, er bleibt unbeteiligter Beobachter oder ist passives Opfer. Im Gegensatz dazu fragt die Naturheilkunde nach den Ursachen dieser Störungen. Sie will den »Inneren Arzt« anregen, diese selbst zu beseitigen durch Regulation der Störung, hin zum Gesunden – Heilung. Wir nennen sie deshalb auch **Regulationstherapie**. Das ist eine aktive Leistung und sie benötigt Kraft. Ein erschöpfter oder schwer kranker Mensch hat diese Kraft im Moment nicht. Deshalb ist die moderne Medizin so segensreich, weil sie die Lebensfunktionen unterstützt, dem Körper Arbeit abnimmt.

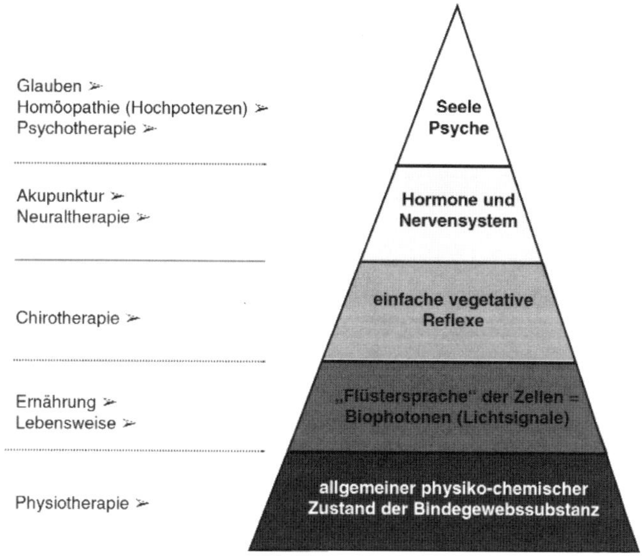

Das »Großreinemachen« im Sinne von Regulation der gestörten Funktionen, von »Heilung« und nicht nur Beschwerdefreiheit, beginnt nach der Beherrschung der akuten Gefahrensituation. Es gibt eine Hierarchie der Regulationsebenen, von der Basis bis zur Spitze wie bei dieser Pyramide. Neben den aufeinander aufbauenden Regulationsebenen sind einige darauf einwirkende Naturheilverfahren angeführt.

7.2 »Ohne Wasser, merkt euch das, ...«

Wasser wird auch in der Physiotherapie angewendet

- als **Reiz**, damit fällt es unter die Rubrik »Regulationstherapie«
- als **Entgiftungshilfe**, damit wirkt es nicht als Reiz

Die Schroth-Kur (64) will zur »Giftverbrennung im Körper« ein Durstfieber erzeugen. Das funktioniert üblicherweise gut, ist aber für den Körper sehr anstrengend. Sehr »vitale« Menschen können davon auch profitieren, während »Atrophiker« und stärker Vorgeschädigte in ihrer Regulationsfähigkeit überfordert werden können. Im Unterschied dazu haben wir in der Mayr'schen Therapie für jeden etwas dabei, indem wir **Wasser als Verdünnungsmittel zur Erleichterung der Giftausscheidung** reichlich und in jeder Art und Form anbieten.

Wasser kann äußerlich angewendet werden

- als Bad: 10–20 Minuten bei »indifferenter« Temperatur, sodass es weder als warm noch als kalt empfunden wird (31–37 °C)
- oder Wechseldusche: 50 Sekunden heiß, danach 10 Sekunden kalt, diesen Zyklus 2-mal wiederholen – den Wasserstrahl von den Füßen in Richtung Herz bewegen, ebenso von den Händen ausgehend, danach am Gesicht, Bauch und Rücken.

Die innerliche Anwendung, das Trinken von Wasser, ist nach der Atmung das zweitwichtigste Lebenselixier. Die Nahrungszufuhr rangiert in der Bedeutung an dritter Stelle. Wasser wird als Transportmedium überall im Körper dringend benötigt. Fehlt es, tritt als Folge der Stressreaktion ein »Durstprogramm« in Aktion. Die Symptome sind so vielgestaltig, dass man sie manchmal gar nicht mit Wassermangel in Verbindung bringt. Von der Eindickung des Blutes mit Bluthochdruck, Nierensteinen, Gicht und anderen Störungen der Giftausscheidung über die Nieren bis zur gesteigerten Magensäurebildung reichen die Folgen, mit unterschiedlichsten Beschwerden. Viele Menschen sagen, sie hätten wenig »Durst«. Sie sollten bei Unpässlichkeiten, welcher Art auch immer, einfach ein Glas Wasser trinken. Oft bringt das auf wundersame Weise Linderung. Die Rede ist hier bewusst von »Wasser« und nicht von »Flüssigkeit«. Es mag schon sein, dass wir genug Flüssigkeit trinken (1,5–2,5 Liter werden für den »Normalverbraucher« empfohlen, bei Sport und Hitze bis zu 8 Liter!). Aber unsere Zellen leiden trotzdem Durst, weil die handelsüblichen Getränke wie Fruchtsäfte und Limonaden, Cola, Kaffee, Tee, Bier und Wein meist auch eine diuretische (entwässernde) Wirkung haben. Der Körper scheidet nach deren Genuss mehr Harn aus, als er an Flüssigkeit zugeführt bekam. Die Biertrinker kennen dieses Phänomen: Je mehr man trinkt, desto größer wird der Durst. Und nicht ohne Grund bekommen Sie in einem echten Wiener Kaffeehaus zum Kaffee immer ein Glas Wasser mitserviert.

Allgemein wird im normalen Leben ohne Fasten, Sport und extremes Schwitzen etwa 1 Liter Wasser täglich zusätzlich zu den anderen Getränken empfohlen. Dass der »Durst« ein individuell sehr unterschiedlich ausgeprägtes Gefühl ist, wird dabei ignoriert. Für den einen ist »Durst schlimmer als Heimweh« und ein anderer kennt dieses Gefühl kaum. Nomadenstämme in der Wüste kommen mit viel weniger Wasser aus als wir Europäer, weil deren Wasserhaushalt auf Sparflamme läuft. Auch schwitzen die Einheimischen im Tropenwald ökonomischer als wir, gerade so viel, wie sofort verdunsten kann – es »tropft« nicht. Wegen unzulässiger Verallgemeinerung wird das Fehlen von Durst als schlechtes Zeichen interpretiert. Deshalb solle man in diesen Fällen »über den Durst« trinken, einfach nach Vorschrift. Das mag für die Mehrheit der verdauungsgeschädigten Menschen durchaus zutreffend sein. Aber genau betrachtet ist Durst ein schlechtes Zeichen, da gerade bei »intestinaler Autointoxikation« der Wasserbedarf zwecks Giftausscheidung erhöht ist. »Der Durst sitzt im Mund«, weil auch die Mundschleimhäute zur Giftausscheidung dienen. Viel Durst zeigt also die Notwendigkeit zu vermehrter Giftausscheidung an. Deshalb sagt Prof. Pirlet: »Trinken Sie nach Ihrem Durst.«

Primär geht es um »Wasser an sich«, um die Sicherung der Überlebensfunktionen. Zur Gesundheitsverbesserung, Leistungssteigerung und Lebensverlängerung gilt es noch einige Feinheiten zu beachten:

- Kohlensäure reizt die Magen- und Dünndarmschleimhaut, deshalb ist reines Quellwasser zu bevorzugen (auch aus der Flasche). »Stilles« Wasser ist meist noch zu »laut« – Spaß beiseite – es enthält

Kohlensäure. Das gilt auch für die Bezeichnung »mild«. Die in einer Fastenkur erforderlichen Trinkmengen schafft man nur mit absolut kohlensäurefreiem Wasser, weil sich andernfalls eine Gasblase aus Kohlendioxid im Magen bildet. Sollte man während der Kur in einem Restaurant doch etwas bestellen müssen, ist gegen ein kohlensäurehaltiges Wasser im Ausnahmefall nichts einzuwenden. Insbesondere haben manche Fastende einen unangenehmen Geschmack wegen der Entgiftung über die Mundschleimhaut. Dann ist das prickelnde Wasser schon eine Wohltat. Es kommt bei der Auswahl des Getränkes eben immer auf den Zweck und die Menge an.

- Von Flanagan aus den USA stammt die Erkenntnis, dass kleinste Holzteilchen, die »organischen **Kolloide**«, die Oberflächenspannung des Wassers senken und so die Benetzbarkeit aller Zellwände verbessern. Sie sind eine wesentliche Ursache der besonderen Langlebigkeit mancher Bergvölker, die vor allem Gletscherwasser zu sich nehmen, das mit kleinsten Holzteilchen angereichert ist. (Hunza-Karakorum, Kaukasus, Vilcabamba-Tal in Ecuador). Sie erleichtern den Angriff der Verdauungssäfte, verbessern die Fließfähigkeit des Blutes und eine Unzahl weiterer Stoffwechselvorgänge. Interessanterweise sind diese Kolloide auch in altem Cognac und Rotwein Barrique vorhanden. Dort sind sie für die segensreiche Wirkung bei Migräne und Angina pectoris (Durchblutungsstörung des Herzens) verantwortlich. Sie treten bei der jahrelangen Lagerung in Eichenholzfässern in den Wein/Cognac über. Es gibt solche Konzentrate von organischen Kolloiden auch schon im Handel.
- Der pH-Wert des Wassers sollte neutral sein (etwa 7,0). Die Messung erfolgt mittels Messstreifen.
- Der Mineralstoffgehalt sollte möglichst gering sein, damit das Wasser als Ausscheidungsvermittler viele Giftstoffe aufnehmen kann. Das ist vergleichbar mit einem Wagen (als Beispiel für unser Wasser), auf dem etwas transportiert werden soll (ausscheidungspflichtige Gifte). Wenn dieser Wagen vor dem Beladen mit dem Transportgut schon halb voll mit anderen Gütern ist (z.B. Mineralstoffe im Wasser), kann er seinen Zweck nur ungenügend erfüllen. Messen kann man dies als Ohm'schen Widerstand, der möglichst hoch sein soll, nach der Methode von Vincent.
- Unbedingt sollte das Trinkwasser chlorfrei sein (74), weil Chlor stark oxidierend ist und deshalb Arterienverkalkung, Thrombosen und chronische Krankheiten generell fördert (siehe Kapitel 7.6).

Aus hygienischen Gründen muss Leitungswasser in Städten gechlort sein. Nur nach Entfernung des Chlors durch Abkochen, Abfüllen in große Töpfe und 1 Tag offen stehen lassen zwecks Verdunstung oder Behandlung mit Spezialgeräten (Aktivkohlefilter/Umkehrosmose) ist Leitungswasser langfristig gesundheitlich wertvoll. Kurzfristig ist es besser, ein Glas gechlortes Leitungswasser zu trinken, als gar keines.

7.3 Synergie oder Überforderung des biologischen Systems

Der Versuch, mit geringem Aufwand mehr zu erreichen, wie z.B. durch einander ergänzende Maßnahmen (Synergie), muss nicht immer zum gewünschten Erfolg führen.
Wenn 5 Personen sich die Rückzahlung der Schulden teilen, die einer allein gemacht hat, ist dieser natürlich schneller schuldenfrei. So stellen sich viele auch das gleichzeitige Zusammenwirken mehrerer Naturheilverfahren bei einem Patienten vor. Allein, hier ist oft der Wunsch Vater des Gedankens. Zur Aufarbeitung der über viele Jahre, auch durch eigenes Zutun, angehäuften gesundheitlichen Schädigungen braucht es Zeit. Das ist wie beim Abzahlen von Schulden. Wenn man ein Unternehmen mit einer zu hohen Schuldentilgung in kürzester Zeit beauflagt, kann es Bankrott gehen. Genau das trifft auch auf unseren Körper zu. Er muss **allein** die Leistung der Regulation erbringen. Die verschiedenen Verfahren, wie Fasten, Akupunktur, Homöopathie und andere, helfen dem Körper dabei nicht. Sie stellen nur mehrere Peitschen dar, die ihn zu mehr Leistung zwingen wollen. Solange der Körper noch Kraftreserven hat, tut er auch mehr, aber um den Preis der Erschöpfung. Das kann ja wohl nicht der Sinn von Naturheilkunde sein. Dr. Kojer vergleicht ein unwissenschaftliches, weil zeitgleiches, Sammelsurium von mehreren Naturheilverfahren mit einem »Gemischtwarenladen«. Scharlatanerie wird dann daraus, wenn falsche Versprechungen gemacht werden, wie »Intensivkur in der halben Zeit mit Fasten, Darmspülungen, Ausdauertraining, Sauerstoff-Therapie und (womöglich noch) Fettabsaugung«. Das ist dann der Fall, wenn die Einzelmaßnahme nicht mehr in wirksamer Dosis verabreicht werden kann, weil die Zeit zu kurz ist oder zu viel kombiniert wird. Das andere Extrem ist die Erschöpfung des Körpers durch zu viele Heilimpulse. Dann wirkt nichts mehr, das System schaltet auf Störung, wird blockiert. Es gilt auch hier die alte Weisheit:

Weniger ist mehr – oder – in der Heilkunde zeigt sich der Meister in der Beschränkung (seiner Verordnungen).

7.4 Ambulante oder stationäre Kur – Fasten zu Hause?

Wie gezeigt, sind der **Zeitfaktor** und das **Schonprinzip** die wichtigsten Bedingungen für den Kurerfolg. Beide wirken leider entgegengesetzt. Weil kaum jemand unbegrenzt Geld und Zeit für eine, den individuellen Erfordernissen angepasste Kurdauer in einem entsprechendem Kurzentrum hat, ist hier die **Zeit der begrenzende Faktor**. Die Alternative, eine Darmregeneration durch Behandlung nach Dr. F.X. Mayr bei einem darauf spezialisierten Arzt am Wohnort zu machen, leidet wiederum an der **Unmöglichkeit ausreichender Schonung**. Im häuslichen Milieu mit allen familiären Ablenkungen, Verführungen (Kühlschrank, Einladungen) oder sogar noch beruflichen Belastungen ist eine intensive Kurform wie das Fasten in der Regel nicht möglich. Und wenn das jemand tatsächlich schafft, hat er meist keine ausreichende Schonung, was den Kurerfolg schmälert. Wir wollen uns ja nicht aus Prinzip »kasteien«, sondern damit auch etwas erreichen. Die Mentalität eines Fakirs ist uns nicht zu Eigen. Es sind immerhin ¾ aller Mayr-Ärzte ambulant tätig. Sie behandeln mit Erfolg sehr viele Patienten in strenger und milder Form. Dabei kommt häufig die »milde Ableitungsdiät« als leicht verdauliche Schonkost zum Einsatz.
Es gibt bei einer zwangsläufig milderen Kur am Wohnort keinen Zeitdruck. Man kann alle notwendigen anderen Naturheilverfahren in gehörigem Abstand zur Mayr-Kur vorher und danach einordnen. Damit ergibt sich dann keine Konkurrenzsituation zwischen diesen Verfahren, sondern eine sinnvolle Ergänzung. Man kann Wirbelsäulenblockierungen nicht mit Fasten/Diät beseitigen, wohl aber eine Hauptursache für deren Wiederkehr, die Fehlhaltung der Wirbelsäule bei einem kranken Darm. **Nach** einer Darmregeneration ist »Einrenken der Wirbelsäule« (die Chirotherapie, in milderer Form als Osteopathie) sowie die Kräftigung der Bauchmuskulatur bei vorbestehenden Beschwerden sinnvoll. Das gilt im übertragenen Sinne für viele Naturheilverfahren, wie zum Beispiel auch für eine Sauerstofftherapie nach einer schweren Operation oder hochfieberhaften Infektion **vor** einer Mayr-Kur. In einem »Refugium«, einem geschützten Bereich (Kurhaus) fernab aller Probleme, fällt eine Fasten- oder strenge Diätkur leichter und der Erfolg ist wesentlich größer.

Optimal ist eine Kombination aus
- ambulanter Vor- und Nachkur zu Hause (in diese können alle erforderlichen Zusatzmaßnahmen eingebettet sein)
- und der eigentlichen strengen Hauptkur über 3–4 Wochen im Kurzentrum.

Die Dinge greifen ineinander, die Wertigkeit ist individuell unterschiedlich und eine säuberliche Trennung nicht so einfach möglich. Dennoch möchte ich eine denkbare Reihenfolge vorschlagen, die aber nach der ärztlichen Erfahrung streng individuell ausgewählt werden kann:

Schwermetallentgiftung → Beginn mit längerfristiger Einnahme von Vitamin-Mineral-Antioxidanzien → Neuraltherapie → Sauerstofftherapie → Pilzbehandlung mit Sanum®-Präparaten → Behandlung nach Dr. F.X. Mayr über 2–3 Monate (Kombiniert ambulant/ stationär mit dauerhafter Neuordnung der Lebensweise) → Manuelle Medizin (Chirotherapie/Osteopathie) → Akupunktur → Homöopathie (Konstitutionstherapie als i-Punkt)

7.5 Wo kann ich eine Darmregeneration nach Dr. F.X. Mayr unter ärztlicher Anleitung machen?

Durch Dr. F.X. Mayr wurden vor etwa 50 Jahren einige Ärzte ausgebildet. Diese haben die »Internationale Gesellschaft der Mayr-Ärzte« gegründet. Seine Schüler Dr. Kojer (A 1190 Wien, Friedlgasse 35) und Medizinalrat Dr. Rauch (A 9082 Maria Wörth-Dellach, GZ am Wörthersee) haben in Kursen etwa 400 Ärzte »Diagnostik und Therapie nach Dr. F.X. Mayr« gelehrt. Die meisten davon praktizieren in Deutschland und Österreich. In anderen Ländern, wie der Schweiz, der Niederlande, Belgien, Frankreich, Spanien, Schweden, Estland, Tschechien, Italien, Griechenland, Israel, USA, Kanada, Argentinien, Brasilien und Chile, sind einzelne Ärzte auf diesem Spezialgebiet tätig. Als Ausbilder für Ärzte sind jetzt in der 3. Generation zusätzlich tätig:
Dr. Stossier in A 9082 Maria Wörth-Dellach, (GZ am Wörthersee), Dr. Witasek in A 6072 Lans, (GZ Lanserhof), Dr. Werner in A 5630 Bad Hofgastein, (GZ Hotel St. Georg).
Die Liste der ausgebildeten Mayr-Ärzte erhalten Sie gegen Einsen-

dung eines Rückumschlages über die »Internationale Gesellschaft der Mayr-Ärzte« (A 9082 Maria Wörth-Dellach, GZ am Wörthersee).
Die Österreichische Ärztekammer hat die Qualität der Ausbildung dieser Ärzte mit dem Diplom »Komplementärmedizin: Diagnostik und Therapie nach Dr. F.X. Mayr« offiziell anerkannt.

7.6 Der Mensch lebt nicht vom Brot allein – Brauchen wir zusätzlich Nahrungsergänzungsstoffe?

Die Ernährungsmedizin orientiert sich am mathematischen Ausrechnen der Nahrungsinhaltsstoffe. Unsere Sichtweise ist grundsätzlich anders. Im Unterschied auch zu »Gesundheitsaposteln«, die den Gehalt der Nahrung an Vitalstoffen maximieren wollen (und dabei »den Wald vor lauter Bäumen nicht sehen«), interessiert uns vorerst gar nicht so sehr die Qualität als vielmehr die Quantität und die Art und Weise der Nahrungsaufnahme.

Wann wir essen (nicht die Hauptmahlzeit am Abend!),
wie wir essen (gründlich kauend und genießend?),
in welchem Zustand wir uns – wenn überhaupt – zu Tisch setzen
(nicht körperlich, geistig oder seelisch übermüdet),
all das ist bei weitem bedeutsamer als das, **was** wir essen!

Sekundär spielt die **Qualität** unserer Nahrung natürlich auch eine Rolle.
Hufeland erkannte schon: »Der Reichtum eines Volkes sind seine Böden.« Wegen der intensiven Bewirtschaftung sind unsere Böden ausgelaugt und verarmt an Mineralien, wie zum Beispiel Magnesium und Selen. So ist auch der Vitamin- und Mineralstoffgehalt aller Gemüsesorten drastisch gesunken, bei Tomaten um bis zu 90 %. Transport, Verarbeitung und Konservierung entziehen der Nahrung noch weitere Nährstoffe. Zum Ausgleich ein Vielfaches an Obst und rohem Gemüse essen zu wollen, wäre der falsche Weg. Durch Gärung würde uns noch weniger an Vitalstoffen zugute kommen. Manche Menschen glauben, durch »frisch gepresste« Orangensäfte ihren Vitamin C-Bedarf zu decken und ihrem Körper etwas Gutes zu tun. Beides stimmt nicht. Erstens bewirken solche Säfte Gärung, zweitens sind das, gemessen am tatsächlichen Bedarf, unerhebliche Vitamin C-Mengen und drittens enthalten alle Zitrusfrüchte »Zitronensäure« (Ci-

trat). Dieses bindet Kalzium an sich und schleppt es in die Gefäßwände. Dort wird die Zitronensäure abgebaut und das Kalzium bleibt liegen, die Arterien**verkalkung** feiert »fröhliche Urständ« (50).
Durch Umweltbelastungen und verschiedenste Stressfaktoren haben wir zusätzlich einen erhöhten Bedarf und selbst naturbelassene Nahrungsmittel können diesen nicht decken. Außerdem sind wir wegen unserer reduzierten Verdauungskraft heute weniger denn je in der Lage, solch schwere Vollwertkost vollständig aufzuschließen.
Eine Antwort ist die vom 2 fachen Nobelpreisträger Linus Pauling (5, 46, 53) begründete **Orthomolekulare Therapie** (»ortho« ist griechisch und bedeutet »richtig«, »molecula« ist lateinisch und steht für die Moleküle, die kleinsten Bausteine der Materie). Wir verstehen darunter die Gabe von fehlenden Vitaminen und Mineralstoffen in Mengen, die nicht nur gerade Krankheiten verhindern, sondern ein hohes Maß an Gesundheit und Leistungsfähigkeit sichern.
Viele Menschen benötigen heute größere Mengen an **Vitaminen, Mineralstoffen und Spurenelementen** – »Deklaration von Saas-Fee« (27). Mit der Nahrung allein können diese nicht mehr zugeführt werden. Durch Vollblut- oder Haaranalysen sowie mittels bioenergetischer Tests (11, **15**, 65, 74) kann der individuelle Bedarf ermittelt werden. Besonders seien hier die **Antioxidanzien** erwähnt (27). Sie schützen uns vor dem »innerlichen Rostig- oder Ranzig-Werden«, sie verlangsamen das Altern. Es muss heute nicht mehr sein, dass man im Alter einen »grauen Star«, eine Trübung der Augenlinse, wegen »freier Radikale« bekommt. Diese freien Radikale sind sehr aktive Stoffe, die sich mit anderen »Unbeteiligten« (wie zum Beispiel der Augenlinse, den Gehirn-, Herzmuskel- oder Gelenkknorpelzellen) zu deren Verdruss zwangsweise verbinden. Nachlassende Lebenskraft und Siechtum sind die Folge. Freie Radikale entstehen durch jede Aktivierung des Stoffwechsels und falsche Nahrungszubereitung wie:

- Zu viel Essen, weil dadurch das »Verdauungsfeuer« (27) angefacht wird. Insbesondere große Mengen der **hoch**ungesättigten Pflanzenöle (Sonnenblumen-, Lein-, Distelöl und andere) sind deshalb, entgegen der propagierten Meinung, bedenklich! **Olivenöl ist unschädlich**, weil es nur **einfach**ungesättigt ist. Es kann kalt gepresst und nicht erhitzt in beinahe unbegrenzten Mengen verzehrt werden!!! Es schützt auch vor Dickdarmkrebs und, nach dem Sonnenbad auf die Haut aufgetragen, vor UV-provoziertem »Lichtkrebs« – wegen seines Reichtums an Antioxidanzien.
- Zubereitungsarten über dem offenen Feuer (Grillen).

- Frittieren und Braten (besonders schlecht, wenn »hochwertiges« Pflanzenöl mehrfach verwendet wird und das Öl zu »rauchen« beginnt).
- Alle anregenden Genussmittel, auch Alkohol, in größeren Mengen.
- Jede Steigerung der Körpertemperatur (Hyperthermie) wie bei Fieber und Sauna. Schon Parmenides, griechischer Arzt, 500 v. Chr. sagte: »Gebt mir die Macht, Fieber zu erzeugen, und ich heile jede Krankheit.« Nach einer solchen durchaus heilwirksamen **Überwärmung** senkt der Körper seine Temperatur für einige Stunden unter seinen Normalwert, um sich davon zu erholen und die freien Radikale abzubauen.
- Stress, auch umweltbedingt wie Ozonbelastung der Luft im Sommer – besonders wenn man dann in der Mittagshitze Sport treibt! Man verbrennt dadurch die nicht erneuerbaren Kraftwerke der Zellen (Mitochondrien) und altert schneller.
- **Sonnenbäder**, vor allem bei heller Haut. 2 Wochen lang kann man danach das Schädigungsprodukt »Malondialdehyd« (MDA) im Blut nachweisen!

Diese freien Radikale (»Terroristen«) irren ewig in allen Organen herum, bis sie der Körper mit seiner »Polizei« (das sind die »Antioxidanzien = Rostschutzmittel«) unschädlich macht. Solange werden abwechselnd die Organe »oxidiert« (»rostig« oder im Fall der sehr fetthaltigen Hirnzellen »ranzig«) und, so gut es geht, wieder sauber geputzt. Das ist wie bei einem Tischtennisspiel als »Ping-Pong«-Mechanismus zu verstehen. Wenn wir genug Antioxidanzien haben, wird dieser verhängnisvolle Alterungsprozess verhindert. Auch das so genannte »böse« LDL-Cholesterin geht nur in die Gefäßwände, wenn es oxidiert (= »ranzig«) ist.

In diesem Sinne schützend wirken, wie in einer Wasserkraftwerk-Kaskade, über 30 Stoffe zusammen:

- die Vitamine A, B komplex, C, D, E
- Coenzym Q 10, nur zusammen mit Carnitin!
- Mineralstoffe wie Magnesium und andere
- Spurenelemente wie Selen und andere

Der Denkansatz der analytisch ausgerichteten Schulmedizin besteht darin, immer **spezifische** Ursachen (z.B. Folsäuremangel) für **eine** Krankheit zu finden (z.B. erhöhtes Homocystein – ein stark oxidierend »rostfördernder« Stoff im Blut, der die Arterienverkalkung fördert). Die Behandlung besteht in der alleinigen Gabe einiger B-Vitamine, insbesondere Folsäure. Allerdings sei vor der isolierten Einnahme einzelner dieser Stoffe in hohen Dosen gewarnt. Dadurch kann mehr Schaden als Nutzen entstehen, weil die fein abgestimmte Kaskade der antioxidativen Enzyme in den Zellen gestört würde. Vitamin C stellt eine Ausnahme dar, weil der Bedarf enorm ist und Überschüsse problemlos im Urin ausgeschieden werden. Der Mensch hat im Unterschied zu den meisten Tieren während seiner Entwicklung die Fähigkeit zur Eigenproduktion von Vitamin C verloren. Diese Eigenproduktion beträgt bei einer Ziege z.B. 5.000 mg täglich. Da sich die Natur wegen des Gesetzes der Ökonomie keine Luxusproduktion leistet, muss diese enorme Vitamin C-Bildung der Tiere einen biologischen Sinn haben. Nach der Meinung von Prof. Pauling (5, 46, 53) braucht der Mensch etwa 11 Gramm (= 11.000 mg!). Für den Darm sind diese Mengen schlichtweg unbekömmlich, da ab 3–5 g Vitamin C pro Tag Durchfälle auftreten. Das spricht jedoch nicht gegen den hohen Bedarf, sondern nur gegen die Zufuhr über den Darm. In interdisziplinären Krebskliniken, die auch modernste Methoden sofort anwenden, werden zwischen 7 g und 40 g (40.000 mg!) unter Umgehung des Darmes direkt ins Blut gegeben. Dieses Beispiel soll die im Krankheitsfall notwendige Größenordnung aufzeigen. Zur Gesunderhaltung reicht wahrscheinlich ein Zehntel dieser Menge (500–3.000 mg/Tag).

Wenn man den Bedarf der einzelnen Stoffe nicht fortlaufend bestimmen lässt (15), was sehr aufwändig und zur Vorbeugung auch nicht nötig ist, soll von allen Antioxidanzien **etwas** (breit gefächert), **aber nicht zu viel** genommen werden. Anders ist die Situation bei chronischen Erkrankungen. Hier sollte der Bedarf gemessen und **hoch dosiert** ergänzt werden. Dies ist keinesfalls mit der Nahrung möglich, sondern nur mehr in Form von Tabletten und ähnlichem.

Einige dieser Schutzstoffe sind nur oder vorwiegend in tierischen Produkten enthalten, wie das Carnitin (der Name stammt vom italienischen »Carne« ab, das heißt »Fleisch«), Cystein (im Hühnerei-Eiweiß), Lactalbumin (im Milcheiweiß), Coenzym Q 10. Selen wiederum findet sich reichlich in Meeresfischen. Vegetarier und insbesondere Veganer ernähren sich also nicht unbedingt optimal. Sie brauchen auch einige Nahrungsergänzungsstoffe!

Genussmittel wie Grüner Tee und Wein sind seit Jahrtausenden in der Medizin als Lebenselixier bekannt. Heute weiß man, dass die Schutzwirkung vor Arterienverkalkung und sogar vor Krebs auf den darin enthaltenen antioxidativ wirksamen Substanzen beruht.

Man kann diese Schutzwirkung gegen vorzeitiges Altern anhand des

»Redoxpotentials« messen (15) und eine »Rangliste« wie im Fußball erstellen (27). Am besten und damit auf Platz 1 liegt Rohmilch! Rotwein liegt etwa in der Mitte, während Früchtetees, wie Hibiskus (Malven) am schlechtesten abschneiden. Das deckt sich interessanterweise mit dem Säuregehalt dieser Getränke. Aus Erfahrung wissen wir, dass die Milch in der Kur sehr gut bekömmlich ist, die Früchtetees aber äußerst schlecht.

Dass Menschen, die »regelmäßig mäßig« Wein trinken, eine höhere Lebenserwartung haben, wurde in Langzeitstudien belegt. Zahlreiche weitere (Farb-) Stoffe in Pflanzen unterstützen die Schutzwirkung vor dem Altern. Bekannt sind dafür (Heidel-) Schwarzbeeren, schwarze Johannisbeeren (Ribisel), Kirschen, Randen (Rote Beete), schwarzer Holunder, auch »steirisches Wunder« genannt – in Anlehnung an die Rotweinstory, das »französische Wunder«, Curcuma (das gelbe Gewürz aus Asien), Kakao (enthält Catechin), Ginkgo biloba (der Tempelbaum aus Japan), Grapefruit-Kernextrakt, Pycnogenol (Baumrindenextrakt) und andere.

Melatonin, eine Wunderdroge aus unserer eigenen Zirbeldrüse, schützt auch sehr wirksam vor dem »oxidativen Stress«. Deshalb und weil es die »innere Uhr« nachstellt, schätzen es Vielflieger nach Interkontinentalflügen zur beschleunigten Erholung. Wir tun aber leider alles, um die Eigenproduktion zu unterdrücken, indem wir am Abend kräftig essen (19). Stattdessen kaufen wir diesen »Jungbrunnen« für viel Geld. Es wäre alles so einfach, wenn wir nicht gegen die Natur arbeiten würden!

Zusammenfassung:

Wenn Sie, geneigter Leser, nach diesen Ausführungen der Meinung sind, Sie müssten auch etwas gegen das vorzeitige Altern tun, dann sollten Sie in erster Linie die Verhaltens- und Ernährungsregeln beachten.

Betreffs der Nahrungsergänzungsstoffe kann man es sich einfach machen. Man nimmt handelsübliche Präparate in der darauf angegebenen Menge, wie in den USA selbstverständlich und beim »Greißler«, dem »Laden an der Ecke« für den halben Preis als in Europa erhältlich. Mit Ausnahme des finanziellen Problems kann daraus nur Nutzen erwachsen.

Da unser Körper aber ein geniales sich selbst regulierendes System ist, kann er bei Mängeln in der Nahrung zumindest deren Ausnutzung (Verdauung und Aufnahme) und den ökonomischeren Umgang mit diesen wertvollen Stoffen verbessern. Das ist die Sichtweise, wie sie uns der geniale Forscherarzt Dr. F.X. Mayr gelehrt hat. Dieser wollen wir uns nun ausführlich widmen.

8 Wer war Dr. F.X. Mayr und was hat er vollbracht?

8.1 Vom steirischen Bauernjungen zur weltweit geschätzten Kapazität

In einfachen Verhältnissen in Gröbming im steirischen Ennstal aufgewachsen, musste Franz Xaver Mayr schon früh in der elterlichen Landwirtschaft helfen. Im Umgang mit den Tieren wurde seine Beobachtungsgabe geschult. Später, als er schon ein junger Arzt war, hat er von dieser unbestechlichen Schau der Natur und der Resultate seines Handelns profitiert. Wissenschaftlich arbeiten bedeutet, vorgefasste Meinungen und Theorien zu hinterfragen und in der täglichen Praxis zu überprüfen. Man weiß, dass in der modernen Quantenphysik schon die Tatsache der **Beobachtung** eines Elementarteilchens allein genügt, um sein **Verhalten** zu verändern. Wie stark muss dann erst eine vorgefasste Meinung auf das Resultat einer »wissenschaftlichen« Untersuchung durchschlagen? Dr. Mayr hat die Beobachtung der Natur, zu der ja die Medizin gehört, von Kindesbeinen auf gelernt. Wahrscheinlich ist dies die Ursache für sein fundamentales Werk. Vor 100 Jahren war es in der Medizin auch noch leichter, mit dem »gesunden Menschenverstand« in der Forschung etwas zu bewegen.
In der Kneipp-Kuranstalt von Dr. Rupprich (ein Schwiegersohn von Dr. Prießnitz) in St. Radegund bei Graz hatte Mayr als Medizinstudent die Möglichkeit, in den Ferien zu arbeiten. Um sich auf diese Tätigkeit mit den, an »Hartleibigkeit« (Verstopfung) leidenden Patienten vorzubereiten, fragte er seinen Oberarzt in der Chirurgie:

Woran erkenne ich, ob ein Bauch gesund ist?

Die Antwort war lapidar und eröffnete ihm schlaglichtartig die Unwissenheit der Medizin damals – und auch noch heute – auf diesem Gebiet:
»Ach wissen Sie, junger Kollege, die Bäuche der Menschen sind so verschieden wie ihre Nasen.«
Der junge Franz Xaver Mayr lernte, dass beim Bauch (Abdomen) an-

ders als bei allen übrigen Organen, keine Normalwerte vorlagen. Beim Herzen, bei der Lunge und allen anderen Organen wussten die Ärzte, wie **groß** sie sein sollen, wo ihre **Grenzen im Normalfall** durch Beklopfen feststellbar sind und wie der **Klang** beim Abhören ist. Abweichungen von diesem »Normalbefund« wurden dann als »krankhaft« definiert. Nur beim Bauch sollten diese »Normalwerte« fehlen? Diese Unwissenheit in der Heilkunde verblüffte Mayr und er erkannte: Das ist ein »weißer Fleck« auf der Landkarte der Medizin und er setzte sich das Ziel, diesen zu erforschen. Er wollte wissen, woran erkenne ich, ob ein Bauch »nicht nur nicht krank«, sondern »ideal gesund« ist. Dazu bediente er sich des ältesten Heilmittels der Menschheit, des Fastens. Er ermöglichte seinen zahlreichen Patienten mit den unterschiedlichsten Verdauungsstörungen und demzufolge Bauchformen eine **Ruhepause**, indem er ihnen nichts oder sehr wenig zu essen gab. Die **Schonung** ist das zentrale Wirkprinzip jeglicher Heilkunst. Überraschenderweise stellte er bei ausnahmslos allen Patienten Veränderungen der Bauchformen und -maße fest, die alle in dieselbe Richtung gingen. Das Ausmaß der Verbesserungen war zwar unterschiedlich, die Tendenz aber gleich. So erkannte er die **Zeichen der Gesundheit**. Aus den Maxima der Verbesserungen bei verschiedenen Patienten setzte er ein **Bild des Idealgesunden** zusammen.
Dieses Bild haben wir Mayr-Ärzte vor unserem geistigen Auge, wenn wir Patienten untersuchen. Wohl wissend, dass es diesen »Idealgesunden« in einer Person nicht gibt, hilft er uns doch, das Abgleiten vom Gesunden hin zum Kranken zu einem sehr frühen Zeitpunkt festzustellen. Noch bevor Röntgenbild und Laborwerte auffällig werden, können wir die drohende Gesundheitsstörung schon erkennen. Dank dieser von Dr. F.X. Mayr entwickelten **Diagnostik** sind wir in der Lage, echte **Vorsorgemedizin** zu betreiben.
Zeit seines Lebens hat Dr. F.X. Mayr ursachenbezogenes (kausales) Denken gefordert, um zu erkennen,

- wie ein gesunder Verdauungsapparat aussieht und
- wo die Grenze vom Gesunden zum Krankhaften verläuft.

Das Ergebnis ist die **Diagnostik nach Dr. F.X. Mayr**. Sie ist **sein** eigentliches Lebenswerk. Diese Mayr'sche Diagnostik beruht auf der bereits von Hippokrates gelehrten klinischen Krankenuntersuchung mittels der eigenen 5 Sinne. Seine zunächst zu Versuchszwecken eingesetzte Diät, die heute als **Mayr-Kur** bekannt ist, hat keinen prinzipiellen Neuigkeitswert. Er hat einfach die jahrtausendealte Fasten-Erfahrung genutzt und dann auf die Möglichkeiten (Regenerationskraft)

seiner Patienten abgestimmt. Das Ergebnis sind verschiedene Erleichterungen des ursprünglichen Fastens, die noch im Detail besprochen werden. Seine Erkenntnisse hat er in mehreren Büchern für Ärzte und auch direkt für Patienten niedergelegt (36–39). Sie werden wegen ihrer treffenden Formulierungen im Folgenden ausführlich zitiert.
Dr. Mayr hat zwischen den beiden Weltkriegen während seiner Tätigkeit in Karlsbad, dem damaligen Mekka für Verdauungskrankheiten, viele prominente Patienten behandelt. Trotzdem blieben er und seine Sprache stets volksverbunden. Das haben ihm einige Hochschulprofessoren seiner Zeit verübelt und seiner Lehre die gebührende universitäre Anerkennung versagt. Das schmälert aber keineswegs den Wert seiner Erkenntnisse für uns.

8.2 Ganzheitliche Schau – um im Sinne Goethes zu erkennen, »was die Welt im Innersten zusammenhält«

Ein Problem muss man erst einmal erkennen, bevor man nach Lösungen suchen kann. Wissenschaftliche Entdeckungen kann man nicht planen. Die Entschlüsselung der Erbsubstanz des Menschen war nach Erarbeitung der dafür notwendigen Labormethoden planbar, eine reine Fleißarbeit. Im Gegensatz dazu braucht es für Entdeckungen nach langer geistiger Vorarbeit eines Anstoßes, damit »ein Licht aufgeht«. So war es, als **Archimedes,** in der Badewanne sitzend, das Gesetz der Wasserverdrängung erkannte, oder als **Newton** unter einem Baum beim Herabfallen eines Apfels die Gravitation (Erdanziehungskraft) dafür verantwortlich machte. Auch der berühmte »Klick im Kopf von Mister Crick« leitete eine neue Ära ein. Kam ihm doch urplötzlich der Gedanke, welche Form unsere Erbsubstanz (DNS) hat, nämlich die Form einer Doppelhelix (2 umeinander gewundene Spiralen).
So etwas muss einem erst einmal einfallen. Ein ähnliches Schlüsselerlebnis war für den jungen Franz Xaver Mayr der Anlass, über die fundamentale Bedeutung des Darmes für die Gesundheit, wie die Wurzel für eine Pflanze, nachzudenken. Als er noch in der Steiermark die Kühe »striegeln« (putzen) musste, fiel im auf, dass sie im Winter, im Stall stehend, einen flüssigen, spritzenden Kot hatten. Dieser trocknete an den Hinterbeinen der Kühe ein und war nur schwer abzukratzen. Im Sommer auf der Alm, in frischer Luft, bei frischer Grasnahrung und viel Bewegung, war das anders. Niemand hatte Zeit, die

frei herumlaufenden Kühe zu putzen und es war auch gar nicht nötig. Bei naturhafter Lebensweise hatten sie einen festeren Kot, der sie nicht beschmutzte. Also musste die Bewegung an der frischen Luft die **Verdauung der Nahrung** verbessert haben. Diese Erinnerung löste später ein »Aha«-Erlebnis aus und Dr. F.X. Mayr übertrug es auf den Menschen. Er erkannte, dass ein »am Magen« leidender Mensch nicht nur Beschwerden in diesem Bereich hat, sondern »der ganze Mensch« krank ist. Ein kranker, leidender Mensch kann auch niemals »schön« sein. Schönheit setzt Gesundheit voraus und deren Quelle ist der Darm. Dr. F.X. Mayr sagt dazu (39): »Über die ... ›Schönheit‹ ... lässt sich bekanntlich streiten ... vom Standpunkt des Arztes ... wird man als **schön** nur bezeichnen können, was normal ... ebenmäßig bzw. gesund ist, und der Begriff Schönheit wird sich mit dem der Ebenmäßigkeit, der Gesundheit decken.« Dass er damit ein von der Mode unbeeinflussbares Gesetz entdeckt hat, zeigt auch eine Umfrage, welche bei einigen Tausend amerikanischen Männern durchgeführt wurde. Sie sollten ihr Schönheitsideal (ein Frauengesicht) beschreiben. Das Idealgesicht, das aus dieser Umfrage resultierte, entsprach jenen Gesichtsformen, welche Dr. F.X. Mayr auch als Ausdruck optimaler Gesundheit beschrieben hat: ovales Gesicht, keine Falten oder Furchen, kleiner, wohlgeformter Mund, ... wir besprechen die Details später.

So kommt Dr. Mayr zu dem Schluss: »Dass das Gedeihen eines Lebewesens ... ganz wesentlich von seiner Ernährung abhängt ..., dass es dabei nicht so sehr darauf ankommt, **welche** und **wie viel** der Nahrung zugeführt wird ... als vielmehr **wie** die zugeführte Nahrung ... verdaut wird.« Er beschreibt das Beispiel eines Hundes, dem jahrelang dasselbe Futter vorzüglich bekommt. Bei Auftreten von **Verdauungsstörungen**, kann »das ausgewählteste Futter dem Tier nicht aufhelfen. Es sieht **verkommen** aus, **alt und welk** ... Es genügt, die Verdauungsstörung zu beheben und all die krankhaften Erscheinungen verschwinden sofort wieder, selbst bei der alten Kost. So auch beim Menschen. Somit hängt von der Güte der Verdauung der Nahrung in erster Linie unser Gedeihen ab.«

Dr. F.X. Mayr machte sich aber nicht nur Gedanken über das Gedeihen des Einzelnen, sondern auch über die damals schon brandaktuellen Probleme der menschlichen Gesellschaft. Auch sie fußen seiner Meinung nach letztlich auf der gestörten Verdauung des Einzelnen, die eine mürrische, faule und streitsüchtige Menschheit hervorbringt.

»Für den großen Gaskotbauch, den kurzen dicken Hals, das feiste hängende Gesicht wird Fettsucht zufolge zu guter Ernährung bei Mangel an Bewegung und für eine eventuelle Magerkeit und für die tiefen Linien im Gesicht werden die tägliche Hetzjagd ... und Sorgen ... verantwortlich gemacht ... Es ist leicht, festzustellen, dass solche Menschen stets unter Volldampf stehen und ... mit Anspannung aller Kräfte, unter strammer Führung ihres Willens als Maschinisten arbeiten. Das Ächzen, Kreischen und Stöhnen ... werden vom Besitzer ... der Maschine im Getöse ... des Betriebes der täglichen Arbeit und durch den unverwandten Blick geradeaus aufs Arbeitsziel überhört ... Es ist dies eine Betriebsmethode, die bekanntlich sehr wenig ökonomisch ist, weil hierzu viel und hochwertige Nahrung nötig ist. In der Tat pflegen solche Menschen stets **viel, oft und gut** (hauptsächlich von Fleisch, Eiern, Fett und feinen Mehlen bereitete Speisen) zu essen und fleißig Alkohol in ihren Heizapparat zu gießen. Für eine häufige und gründliche Entfernung der Asche und Schlacke, die ebenso notwendig ist wie die oftmalige Feuerung mit reichlichem und hochwertigem Brennmaterial, um stets unter Volldampf zu sein, dafür sorgt der in diesen Fällen stets vorhandene chronische **Dick- und Mastdarmkatarrh** (= Entzündung), der sich durch das Beschmutzen des Afters bei jedem Stuhlgang (Notwendigkeit von viel Klosettpapier) verrät ... Eine solche Betriebsführung wird aber auch, außer der Kostspieligkeit der Heizung, noch recht unökonomisch durch die unverhältnismäßig große Abnützung des Körpers ... Daher das Knarren und Schmerzen der Glieder, das ständige Ächzen und Stöhnen, das unaufhörliche Gejammer solcher Menschen über zu viel Arbeit, zu große Hetze, Übermüdung und es ist verständlich. Aber nicht die Arbeit ist zu groß, die dafür zugemessene Zeit zu kurz, sondern zu viel der Kräfte werden schon von den Reibungs- und sonstigen Widerständen in den Getrieben ... unseres Körpers konsumiert und gehen für die zu leistende Arbeit verloren. Die Zeit reicht nicht aus, weil ein Gehirn, das mit Fusel aus dem Darm betrunken oder davon verkatert ist, sich nur schwer und langsam besinnt ... erinnert und entschließt. Zu viel der kostbaren Zeit geht von früh bis abends durch Nachfragen, Nachschlagen, Zaudern im Entschließen und durch den langsamen Ablauf der Funktionen aller Organe verloren.

Der Verdauungskranke ist eben ständig betrunken oder verkatert, bald mehr, bald weniger und daher eben ein minderwertiger Arbeiter gegenüber einem nüchternen, das heißt hinsichtlich seiner Verdauung gesunden Menschen.

Dieses Unterschiedes wird sich jeder bewusst, der seinen Verdauungsapparat in Ordnung bringt ... dass sie viel frischer und leistungsfähiger seien, das Gefühl der Übermüdung, der Hetze nicht mehr kennen; die Arbeit, die sie früher mit Unlust erfüllt, angewidert habe, mache ihnen nun Freude ...
Eine weitere Entdeckung machen Verdauungskranke ausnahmslos, dass sie nicht nur **weniger oft** und **nicht mehr so viel zu essen brauchen**, um spielend volle Arbeit leisten zu können, sondern dass sie mit dem besten Willen gar **nicht mehr so oft und so viel wie früher essen können**. Der Hunger meldet sich seltener. Die Zwischenmahlzeiten werden ihnen überflüssig. Sie vergessen darauf bei der Arbeit. Zudem können sie nun **alles** Naturgemäße essen ... nichts macht mehr Beschwerden und alle ... finden nach erfolgreicher Behandlung mit **einer** mittleren Mahlzeit und 1 bis 2 Nebenmahlzeiten bei... angestrengter Arbeit ihr Auslangen ...
Durch die systematische ... Bekämpfung der Verdauungsstörungen lässt sich die Leistungsfähigkeit eines Volkes um ein Drittel steigern und sein Lebensmittelbedarf um ein Drittel vermindern.
Auch die eigene Zukunft ... erscheint dem Darmgesunden viel rosiger als dem Verdauungskranken und ein bisschen Schwierigkeiten im Leben sind ihm gar nicht unerwünscht, sie reizen ihn, wie die Mühen den Sportsmann, nur noch zu lebhafter Betätigung seines Kräfteüberschusses ...
Darum auf zum Kampfe gegen die Störung der Verdauung, dem innersten, heimtückischesten und vielseitigsten unserer Feinde!
Denn unmöglich ist es, Friede in der Welt zu erhalten, solange noch in eines Volkes Adern Jauche mit dem Blute fließt.« (39)

8.3 Der Verdauungsapparat, die »Wurzel der Pflanze Mensch«

Dr. Kojer vermittelt uns diese Sicht Mayrs sehr anschaulich (25):
Viele Gelehrte, darunter auch manche Scharlatane, haben im Mittelalter versucht, Gold zu machen, den Stein des Weisen zu finden oder das »Perpetuum mobile« zu bauen. Dieses ist eine Maschine, die ohne Energiezufuhr ewig läuft. Aber alle mussten sie erfolglos bleiben. Keine Maschine kann ohne Antriebsenergie laufen und kein Mensch kann ohne Nahrungsenergie existieren. Der Volksmund beschreibt dies vortrefflich: »Essen und Trinken halten Leib und Seele zusam-

men.« Aber wenn wir vergessen würden zu atmen, würde sich die Seele sehr schnell vom Leib verabschieden. Der Körper muss die Nahrung **verdauen**, das heißt **zerlegen** und die darin enthaltenen Stoffe für uns gewinnen, **aufnehmen**. Den unverdaulichen Rest muss er **ausscheiden**. Heute wird unter Verdauung aber meist nur das Ausscheiden verstanden, nicht das wichtige Kostbereiten für unsere Körperzellen.
Die gesamte Forschung konzentrierte sich damals und auch heute noch – leider auch in der Naturheilkunde – ausschließlich auf das Nahrungsmittel. Dr. F.X. Mayr hat dem Begriff der **Ernährung** einen umfassenderen Sinn gegeben, indem er die Ernährung als Produkt aus den Faktoren Nahrung und Verdauung beschrieb:

Ernährung = Nahrung x Verdauung

Als der berühmte Physiker Hawkins sein »Buch über die Zeit« schrieb, warnte ihn sein Verleger vor der Verwendung von Formeln. Jede einzelne würde die Zahl der Leser halbieren. So beschränkte sich Hawkins auf eine Formel – das will bei einem Physiker etwas bedeuten – die zentrale Aussage der Relativitätstheorie Einsteins:

$$e = m \times c^2$$

Diese bedeutet, dass die Energie (e) eines Stoffes so groß ist wie das Produkt aus seiner Masse (m) und der Lichtgeschwindigkeit (c) im Quadrat (mit sich selber multipliziert). Damit wird die Energie also nur zum kleinsten Teil von der Masse, überwiegend aber vom zweiten Faktor bestimmt. Auch auf die Gefahr hin, dass die Verwendung nunmehr der zweiten Formel in meinem Buch die Anzahl der Leser auf ein Viertel reduziert, möchte ich bei Einstein eine Anleihe nehmen und die Ernährung (E) als Produkt aus der Nahrung (N) und der Verdauung (V) im Quadrat bezeichnen:

$$E = N \times V^2$$

Dies soll uns zeigen, dass die Verdauung das Wichtigste ist, die Qualität des Nahrungsmittels rangiert demgegenüber weit abgeschlagen auf dem zweiten Rang!
Man kann dieses allgegenwärtige Missverständnis mit einem einfachen Beispiel illustrieren. Wenn wir unseren Verdauungsapparat mit

einem **Ofen** und das Nahrungsmittel mit dem **Brennmaterial** vergleichen, dann fragen sich viele Ernährungsexperten, welches Brennmaterial das beste Feuer ergibt. Es ist aber müßig, darüber zu streiten, ob Steinkohle, Eichen-, Buchen- oder Fichtenholz (als Nahrung) besser brennt, solange nicht bedacht wird, ob der Ofen (unser Verdauungsapparat) dieses Feuer auch verträgt. Was nützt es, wenn wir einen kleinen Kanonenofen mit Steinkohle befeuern und er explodiert? Eltern denken oft, dass ein zartes Kind **ordentlich** essen muss. Aber ordentlich heißt, der Leistungskraft des zarten Verdauungstraktes des Kindes entsprechend, nicht den Vorstellungen der »wohlmeinenden« Eltern. Es ist leider nicht so, dass der Körper zu viel Gegessenes einfach ausscheiden kann, sondern es fällt der Zersetzung anheim. Ein untrügliches Zeichen dafür ist die Gasbildung, die bei Gärung wesentlich ausgeprägter ist als bei Fäulnis. Dafür haben die »Fäulniswinde« einen, vornehm ausgedrückt, stärkeren Geruch. Das von vielen Patienten für Gasansammlung im Bauch verantwortlich gemachte »Luftschlucken« spielt demgegenüber nur eine untergeordnete Rolle. Aus dem gesunden Bauch werden keine Gase durch den After ausgeschieden. Geschieht dies doch, ist es ein Zeichen dafür, dass deren Menge die Resorptionskapazität der Gase aus dem Darm ins Blut überschreitet.
Nun wollen wir uns noch einem zweiten, äußerst wichtigen Aspekt zuwenden, der **Chronobiologie**. Sie befasst sich mit dem Einfluss äußerer Taktgeber, wie Tages- oder Jahreszeit, auf unsere Organe. Nichts geschieht im Körper von selber, alles muss veranlasst werden (humoral, z.B. durch Hormone – oder physikalisch, z.B. durch den Füllungsdruck im Darm). Nun sind die verschiedenen Zellen unseres Körpers entsprechend ihrer unterschiedlichen Aufgabe mit der dazu nötigen Empfindlichkeit ausgestattet. Während die Knochenzellen sehr robust und unempfindlich sind, verfügen die Muskelzellen über differenzierte Aufgaben. Es gibt »quer gestreifte Muskelzellen« – benannt nach ihrem Aussehen unter dem Mikroskop – die »willentlich« zur Anspannung gebracht werden können, wie die Muskeln des Armes. Die »glatten Muskelzellen« in der Darmwand können wir nicht aktiv durch unseren Willen beeinflussen. Wegen ihrer Bedeutung für unser Leben sind sie unserem Willenseinfluss, der oft unnatürliche Dinge anstrebt, entzogen. Das ist gut und richtig so, sonst würden wir uns viel schneller umbringen, als wir es ohnehin schon tun. Diese Muskeln werden von einem Teil unseres Nervensystems gesteuert, welches deshalb als »autonom« (= selbstständig) oder »vegetativ«

(= lebensnotwendig für den ganzen Körper) bezeichnet wird. Dieses gleicht einem Supercomputer, weil es nicht nur wie in der Technik enorm schnell arbeitet, sondern sich selbst programmiert. Diese vegetativen Nervenzellen sind hoch empfindlich und deshalb auch ermüdbar. Sie reagieren auf Zersetzungsgifte im Blut mit Lähmung. Auch können sie nicht ununterbrochen wach sein. Sie können nicht 24 Stunden arbeiten und brauchen auch ihre Ruhephase. Die beginnt mit **Sonnenuntergang** und endet etwa um 1 Uhr nachts. Wir machen heute durch künstliches Licht die Nacht zum Tage und sind in der Lage, statt nach der Sonnenzeit nach einer willkürlichen »Verkehrszeit« zu leben. Unser vegetatives Nervensystem macht diese Verschiebung des Tag-Nacht-Rhythmus (zirkadianer Rhythmus) aber nicht mit. Eisern lebt es in seinem vom Sonnenstand geprägten Aktivitätsrhythmus weiter. So kann es vorkommen, und das ist heute fast die Regel, dass das vegetative Nervensystem und sein Besitzer nebeneinander her leben. Wenn wir dann zur »Unzeit« essen, das heißt die Hauptmahlzeit am Abend, wenn nicht nur »wir«, sondern unser ganzer Körper müde sind, wird die Leistungsfähigkeit unseres vegetativen Steuersystems dramatisch reduziert sein. Sie ist nicht gleich Null, sonst würden wir sterben, aber wesentlich geringer als im ausgeruhten Zustand am Morgen. Deshalb sind auch alle vegetativen Funktionen wie die Verdauung am Abend wesentlich schlechter als am Morgen. Die gleiche Nahrungsmenge am Abend gegessen wird also zu einem größeren Teil der Zersetzung (Gärung oder Fäulnis) anheim fallen als am Morgen. Nicht nur, dass uns wichtige Nahrungs-**Vital**stoffe dadurch verloren gehen und wir entsprechend mehr an Darmgiften zu bewältigen haben, auch die Gewichtszunahme ist dadurch größer. Wer noch eine alte Dampflokomotive kennt, kann sich das leicht vorstellen. Wenn am Abend ein kräftiges Feuer im Kessel entfacht wird (vergleichbar einer Mahlzeit) und die Energie nicht durch eine Fahrt verbraucht, sondern die Lokomotive bis zum Morgen im Depot abgestellt wird, glüht sie vor sich hin. So geht es uns auch. Der Energiestoß durch ein üppiges Abendessen ohne die Möglichkeit, sie durch Bewegung umzusetzen, erfordert zwangsläufig Speicherung derselben als Fett. Auch das »Glühen« spüren wir dann, indem wir unruhig schlafen und schwitzen. Die Antialterungshormone Melatonin und Wachstumshormon (STH) können dann auch nicht gebildet werden, weswegen wir schneller altern (19), siehe auch Kapitel 7.6.

Beim Essen, dem ersten Schritt der »Nahrungsaufnahme«, geht es uns ja leider nicht mehr primär darum, den **Hunger** zu beseitigen. Hunger haben wir ja kaum noch, bestenfalls **Appetit**. Wenn wir den wenigstens durch richtiges **Genießen** befriedigen würden, wäre das auch ein gewisser Reiz für unser vegetatives Nervensystem, die Verdauungsfunktionen anzukurbeln.

Esskultur nach Mayr heißt:

- Sich ausgeruht (nicht müde vom Tagwerk) und ohne berufliche oder familiäre Probleme zu Tisch setzen.
- In ruhiger Atmosphäre ohne Ablenkung sich am Essen zu erfreuen, den Duft zu riechen.
- Kleine Bissen mit den **Schneide**zähnen abzubeißen.
- Diese mit den **Mahl**zähnen zu einem feinen Brei zu zermahlen, damit eine große innere Oberfläche entsteht und die Verdauungssäfte eine große Angriffsfläche haben.
- Den Bissen lange im Mund behalten, damit unsere Geschmackssensoren auf der Zunge genug **Zeit** haben, den Geschmack in seinen unverwechselbaren Nuancen von süß, sauer, bitter oder salzig wahrzunehmen – nach dieser Information werden schon in tieferen Abschnitten des Verdauungsrohres die spezifisch für diese Nahrung benötigten Verdauungssäfte bereitet. Diese erwarten die Nahrung dann schon, wenn sie mit zeitlicher Verzögerung dort unten ankommt. Nach dem Schluckakt ist der Genuss ja beendet. Deshalb kann **Genusssteigerung** sinnvoller durch längeres »im Mund behalten« eines jeden Bissens als durch »Mehressen« erreicht werden.

Dr. Kojer hat bei Patienten nachgewiesen, dass es nicht egal ist, **wann** man isst. Er hat 2 Gruppen mit der gleichen geringen und leicht verdaulichen **Nahrungsmenge** versorgt (Testmahlzeit: morgens Milch-Semmel, erste Gruppe mittags Hühnerbrust und Karotten, abends Tee). Der Unterschied bestand lediglich darin, dass die zweite Gruppe mittags Tee und abends das Hauptgericht (Hühnerbrust ...) bekam. 8 Stunden nach der »Hauptmahlzeit«, das heißt bei der 1. Gruppe um 22 Uhr und bei der zweiten Gruppe morgens um 4 Uhr, wurde der Magen »ausgehebert«. Von der 1. Gruppe, die mittags die Hauptmahlzeit bekam, hatte nach 8 Stunden niemand mehr Reste dieser Mahlzeit im Magen. Von der zweiten Gruppe aber, die am Abend gegessen hatte, hatten bis auf einen **alle morgens noch Reste der Abendmahlzeit im Magen**. Sie haben zwar aus schulmedizinischer Sicht gleich viel, aber zu unterschiedlichen Zeiten mit abends reduzierter Verdauungskraft gegessen. Das Resultat beweist, dass die Aussage aller Lehrbücher nicht stimmt, wonach der Magen nach einer mittleren Mahlzeit binnen 5 Stunden leer ist. Auch nach 10 bis 12 Stunden sind bei den meisten Menschen nach einem üppigen Abendessen noch Speisereste im Magen vorhanden. Die Folge ist Zersetzung. Wenn die nächste Mahlzeit mit den in Zersetzung befindlichen Resten der Vormahlzeit im Magen vermischt wird, fangen diese sofort zu gären an. Besonders typisch ist dies bei Kaffee und Kuchen 2 Stunden nach dem Mittagessen. Die gärungsfähigen Kohlenhydrate des Kuchens werden **sofort** durch den nur teilweise verdauten Speisebrei des Mittagessens zur Gärung gebracht. Anders wäre dies bei der gleichen Kuchenmenge morgens auf nüchternen Magen gegessen, falls dieser vom Vortag nicht noch Reste enthält. Diese könnte dann ohne nennenswerte Zersetzung verdaut werden. Die Lehre daraus für uns:

Die nächste Mahlzeit soll erst eingenommen werden, wenn der Magen wieder völlig leer ist.

Das kann je nach Größe der Mahlzeit am Tag bis zu 6 Stunden dauern. Vor Ablauf dieser Frist sollte nichts mehr gegessen werden. Zwischenmahlzeiten sind also generell passé. Bei **sehr kleinen** Mahlzeiten oder Bissendiät können die Abstände kürzer sein als die von Dr. F.X. Mayr empfohlenen 5–6 Stunden. Das hören viele Menschen gern. Da wir aber alle eine selektive Wahrnehmung haben und uns nur das merken, was uns gefällt, vergessen wir die Worte »sehr klein« und machen im günstigsten Fall »mittlere« daraus. Damit wird der Zersetzung Vorschub geleistet.
Viele Menschen sagen, sie könnten morgens nur wenig essen, aber abends viel. Was hat es damit auf sich?
Wenn der ganze Körper müde ist, sind auch die Schutzreflexe unseres vegetativen Nervensystems schwächer. In einen solcherart wehrlos gemachten Magen lassen sich leichter ansonsten instinktiv abgelehnte Nahrungsmengen hineinfüllen. Das machen sich manche Gourmet-Restaurants zunutze, indem sie überhaupt erst am Abend öffnen. Wenn ein auf diese Weise vergewaltigter Verdauungsapparat die Nahrung nun über Nacht nicht vollständig aufschließen kann, muss ein Teil davon der Zersetzung durch Bakterien anheim fallen. Deren giftige Ausscheidungsprodukte werden nach »Erwachen« der Leber gegen 2 Uhr früh abgebaut. Wegen deren großer Menge ist sie damit bis in den späten Vormittag beschäftigt und wehrt sich erbittert

gegen neue Arbeit durch fehlenden Appetit, von Hunger ganz zu schweigen. Alle »Gesundheitsdoktrinen«, die »Morgenfasten zur Entgiftung« predigen (9), gehen schon von der krankhaften Voraussetzung aus, dass es überhaupt etwas zu entgiften gibt. Wer am Abend nicht oder zumindest nicht die Hauptmahlzeit isst, hat am Morgen weniger zu entgiften und spürt das an einem gesunden Hunger.
Dass die Darmgifte nicht nur die Leber und in der Folge alle Körperzellen schädigen, sondern in erster Linie die Darmmuskulatur mit ihrem empfindlichen vegetativen Nervensystem, wird unter den Themen »Tonus« (Kapitel 8.7) und »Säuberung« (Kapitel 10.2) besprochen. Die Folgen sind **Lähmung** und **Verschmutzung** des Darmes. Die **Verstopfung** (Obstipation) ist nur ein Zeichen dafür. **Durchfall** (wenn nicht infektiös) und breiiger, klebriger Stuhl ist eine andere Reaktion auf die gleiche Ursache, Überforderung des Darmes.
Gerade Mütter fallen aus allen Wolken, wenn wir ihnen erklären, dass diese Überforderung schon im frühesten Kindesalter seine Ursache hat. Lassen Sie sich von Dr. F.X. Mayr diesen verzweifelten Kampf des »inneren Arztes« im Kind und seine Kapitulation trefflich schildern. Wer es nicht glaubt, braucht nur eine junge Familie mit Kleinstkind im Restaurant zu beobachten. Verschärft wird die Situation durch die zusätzliche Anwesenheit von Tanten und Omas, die sich im Bemühen um das »Wohlergehen« des Kindes gegenseitig zu übertreffen versuchen. Nach der später zu besprechenden **natürlichen** Säuglingsernährung (Kapitel 10.4) beschreibt Dr. F.X. Mayr die **künstliche** Ernährung:
»In der Sorge, das Kind könnte nicht leicht und schnell genug die Nahrung bekommen, die es stürmisch begehrt, wird durchwegs das Loch im Sauger zu groß gemacht und zu allem Überfluss dann noch die mit Milch gefüllte Flasche recht steil gehalten, sodass sich andauernd ein wahrer Strom von Milch ins Mäulchen des kleinen Erdenbürgers ergießt, der kaum schnell genug schlucken und schlingen kann, um nicht zu ersticken, zu ertrinken. Er muss forttrinken, schlucken und schlingen, auch wenn er schon lange genug hat, bis eben das aus Liebe reichlich bemessene Fläschchen geleert ist. So wird der Säugling, schon um dem gewaltsamen Tod des Ertrinkens und Erstickens zu entgehen, zum »**Schlinger**«, noch dazu einer seinem Verdauungsapparat und seinem Körperchen wenig angepassten Nahrung (**Kuh**milch als für den Menschen artfremde **Tier**milch – Anm. d. Verf.). Die üblen Blähungen, der üble Geruch der Stühle, das Anschwellen des Leibes, das Hervortreten des Nabels, das Hochrücken der Schultern, die Ver-

kürzung des Halses, die Quellung der Haut, fälschlich als Fettreichtum betrachtet, das Offenstehen des Mundes, der Speichelfluss, das Herabhängen der Wangen, der Mundwinkel, die umschriebene Blauröte der Wangenkuppen, die Vorläufer der berüchtigten 40er, die blassgrüne, leicht gelbsüchtige Färbung der übrigen Haut, ihr säuerlicher, dem Stuhle ähnlicher Geruch von den mit dem Schweiße ausgeschiedenen Zersetzungsprodukten aus den misshandelten Gedärmen, die die Haut in der Tiefe der sich durch Erschlaffung reichlich bildenden Falten aufätzen und wund machen, die Unruhe, die Rastlosigkeit, die ärgerliche, zornige, verdrießliche, weinerliche Verstimmung usw. sind schon nicht zu übersehende Zeichen des Protestes des kleinen Körpers gegen die Versumpfung des Inhaltes der Gedärme, aus dem er seine Nahrung und seine Bau- und Betriebsstoffe beziehen muss. Die schweren Störungen wie die Durchfälle, die Abmagerung, die hartnäckigen Ausschläge, Ekzeme, Furunkulose ... die große Anfälligkeit für allerlei Infektionskrankheiten ... sind nur Ausdruck dafür, dass viele der kleinen Organismen der ihnen widerfahrenen ... Vergewaltigungen ihres Verdauungsapparates nicht standzuhalten ... vermögen ... Ist der Säugling diesem Anschlag auf sein Leben glücklich entronnen, weil sein Verdauungsapparat an die widernatürliche Behandlung und das zarte Menschenpflänzchen selbst an die Versumpfung seines Bodens doch einigermaßen sich zu gewöhnen vermochte, beginnt früher oder später ein neues Martyrium für beide. Teils aus Eitelkeit ... oder aber aus Sorge ... das Kind könnte bei der einförmigen Ernährung nur mit dem bisschen Milch, verhungern ... wird nun der Speisezettel vermehrt und eine »Beikost« eingeführt. Die verschiedensten Abkochungen, empfohlen von ... Freunden und auch Unbekannten, werden versucht, auch Spinat, Karotten werden zuweilen gereicht, weil man einmal irgendwo gehört ... hat, dass gerade diese Gemüse besonders reich an Eisen und Vitaminen seien und daher die Blutbildung, das Wachstum, zu fördern und die Blässe von den Wangen zu bannen vermögen.

Dass der kindliche Verdauungsapparat noch lange nicht die Ausbildung erfahren hat, um derlei Speisen gehörig und restlos zu verdauen, dass ... die Zersetzung im Darme, die Versumpfung des Bodens des zarten Menschenpflänzleins gesteigert und die Vergiftung des Organismus vermehrt wird, wird ... nicht in Erwägung gezogen. Und selbst wenn der kindliche Magen und Darm schon imstande wären, Mehle und Gemüse zu verdauen, so sorgt die Art der Fütterung dafür, dass die Beikost nicht wohl bekommen kann. Hilf- und wehrlos liegt der arme Säugling zwecks Fütterung im Arme der Mutter ... und muss sich's gefallen lassen, dass der Brei, die Suppe, das Gemüse in solchen Mengen ins Mäulchen gestopft wird, dass beim Schließen desselben ein gut Teil wieder über die Lippen quillt. Und ehe noch das Kind Zeit gehabt hat, den Bissen im Munde auch nur einmal umzudrehen, einen Bissen zu formen, geschweige denn ihn ganz zu schlucken, ist schon die nächste Fuhr, der nächste Löffel voll beladen, wieder vor den Lippen, Einlass begehrend. Gehorsam wird das Mündchen wieder geöffnet, es ist noch zur Hälfte voll, es konnte die ihm zugemutete Arbeit in der Kürze der Zeit nicht bewältigen. Die Mutter ... sie sehen es, sie müssen es sehen, trotzdem wird ganz gedanken-, herz- und mitleidslos die neue Fuhre im Mündchen abgeladen. So geht es fort im raschesten Tempo. Nur damit die Mahlzeit ... nicht kalt wird oder weil man nicht Zeit hat, muss das Kindchen schlingen und schlucken ohne Unterlass ... nicht bis es satt ist, sondern bis das Schüsselchen leer ist. Es muss die ihm von der weisen Mutter Natur mitgegebene Hemmvorrichtung gegen zu rasches und zu vieles Essen vergewaltigen und niederringen, um unter der Liebe seiner leiblichen Mutter nicht zu ersticken.

Und siehe das Wunder! All diese Monate täglicher Vergewaltigung des Schling- und Sättigungsreflexes haben es nicht vermocht, sie ganz zum Schweigen zu bringen; denn das Kind, sich selbst überlassen, isst, wie's die Natur will und seinem Körperchen es am zuträglichsten ist, langsam und wenig, so langsam, dass die Speisen auf dem Teller erkalten, und so wenig, dass es nach der Meinung der Mutter und selbst des zum Richter angerufenen Vaters unmöglich genügen kann, das Nahrungsbedürfnis des doch so stark wachsenden Kindes zu decken.

Wiederum ist es die große Liebe der Eltern zum Kind, ihre ängstliche Sorge um das Wachsen und Gedeihen desselben ... die die Eltern treiben, der weisen Natur in die Arme zu fallen, das arme Kind mit Bitten, Versprechungen, Drohungen und sogar mit Strafen zu zwingen, selbst Hand anzulegen an seine Gesundheit, eigenhändig den feinsinnigen Verdauungsmechanismus zu zerstören ... und wenn es nicht schnell genug geht, ergreift die Mutter mit nicht misszuverstehenden Zeichen der Unzufriedenheit, des Missmutes, selbst den Löffel und schoppt in rasendem Tempo selbst ins Mündchen, nur um den Teller zu leeren, die einmal zugemessene Nahrungsmenge in den kleinen Körper, mag dieser selbst mit Tränen in den Augen oder gar mit Erbrechen dagegen protestieren.

Tag für Tag, bei jeder Mahlzeit wiederholen sich diese widerlichen Szenen der Rohheit und Gewalttätigkeit gegen die Natur von Seiten der Eltern, bis das Kind der ›Gescheiterte‹ wird, indem es sich schließlich ergibt und, seine Liebe zu den ihn quälenden Eltern bekundet, das Wohlbefinden und die Gesundheit dem Frieden bei Tische zu Opfer bringt, Freude und Zufriedenheit in den Augen seiner Lieben, schmeichelhaftes Lob und Aufmunterung von ihren Lippen stärken es im harten Kampf gegen seine Natur und lassen es nicht erlahmen, das Präzisionswerk seines Verdauungsapparates zu verstümmeln und zu verderben. Der Schlinger und Vielesser ist erzogen, die normale Verdauung ist dahin, die Versumpfung des Darminhaltes nimmt zu, und dass es so bleibt, dafür sorgt nun der Gaumen.
Der Gaumen ist nämlich, einmal geweckt ... ein nimmermüder Verführer zum zu häufigen, zu schnellen und zu vielen Essen ... und er sorgt dafür, dass der Verdauungsapparat nie mehr sich erholen und in Ordnung kommen kann ...
Schon diese Versündigung an unserem Verdauungsapparat **vom Munde aus** würde genügen, um das Entstehen und Bestehenbleiben von Verdauungsstörungen zu erklären ... Dazu kommt nun noch die nicht minder häufige Vergewaltigung des Verdauungsapparates **vom After aus**, durch die **willkürliche Stuhlverhaltung**, weil man gerade keine Zeit, nicht Lust oder keine passende Gelegenheit hat, dieses so notwendige leibliche Bedürfnis zu befriedigen.«
So weit Dr. F.X. Mayr im O-Ton, wie man heute zu sagen pflegt. Wie könnte man besser schildern, dass wir **fast alle verdauungsgeschädigt** sind?
Wie entwickelt sich das Drama nun weiter? Lesen Sie die Fortsetzung:

8.4 Die Darmträgheit – das verbreitetste aller Übel

Die Darmträgheit als chronischer Verdauungsschaden muss etwas ausführlicher behandelt werden, ohne es für Ärzte wirklich umfassend darstellen zu können. Dazu möchte ich auf Dr. F.X. Mayr im Original (37) verweisen. Wer wirklich Probleme hat, wird sich die Mühe machen, den folgenden anschaulichen Formulierungen Dr. F.X. Mayrs zu folgen, sie dienen seiner Motivation.
Wenn wir als Mayr-Ärzte von der »Verdauung« reden, verstehen die meisten Patienten darunter nur den einen Teil, die »Ausscheidung«.

Der erste, wichtigere Teil, die Zubereitung einer für die Zellen verwertbaren Kost durch »Aufschließung« der Nährstoffe und Überführung derselben in eine wässrige Lösung, wird als scheinbar automatisch ablaufender Prozess ignoriert. Dabei gibt es eine sehr enge Wechselwirkung zwischen diesen beiden Teilfunktionen der Verdauung, deren Resultate wir am deutlichsten als Störung der Ausscheidung registrieren.

Als mein Lehrer, Herr Dr. Kojer, als junger Arzt mit stattlichem Übergewicht zum ersten Mal mit Dr. F.X. Mayr zusammentraf, begrüßte ihn dieser mit den Worten: »Ach, da ist ja wieder so ein armer Verdauungsgeschädigter!« Skeptisch war er zu Dr. Mayr gekommen und hatte nur auf eine Chance gewartet, ihn eines Besseren zu belehren. Diesen Moment sah er nun gleich gekommen und antwortete siegesgewiss: »Da irren Sie sich aber, sehr geehrter Herr Dr. Mayr, denn solange ich mich erinnern kann, habe ich jeden Tag regelmäßig wie ein Uhrwerk Stuhlgang.« Der erfahrene Dr. Mayr antwortete überlegen: »Junger Kollege, das will gar nichts besagen. Wenn einem so viel Kraft geschenkt worden ist wie Ihnen und wenn man so viel frisst wie Sie, dann muss auch noch was hinten herauskommen!« Mit diesen Worten hat er das Problem der **latenten Obstipation**, der versteckten Verstopfung, kurz und bündig angesprochen. Die Frage ist nämlich nicht nur, ob man täglich eine Stuhlausscheidung hat, sondern ob der Stuhl auch **zeitgerecht** ausgeschieden wird. Es ist oft so, dass der Stuhl, der heute kommt, eigentlich schon vorgestern hätte kommen müssen. Der träge Darm schiebt eine Kotsäule verlangsamt weiter, sodass täglich etwas davon ausgeschieden wird, aber die **Verweildauer** im Darm zu lang gewesen ist – mit der Folge von Zersetzung. Diese **Darmpassagezeit**, vom Mund bis zum After, kann man mit dem **Milch-Spinat-Test** nach Dr. F.X. Mayr bestimmen. Lassen wir ihn zu Wort kommen (37), wie er die komplizierten Zusammenhänge einfach verständlich erklärt:

»Nach getaner Arbeit macht die Schleimhaut des Verdauungsrohres Toilette, d.h. mit Hilfe der Muskeln der Wände und der Schleimhaut und mit Hilfe der Drüsen der letzteren werden ... auch die winzigsten Speisereste ... aus den Buchten und Nischen hervorgeholt und fortgeschafft. Die Schleimhaut reinigt sich selbst und erst dann tritt Ruhe ein. Wir können diese Vorgänge sehr leicht im Mund beobachten.

Der ›gesunde Mund‹ ist schon kurze Zeit nach dem Essen so sauber und rein, dass nicht nur nichts mehr von der Speise zu sehen ist, son-

dern man riecht auch nichts mehr davon, selbst ... scharfen Käse oder Fisch nicht.
Ebenso sauber ist der gesunde Mastdarm nach der Stuhlentleerung ... Vom **normalen Magen** wissen wir schon längst, dass er nüchtern so rein ist, dass im Spülwasser sich keine Speisereste nachweisen lassen. Dass der Dickdarm oder ... der Dünndarm diesbezüglich keine Ausnahme machen ... lässt sich leicht auf folgende Weise feststellen:
Man lässt darmgesunde Menschen einen Tag kein grünes Gemüse essen und gibt am nächsten Mittag Spinat und etwa 9 Stunden nach dem Essen, um dem Dünn- und Dickdarm Zeit zur Reinigung zu lassen, abends nur Milchspeisen zu essen. Der Stuhl des nächsten Morgens zeigt dann einen grünen Teil **scharf** abgegrenzt von einem lichtbraunen Reste, in dem kein ... Spinat mehr nachweisbar ist.
Dünn- und Dickdarm haben eben nach dem Mittagessen die lange Pause benützt, um Toilette zu machen, die letzten Spinatreste fortzuschaffen, bevor sie an die Verarbeitung der Milchspeise haben gehen müssen.«
Die scharfe Abgrenzung zwischen dem grünen und braunen Anteil des Stuhlgangs beweist, dass es sich um 2 verschiedene Kotportionen handelt, die sich nur im Enddarm getroffen haben, um gemeinsam den nötigen Füllungsreiz zur Auslösung des Stuhlreflexes zu erzeugen. Ein **unscharfer** Farbübergang spricht für mangelnde Selbstreinigungskraft des Dünndarmes, denn dort würde die Vermischung der 9 Stunden später erfolgten Mahlzeit mit den Resten der vorherigen stattgefunden haben. In der heutigen Zeit kümmert sich aber kaum noch jemand um solche Feinheiten. Wenn irgendwo ein Symptom (Krankheitszeichen) auftritt, wird nur dieses behandelt – die rote Warnlampe ausgeschaltet – ohne die Grundursache zu suchen. Während bei »Big Brother«-Sendungen im Container auch das letzte Detail gezeigt wird, werden im Gegenteil in der Klosettschüssel unangenehme Enthüllungen sofort gnädig vom Wasser bedeckt.
Es müssen im Normalfall (39) also »mit dem Stuhl am Morgen schon sämtliche Reste der Mittagsmahlzeit und ein großer Teil des Abendessens des vorhergehenden Tages ausgeschieden werden.
Der **normale Stuhl** ist ... zylindrisch, wurstförmig ... gegen das Ende zu sich verjüngend ... und beschmutzt den After nicht ... Der Gebrauch von Klosettpapier ist daher ... überflüssig, weil beim darmgesunden Menschen schon das erste Blatt vollkommen rein und trokken bleiben muss. Ist dies nicht der Fall, so kann man mit Sicherheit auf das Vorhandensein einer Störung der Verdauung schließen. Das

Klosettpapier kann daher als Reagenzpapier zur Prüfung der Güte des Stuhles bzw. der Verdauung dienen«.
»Die **peinliche Sauberkeit** der Schleimhaut des Verdauungsrohres ... setzt einen hohen Grad an Feinfühligkeit derselben voraus, denn nur eine Schleimhaut, die die Anwesenheit von so Winzigem noch wahrnimmt, vermag die Drüsen und Muskeln des betreffenden Abschnittes zu veranlassen, die letzten Speisereste zu verarbeiten ...
Der Grad der Selbstreinigung des Darmrohres ist somit ein recht brauchbarer Gradmesser für die Unversehrtheit der Sensibilität und der Funktionstüchtigkeit der Schleimhaut des Darmes und seiner Muskeln. Schon die geringste Verschmutzung eines Abschnittes des Verdauungsrohres ist ein untrügliches Zeichen einer Störung ... und absolute Leerheit und vollkommenste Sauberkeit im Zustand der Ruhe das charakteristischste Merkmal des gesunden Magens und Darmes.« (37)
Dieser Zusammenhang von Funktion – **Selbstreinigungskraft** – und Sauberkeit, als Schutz vor Zersetzung, wurde wegen seiner eminenten Bedeutung so ausführlich dargestellt.
Ausgehend von der normalen Darmtätigkeit sind Änderungen nach beiden Seiten möglich:
Eine Ursache für zu lebhafte Tätigkeit (Hyperkinese) ist eine zu starke **Reizwirkung des Darminhaltes** wegen scharfer Gewürze, Abführmittel und Gärungsgifte (durch Milchzucker, Leinsamen, Obst, Salat und Vollkornbrot). Durch Gärung entstehen starke Säuren und diese reizen den Darm zusätzlich, so auch zu junges Bier, Weinmost, Joghurt und andere »bewährte« Abführmittel. Es ist also möglich, die Darmträgheit durch solche Kost, zumindest vorübergehend, zu überwinden. Das ist dann aber nichts anderes als ein »natürliches« Abführmittel, leider auch mit allen »unnatürlichen« Folgen eines solchen. Es wirkt auch nur als »Peitsche« und durchbricht die **Schutzhemmung des kranken Darmes**, ohne diese eigentliche Ursache zu behandeln.
»Durch richtige Auswahl der Nahrung kann man fast jede Form der Darmträgheit ... rein diätetisch korrigieren, sodass täglich einmal ein annähernd normaler Stuhl erfolgt, doch ... nicht kurieren, heilen ... Denn genau genommen unterscheidet sich eine derartige Bekämpfung der Darmträgheit nicht von einer solchen mit Abführmitteln, denn die Rolle der Pille, der abführenden Tees usw. übernehmen die Produkte der Darmgärung« (37). Die Gasbildung ist bei Gärung stärker als bei Fäulnis, bei der die stärker riechenden Gase wie Wasserstoff, Ammoniak und Schwefelwasserstoff entstehen. Gärungsgifte

wirken anregend, Fäulnisgifte lähmend auf den Darm. Solange die Gärung wegen kohlenhydratreicher Roh- und Vollwertkost überwiegt, kann es wegen der damit verbundenen Säurebildung keine nennenswerte Fäulnis geben, da diese ein basisches Milieu braucht.
Auch die Reizung der Darmnerven wegen **Entzündung** des Darmes führt zur Steigerung seiner Aktivität. Die Entzündung wiederum ist die Folge von Darmträgheit mit Stagnation (Liegenbleiben) des Darminhaltes und Zersetzung desselben. Der entzündete Darmabschnitt, meist ist nur ein Teil des Darmes betroffen, will einerseits seinen giftigen und deshalb reizenden Inhalt schnell loswerden. Deshalb steigert er seine Bemühungen und schiebt die sich zersetzende Maische schnell weiter. Andererseits will er sich reinigen, erholen und die Entzündung abklingen lassen. Deshalb wehrt er sich gegen den Nachschub von neuem Speisebrei aus vorgelagerten Darmabschnitten, indem er diese über die Nerven hemmt. Dadurch kommt es dort zum Liegenbleiben des Inhaltes mit Zersetzung und Entzündung dieser Darmabschnitte. So schaukelt sich die Störung der Tätigkeit eines relativ kleinen Darmabschnittes zu einer Katastrophe für das Gesamtorgan Darm auf, wenn nicht rechtzeitig eingegriffen wird – durch eine Behandlung nach Dr. F.X. Mayr, durch **Schonung**.
Das ist auf den ersten Blick fast unverständlich und erinnert uns an die Katze, die sich in den Schwanz beißt:
Über- und Unterfunktion des Darmes können sich gegenseitig hervorrufen, in verschiedenen Darmabschnitten nebeneinander bestehen und im selben Darmabschnitt zeitlich nacheinander auftreten! Ein Hacker-Angriff auf eine Computerzentrale ist eine Kleinigkeit gegen die Stör-Manöver durch unsere Essfehler.
Auch im Ruhezustand, nach der Entleerung, findet sich im übererregten Darm eine Steigerung des Spannungszustandes (Tonus) seiner Muskeln. In extremer Ausprägung spüren wir diesen als Verkrampfung (Spasmus). Der Arzt kann diesen Darm als derben, schmerzhaften Strang fühlen, der sich nicht verschieben lässt. Nach länger währender Überforderung in diesem Sinne kommt es zur Kapitulation, zur Erschlaffung. Diese zeigt sich als eine Herabsetzung der Darmtätigkeit im Sinne einer Darmträgheit (Hypokinese).
Wollen wir uns zunächst verdeutlichen, welcher Art die Bewegungen des Darmes sind. Zum einen macht er **Mischbewegungen**. Das sind pendelartige Hin- und Herbewegungen zum Durchkneten und -mischen des Speisebreies. In gewissen Zeitabständen führt jeder Darmabschnitt vom Magen bis zum Enddarm koordinierte Bewegungen

aus, die **Peristaltik**. Sie sind teilweise fühl- und hörbar (Knurren). Die Peristaltik besteht aus einer Bewegung ähnlich der beim Melken und der einer Schlange. Der Darminhalt wird weitergeschoben wie auf einem Fließband. Immer wenn eine oder beide Bewegungsformen schwächer werden oder zeitweilig ganz zum Erliegen kommen, handelt es sich um eine Stagnation, was als **Darmträgheit** bezeichnet wird. Das ist die Voraussetzung für eine ungehemmte Vermehrung der Bakterien im Darm und somit Zersetzung seines Inhaltes. »Bakterien brauchen nämlich zum Wachstum und zur Arbeit Ruhe. Ständige Bewegung und Durchmischung einer infizierten Masse ist das beste und wirksamste Desinfektionsmittel.« (39)
Die Chirurgen hatten schon ein treffendes Sprichwort: »Wo Stagnation – da Infektion«. Das gilt ebenso für die Harnwege, für so genannte »stehende Gewässer« in der Natur und für den Darminhalt. Es gilt, das Wettrennen gegen die Gärungs- und Fäulnisbakterien um die Aufschließung der Nahrung zu gewinnen, nach dem Motto: »Wer zu spät kommt, den bestraft das Leben.«
Die **Untererregbarkeit** der Darmnerven kann als Folge einer Hemmung, ausgehend vom entzündeten nachfolgenden Darmabschnitt zu dessen Entlastung, auftreten. Auch wir versuchen, wenn uns zu viel Arbeit zugeschoben wird, diese nicht durch immer schnelleres Arbeiten zu bewältigen. Vielmehr melden wir uns irgendwann energisch zu Wort, um den Stau an unerledigten Arbeiten durch Blockade neuen Nachschubs zu beenden. So blockiert ein überforderter Darmabschnitt seinen Vorgänger durch »Hemmimpulse nach oben«.
Ebenso wirkt eine Lähmung »vor Ort«, wenn durch Zersetzung »Nervengifte« entstehen. Akzentuiert wird dieser Effekt noch dadurch, dass eine »spannungsgeminderte« Darmwand dem Druck des Kotes nachgibt und erst bei ihrer **Überdehnung** ein Reiz entsteht und einen Vortriebsimpuls auslöst. Die Folge ist »das charakteristischeste Merkmal der Darmträgheit, nämlich der vermehrte Kotgehalt ...« (37).
Dr. F.X. Mayr (36): »Die **Bauchpresse** spielt bei der Stuhlentleerung eine ganz unbedeutende Rolle ... besorgt die Entleerung des Stuhles der Darm allein und **nur er** kann eine vollkommen befriedigende Stuhlentleerung besorgen«.
Bei Verstopfung wird fälschlicherweise oft versucht, durch »Pressen« mit Druckanstieg in Brustkorb und Kopf, den harten Kot aus dem After herauszupressen. Erstens kann das gar nicht funktionieren, weil der Analkanal (der Ausführungsgang am After) schräg verläuft und

durch den passiven Druck wie ein Ventil verschlossen wird. Zweitens ist der damit verbundene Druckanstieg gefährlich. Schlaganfall durch Platzen eines Blutgefäßes im Gehirn, Herzrhythmusstörungen und Herzinfarkt können die Folge sein.

Zusammenfassung:

Die Schulmedizin beschreibt psychische Auffälligkeiten bei Darmkranken. Man muss aber nicht psychische und vegetative Folgeerscheinungen bemühen, um die verschiedenen Fassetten eines kranken Darmes, von Verstopfung bis Durchfall, zu erklären.
Ohne Ursache keine Wirkung – und es gibt bei fast jedem Darmkranken Fehler in der **Esskultur**, die seine Probleme erklären. Je länger diese bestehen, desto weniger ist eine Heilung durch deren Ausschaltung möglich, wohl aber eine Besserung.
Was besser ist, Durchfall oder Verstopfung – »Pest oder Cholera« – hängt sicher vom Schweregrad ab. Nach jahrzehntelangem Abführmittelmissbrauch mit chemisch reizenden Stoffen ist manchmal das Nervensystem im Dickdarm so stark geschädigt, dass auch eine Erholung des Dünndarmes an der völligen Erschlaffung des Dickdarmes scheitert. Dann kann der Patient zwar auch von einer Behandlung nach Dr. F.X. Mayr profitieren, aber sein vordergründiges Hauptproblem »Verstopfung« bleibt. Dieser schwerst geschädigte Darm wird zeitlebens eine »Krücke« brauchen. Der Kompromiss zwischen dem notwendigen »Erzwingen« einer Stuhlausscheidung bei möglichst geringer damit verbundener Schädigung des Darmes ist nicht einfach. In jedem Einzelfall liegen die Dinge anders. Erfahrungsgemäß gehen die meisten Menschen heute den Weg des geringsten Widerstandes und greifen lieber gleich zur »Krücke«, als sich einer mehrmonatigen Behandlung der Ursachen nach Mayr zu unterziehen. Aus diesem Grunde sollen hier diese »Krücken« nicht detailliert empfohlen werden, um diesem falschen Weg nicht Vorschub zu leisten. Nur so viel sei gesagt:

- **Bewegung** in ausreichendem Maße
- **Bitterwasser**, maximal 1-mal pro Woche bei schwerster Verstopfung, 1-mal alle 2–4 Wochen bei Durchfällen
- **Einläufe** mit warmem Wasser (37 °C), 1- bis 4-mal pro Woche – »wenn unten Platz geschaffen wird, kann von oben Kot nachgeschoben werden«

- **Trinken** (mehr als 1,5 Liter Wasser zusätzlich zu allen anderen Getränken, damit das Stuhlvolumen und damit der Dehnungsreiz auf die abgestumpfte Darmwand durch Eintrocknung nicht zu sehr vermindert wird)
- **Zeit nehmen**, sich morgens nach dem Essen auf die Toilette zu setzen, nicht auf einen Stuhldrang warten, damit sich der »Entleerungsreflex« wieder einspielt
- **Bauchselbstbehandlung** zur Anregung der Darmtätigkeit, wenn sie im Rahmen einer Mayr-Kur geübt wurde
- **Magnesium** (300 mg/Tag) und/oder jeden Abend Basenpulver
- **Glycerin-Zäpfchen** bei sehr harten Kotballen
- **Vitamin C** mehrmals am Tag 1 Gramm. Auch das ist eine Art »Peitsche«, aber eine, die »nicht so sehr wehtut«. Dasselbe gilt auch für die:
- **Steigerung des Dehnungsreizes** im schlaffen Darm durch Quellmittel.

8.5 Der Zusammenhang zwischen Atmung und Verdauung

Während die Verdauung das »Brennmaterial« für alle Körperzellen liefert, stellt die Atmung den für die Energiegewinnung durch Verbrennung notwendigen Sauerstoff bereit. Ein Ofen, der nicht »zieht« (ohne Frischluftzufuhr), bringt kein hell loderndes Feuer zustande. Beide Teilfunktionen, Verdauung und Atmung, sind für die Energiegewinnung gleichzeitig nötig. Was liegt also näher, als dass unser auf bestmögliche Ökonomie ausgerichteter Körper beide Funktionen sinnvoll miteinander verknüpft. Im Idealfall, der bei Verdauungsgesunden der Normalfall ist, unterstützen sich Atmung und Verdauung gegenseitig. Nicht zufällig hat der Schöpfer auch beide Funktionen unter einem Dach angesiedelt, im »Rumpf«. Dieser ist wie der Zylinder im Otto-Motor unseres Autos aufgebaut. Er besteht aus 2 Hohlräumen veränderlicher Größe, getrennt durch einen beweglichen Kolben, in unserem Fall das Zwerchfell. Im oberen Teil des »Zylinders«, entsprechend dem Brustraum, befindet sich beim Menschen die Lunge als Organ der Atmung. Unterhalb des »Kolbens«, d.h. des Zwerchfells, »liegen« die Verdauungsorgane Magen und Darm. »Liegen« ist aber der falsche Ausdruck, denn genau das sollen sie im optimalen Funktionszustand nicht tun. Ein ausgeruhter, gesunder, gut gespannter (tonisierter) Darm soll sich **selber** halten, aus eigener Kraft. Weil er dies im so häufig erschlafften, müden Zustand nicht kann, hängt er nach den Gesetzen der Schwerkraft nach unten. Was schlimme Folgen hat. In der Brust- und Bauchhöhle im Spalt zwischen den Organen herrscht ein Unterdruck, alle Organe von Atmung und Verdauung machen in diesem Zylinder (Rumpf) jede Bewegung des »Kolbens« (Zwerchfell) mit. Das verdeutlicht uns folgende schematische Darstellung:

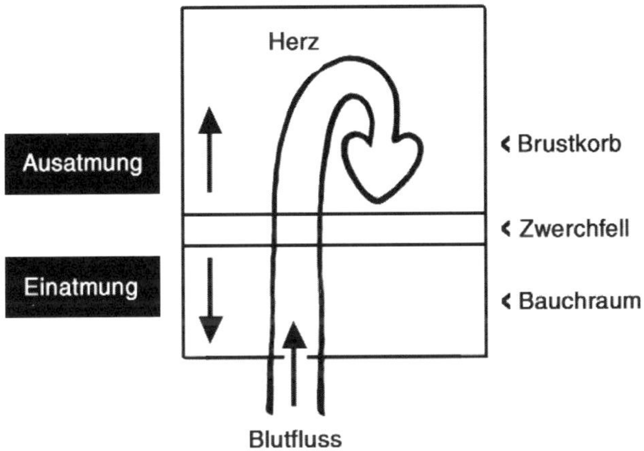

Was passiert bei der Einatmung?
Wenn nun das wie ein Zirkuszelt bogenförmig gespannte Zwerchfell sich durch aktive Anspannung abflacht, entspricht dies einem Tiefertreten (wie die Abwärtsbewegung des Kolbens im Motor). Dies führt zur Vergrößerung des Raumes im darüber befindlichen Brustkorb, gleichbedeutend mit einer Verminderung des Druckes. Da die luftgefüllten Hohlräume der Lunge über die Atemwege, Mund und Nase mit der Außenwelt verbunden sind, kann es keine nennenswerte Druckdifferenz geben. Es strömt frische Luft zum Druckausgleich in die Lungen ein und tauscht an der 300 Quadratmeter großen »inneren Oberfläche« (!) der Lungenbläschen Sauerstoff gegen Kohlendioxid im verbrauchten Blut aus. Dabei wird ein gesunder, gut gespannter (»tonisierter«) Darm gegen seinen Widerstand nach unten weggedrückt, er stemmt sich gegen die Einatmung.
Bei der Ausatmung läuft der umgekehrte Prozess ab. Das Zwerchfell

kann sich, wie ein Zirkuszelt, nicht aktiv hochheben. Diese Aufwärtsbewegung muss passiv unter dem Einfluss anderer Kräfte erfolgen. Eine kleine Unterstützung liefern die Bauchmuskeln, die durch ihre Anspannung den Druck im Bauchraum steigern und über die Eingeweide das Zwerchfell nach oben drücken. Auch der bei der Einatmung nach unten gedrückte Darm, befindet sich in Vorspannung. Sobald dieser Druck des Zwerchfells nach unten aufhört, drängt er nach oben in seine Ausgangslage zurück. Dabei unterstützt er die Ausatmung, vorausgesetzt er ist gesund. Die mit Abstand stärkste Hauptkraft beim Anheben des in der Ausatemphase passiven Zwerchfells ist jedoch eine andere. Die im »Obergeschoss« dieses gemeinsamen Hohlraumes »Rumpf« befindliche Lunge verfügt über sehr viele elastische Fasern. Diese ziehen vom Mittelpunkt des Brustkorbes in alle Richtungen nach außen. Wie die Federn eines Expanders werden sie bei der Ausdehnung der Lunge in der Einatemphase passiv gedehnt. Lässt diese Dehnungskraft – des Zwerchfells – auf dem Höhepunkt der Einatmung plötzlich nach, bekommt die **elastische Rückstellkraft der Lungenfasern** das Übergewicht und die Lunge zieht sich zusammen, die Luft entweicht nach außen. Da es kein Vakuum im Brustkorb zwischen Lunge und Brustwand geben kann, muss sein Inhalt verkleinert werden. Das geschieht durch passives Anheben des in der Ausatemphase erschlafften Zwerchfells. Die Kraft, die diese Verkleinerung des Lungenvolumens bei der Ausatmung bewirkt, bezeichnete Dr. F.X. Mayr als den **elastischen Lungenzug**. Alle weiteren zu besprechenden Effekte sind die logische Folge dieser Atemmechanik und das herausragende Resultat der Überlegungen am Ende des langen Forscherlebens von Dr. F.X. Mayr.
Wie funktioniert dieses fein abgestimmte Wechselspiel – vergleichbar dem Walzertanz – wenn einer der beiden Partner aus dem Tritt kommt, weil er »müde« ist?
Wenn nun der Darm nicht mehr gesund ist und sich nicht aus eigener Kraft im Bauchraum hält, sinkt er, der Schwerkraft gehorchend, nach unten (bei aufrechter Körperhaltung ins Becken). Er wird also, durch Unterdruck am Zwerchfell klebend, dessen Aufwärtsbewegung bei der Ausatmung hemmen. Weil die Atmung für alle Körperzellen aber lebensnotwendig ist, kurzfristig sogar wichtiger als die Verdauung, muss der Körper einen ausreichenden »Zwerchfellhub« sicherstellen. Er muss also die Kraft verstärken, die bei der Ausatmung das erschlaffte Zwerchfell passiv und nun noch gegen das Gewicht der müden, entzündeten, geschwollenen und kotgefüllten Därme nach

oben hebt. Er muss, wie bei einem Expander, die »Vordehnung« der elastischen Lungenfasern vergrößern. Das ist ein sehr wirkungsvoller Mechanismus, weil die »Rückstellkraft« mit dem Quadrat der zusätzlichen Dehnung überproportional zunimmt. Das macht er ganz einfach durch Vergrößerung des Obergeschosses des Rumpfes, des Brustkorbes. Unter Einsatz der Atemhilfsmuskulatur von der Halswirbelsäule zum Brustkorb zieht er diesen nach oben. Dabei spreizen sich die Rippen auseinander und der Brustkorb bekommt eine größere Tiefe und Breite, ein größeres Volumen. Weil kein Unterdruck entstehen kann und die elastischen Fasern stärker gedehnt werden, steigt die Kraft, die das Zwerchfell gegen das Gewicht der Eingeweide hochhebt. Die alten Druck- und Zugverhältnisse sind nun wieder hergestellt, aber um den Preis einer Weitstellung des Brustkorbes, einer Überdehnung der Lunge sowie eines **Zwerchfellhochstands** als Überkompensation. Das geht nicht ewig gut und überlastet Atemhilfsmuskeln und Halswirbelsäule. Es wird so die »Restluft« vermehrt, die nach der Ausatmung in der nun vergrößerten Lunge bleibt. Mit dieser muss sich die neue Luft bei der Einatmung mischen, was generell einen verminderten Sauerstoffgehalt in dieser Mischluft und, als Folge davon, im Blut hat. So führt der müde Darm durch Blockade einer freien Ausatmung zum Sauerstoffmangel für alle Körperzellen, auch für sich selber. Dadurch wird er noch müder und dieser Kreislauf verstärkt sich fortlaufend. Sehr einfach weist uns Dr. F.X. Mayr diese Zusammenhänge, die bis heute selbst von Lungenfachärzten ignoriert werden, mit 2 einfachen Tests nach:

1. Eine **Hautfalte** am Handrücken des Patienten wird mit 2 Fingern abgehoben und die Zeit bis zur völligen Glättung derselben nach dem Loslassen gedanklich registriert. Danach macht der Patient einige vertiefte Atemzüge, mit Unterstützung der Ausatmung durch die Hände des Arztes im Rahmen der »ärztlichen Bauchbehandlung« (Kapitel 10.2). Danach ist wegen der verbesserten Sauerstoffversorgung nach den wenigen richtigen, tiefen Atemzügen die Spannung der Haut so gut, dass die Hautfalte im Bruchteil einer Sekunde verschwindet.
2. Beim **Bauchhebegriff** steht der Arzt hinter dem Patienten und hebt mit seinen beiden Händen dessen Bauch an. Dadurch wird wegen der Entlastung des elastischen Lungenzuges dessen Ausatmung wesentlich verbessert. Beim plötzlichen Loslassen reißt der Luftstrom (Ausatmung) förmlich ab. Ebenso wird der maximal zur Seite gedrehte Kopf des Patienten zurückgerissen. Das beweist den Einsatz der

Atemhilfsmuskulatur zum Ausgleich der schweren Eingeweide, deren Gewicht beim Loslassen der unterstützenden Hände des Arztes voll zu Buche schlägt.
Die Beobachtung der Tiere kann uns sehr helfen, zu erkennen, wo das »Ideal« liegt. Gewöhnlich wird in der Medizin ein Durchschnittswert der Bevölkerung bestimmt als Maß für den »Normalwert«. Der Durchschnitt einer nicht mehr ganz gesunden Bevölkerung kann aber keine wirklichen Normalwerte liefern, sondern nur »beinahe krankhafte Durchschnittswerte«. Wollen sie sich etwa mit »Durchschnittlichkeit« begnügen? In der Vorsorgemedizin werden erstrebenswerte Ideale angepeilt. Im Bereich des »Gesunden«, der sich deutlich vom »noch nicht Kranken« abgrenzt, gibt es noch gewaltige Steigerungsmöglichkeiten bis hin zum »Idealgesunden«. Das Idealbild Dr. F.X. Mayrs ist in diesem Sinne zu verstehen.
Hirsche, Pferde oder Hunde können ohne Atemnot einen steilen langen Berg hinaufspringen, weil sie einen größeren Brustkorb im Vergleich zum Bauchraum haben als wir. Der Rumpf teilt sich bei diesen Tieren – und idealgesunden Menschen – auf in $^2/_3$ **Brustraum und** $^1/_3$ **Bauchraum**. Jede Vergrößerung des Bauchraumes geht zu Lasten des Brustraumes und damit von Herz und Lunge, kurzum von Ausdauerleistungsfähigkeit. Schauen sie sich die »gestandenen Mannsbilder oder wohlbeleibten Frauen« an, bei ihnen ist das Verhältnis umgekehrt! Was ist die Ursache für ihre mangelnde körperliche Leistungsfähigkeit? Es ist nicht in erster Linie mangelnde körperliche Aktivität, sondern ein überforderter Verdauungsapparat. Die körperliche Leistung wird sich demzufolge auch am schnellsten und stärksten durch Darmsanierung verbessern lassen.

Zusammenfassung:

Die **Bauch- oder Zwerchfellatmung** wirkt wie eine Massage auf den Darm, fördert seine Bewegungen und verhindert so Zersetzungsvorgänge. Ein gesunder Darm wiederum unterstützt durch seine Eigenspannung die tiefe Ausatmung und damit die Sauerstoffversorgung. Die Bauchatmung hat eine wesentlich günstigere Energiebilanz (aufgewendete Energie für die Tätigkeit der Atemhilfsmuskeln im Vergleich zum Energiegewinn durch Sauerstoffaufnahme) als die **Brustkorbatmung**. Diese wird sehr häufig bei Frauen beobachtet. Oft zwingt einengende Kleidung Frauen zu diesem Atemtyp. Das Ein-

zwängen des Bauches in ein Korsett wegen des »Schönheitsideals« trägt ein Übriges dazu bei.
Das Bestreben des Körpers, den fehlenden Tonus des Darmes durch Steigerung des elastischen Lungenzuges auszugleichen, führt zu typischen **Brustkorbformen**. Daran erkennt das geschulte Auge schon von weitem die zugrunde liegende Darmstörung (Kapitel 9.5–9.7).
Jedes Kilogramm Gewicht, welches im Bauchraum durch eine Darmsanierung »weggeschafft« wird, entlastet den Körper auf 3-fache Weise:

- Er muss ein Kilogramm Gewicht weniger mit sich herumtragen.
- Das Herz kann seine Pumpleistung verringern, denn es hat weniger Gewebe zu durchbluten.
- Das Volumen im Bauchraum, das gewonnen wird, kommt dem Raum für die Atmung zugute.

Ein müder Darm behindert die Atmung. Der Körper welkt ohne Sauerstoff dahin. Das verzweifelte Bestreben des Körpers, dies auszugleichen, zieht weitere Schäden an der Halswirbelsäule und im Blut- und Lymphrückstrom nach sich, zum Beispiel:

8.6 Wie beeinflusst eine gestörte Verdauung das Herz-Kreislauf-System?

Wenn das Zwerchfell durch Steigerung des elastischen Lungenzugs in einem »Hochstand« fixiert wird, werden zwar die oberen Partien des Brustkorbs erweitert, für das auf dem Zwerchfell aufliegende Herz wird es aber eng. Seine Normalposition ähnelt einer nach unten hängenden Birne, die Längsachse etwa um 45° nach links abgewinkelt. Das Herz wird nun noch weiter nach links in Querlage abgedrängt und muss bildlich gesprochen »um die Ecke arbeiten«. Dadurch verschlechtern sich seine Arbeitsbedingungen ähnlich denen eines Malers, der eine Zimmerdecke in einem nur 1,50 m hohen Raum streichen muss. Was für Verrenkungen muss er anstellen! Wie leicht hätte er es, wenn der Raum 2,40 m hoch wäre und er bequem auf einer Leiter arbeiten könnte. So geht es einem durch Zwerchfellhochstand in Querlage abgedrängten Herzen auch. Die Erleichterung durch **Aufrichtung des Herzens** spürt man in einer Darmregenerationskur schon nach wenigen Tagen!
Die Selbstvergiftung aus dem kranken Darm, zusammen mit dem Sauerstoffmangel, trifft den Herzmuskel an seiner empfindlichsten

Stelle, der Energiebereitstellung. Nur die kurze Ruhephase zwischen 2 Herzschlägen kann das Herz zum Bluteinstrom, zur Nährstoffaufnahme und Abgabe der ausscheidungspflichtigen Stoffe, nutzen. Andere Muskeln haben dazu tagsüber viele Stunden und die ganze Nacht Zeit. Umso schwerer wiegt jede Zusatzbelastung, z.B. durch Raumnot bei Zwerchfellhochstand. Ganz deutlich wird diese Notsituation nach einem schweren Abendessen mit Gärkost, wodurch viel Luft im Magen entsteht und diesen dehnt. Als Reflex wird das Zwerchfell hochgehoben und die Herzdurchblutung gedrosselt. Wir spüren diesen als Roemheld-Syndrom bekannten Zustand sehr deutlich. Besonders stark wird er beim Versuch, in diesem Zustand die Schuhe zu schnüren. Verdauungskranke kennen gar kein richtiges Wohlbefinden mehr, da sie ständig mit dieser Raumnot im Brustkorb leben müssen.

Durch die im vorhergehenden Kapitel besprochenen atemsynchronen Druckveränderungen im Bauchraum wird das dort in dünnwandigen Gefäßen (Venen) befindliche Blut und die Lymphflüssigkeit aus dem Bauch in Richtung des Druckgefälles zum Herz gedrückt. Diese Strömungsrichtung ist vorgegeben, weil die Venenklappen ein Ausweichen des Blutes in die Beine verhindern. Bei intakter Verdauung mit normal funktionierender Atmung kann es deshalb keine Krampfadern, Hämorrhoiden oder Lymphödeme der Beine geben. Die große Häufigkeit dieser Erkrankungen beweist im Gegenzug die weite Verbreitung von schwer wiegenden Verdauungsstörungen.

Der Spannungszustand der »Papillarmuskeln« im Herzen wird durch die erwähnte Mangelversorgung des Herzmuskels bei Verdauungsstörungen mit Atmungsbehinderung auch vermindert. Dies hat eine fehlerhafte Einstellung der von diesen Muskeln mit Sehnenfäden gespannten Herzklappensegel zur Folge. Die Klappen schließen dann nicht mehr ideal, sie »schlagen durch« – wie falsch gespannte Segel im Sturm auf hoher See. Eine Herzklappenfehlfunktion mit »Pendelblut« ist die Folge (vergleichbar einem Taxi für 4 Personen, wo außer dem Fahrer immer sein Sohn mit darin sitzt und so einen Platz für Gäste blockiert). Eine »unterschwellige« Undichtigkeit der Herzklappen wird durch die »Narkose« des Herzmuskels und der Nerven mit Dehnung des Herzens funktionell wirksam. Die Entgiftung des Blutes durch Sanierung der »Wurzel« Darm führt also, mit Ausnahme der angeborenen oder durch Entzündung erworbenen Herzklappenfehler, zur Verbesserung der Herzklappenfunktion.

Ein weiterer Faktor neben der Pumpleistung des Herzens ist der Widerstand der Arterien, die das vom Herzen ausgeworfene Blut aufnehmen müssen. Ist er durch eine falsche Einstellung des vegetativen Nervensystems zu hoch, verschleißt sich das Herz rascher. Ist er zu niedrig durch Lähmung der Gefäßwandmuskeln (Darmgifte und Sauerstoffmangel), entsteht unangenehmer Unterdruck. Weder durch Sport, Wasseranwendungen oder Medikamente ist der Widerstand dauerhaft zu stabilisieren. Einzig die Ausschaltung der auslösenden Faktoren durch Darmsanierung kann (meist) helfen.
Des Weiteren gibt es einen genialen Mechanismus des Körpers, um die vom Herzen aufgebrachte Energie maximal auszunutzen. Die vom Herzen ausgeworfene Blutmenge dehnt die Arterien. Diese ziehen sich daraufhin wieder zusammen und so pflanzt sich die Pulswelle in die Peripherie fort. Ist die Gefäßmuskulatur kräftig genug, verstärkt sie jeden Herzschlag im Sinne von tausenden kleinsten Herzen in der Peripherie. So wird die Durchblutung bis in die entferntesten Winkel unseres Körpers gesichert, ohne dass das Herz die gesamte Arbeit allein leisten muss. Voraussetzung dafür ist aber ein guter Gefäßtonus bei »sauberem« Blut ohne lähmende Verdauungsgifte.
Damit ein guter Gefäßtonus nicht »verpufft«, sich die Druckwelle nicht in der Umgebung verliert, muss eine kräftige äußere Muskulatur ein Widerlager bilden. Das gilt für die Beine genauso wie für den Bauchraum. Innerhalb desselben wirkt der Muskelapparat des Verdauungsschlauches als »Herz des Leberkreislaufs«. In diesem zirkulieren aufgenommene Nährstoffe genauso wie ausscheidungspflichtige Stoffe. Wenn dieses »Transportunternehmen« streikt, stapelt sich der Müll und verderben die frischen Lebensmittel, wie bei Stromausfall mit Unterbrechung der Kühlkette in einem Zwischenlager. Eine kleine Ursache zieht hundertfach größere Folgeschäden nach sich.
Wie schön wäre es, wenn das Wunderwerk **Verdauung–Atmung–Herz–Kreislauf** so effizient arbeiten würde. Sie können aber erahnen, welch gigantische Verbesserung der Gesundheit und Leistungsfähigkeit durch auch nur geringe Verbesserung der Verdauungsorgane, vor allem ihres Spannungszustandes, erreichbar sind!

8.7 Wenn die Spannkraft nachlässt – der Tonus

In unserem Bauchraum gibt es 2 Arten von Verdauungsorganen:

- die »drüsigen« (Leber, Bauchspeicheldrüse), die Verdauungssäfte bilden und die Verwertung der aufgenommenen Nährstoffe bewirken
- die »**Hohlorgane**« (Magen, Dünn- und Dickdarm und andere), welche den Speisebrei vom Mund bis zum After transportieren. Sie sind wie ein Gartenschlauch innen hohl und haben eine Wand, bestehend aus Schleimhaut mit Drüsen, Ring- und Längsmuskulatur. Wenn diese Muskulatur ausgeruht und kräftig ist, hat sie einen guten Spannungszustand, was wir **Tonus** nennen.

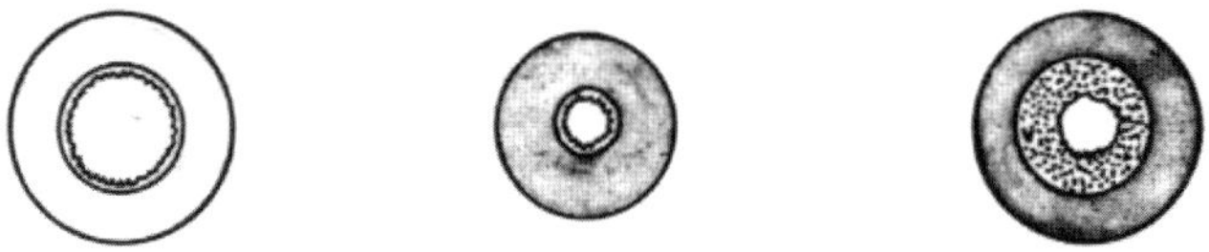

normaler Tonus der Darmwand

krankhaftes Zuviel **Hyper**tonus **Erregung**sstadium

krankhaftes Zuwenig **Hypo**tonus **Lähmung**sstadium

Die **Ringmuskulatur** sorgt dafür, dass die Lichtung des »Schlauches« klein ist und sein Inhalt rasch weiterbefördert wird. Bei einer Fehlfunktion sammelt sich viel Darminhalt in den erweiterten Darmschlingen an. Mühsam wird gerade der zentrale Teil desselben langsam vorwärts gedrückt, während der wandnahe Teil wegen der gefalteten Darmschleimhaut abgebremst wird. Es kommt zur Verschmutzung der Darmwand durch Klebenbleiben von Stuhlresten, den **wandständigen Kot**.

Die **Längsmuskulatur** ist verantwortlich für eine straffe Spannung des Darmes zwischen seinen Befestigungspunkten. Am einfachsten ist dies am Magen und Dickdarm zu zeigen.

Man beachte die unterschiedliche Größe der Luftblase (weiß) im Magen. Deren Größe und Klanghöhe des Klopfschalls wird von der Spannung der Magenwand bestimmt. Das Fassungsvermögen des Magens ist im Zustand der Übererregung geringer, im Lähmungsstadium unglaublich groß.

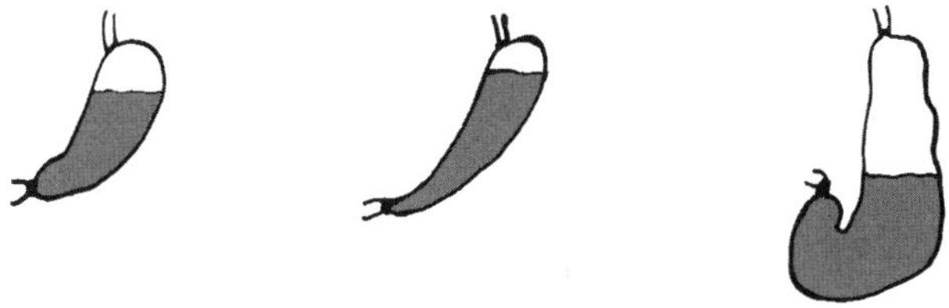

normaler Tonus des Magens	krankhaftes Zuviel **Hyper**tonus **Erregungs**stadium	krankhaftes Zuwenig **Hypo**tonus **Lähmungs**stadium

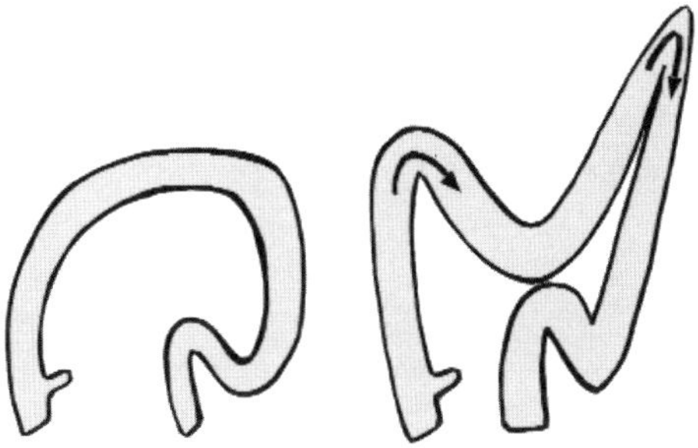

Rechts und links oben im Bauchraum angeheftet, verläuft der gut tonisierte Dickdarm wie ein straff gespannter Bogen (linke Skizze). Wenn die Ringmuskulatur erschlafft, wird er dicker und mehr gefüllt. Es ermüdet aber nicht nur eine Hälfte der Darmmuskulatur, sondern auch die Längsmuskulatur. Nun wird der Darm auch noch länger und hängt nach unten durch. Dadurch wird es noch schwerer, die wegen der **Erweiterung** ohnehin schon vermehrte Kotmenge nun auch noch den Berg hinaufzubefördern, wegen der **Girlandenform**. Außerdem sind nicht nur Weite und Länge des Darmes vergrößert, sondern auch die Mischbewegung und die Vorwärtsbewegung (Peristaltik) sind schwächer. Dieses Beispiel gilt genauso für Magen und Dünndarm. Die **Darmpassagezeit** des Nahrungsbreies verlängert sich von einem Tag im Normalfall auf 2–5 Tage! Wenn man bedenkt, dass sich die Anzahl der Darmbakterien alle 20 Minuten verdoppelt, kann man sich die Auswirkungen einer durch nichts gestörten Zersetzung, wie in einer Jauchegrube, vorstellen.

Die Tonusverminderung des Dünndarmes hat noch eine weitere verhängnisvolle Auswirkung auf die Atmung (Kapitel 8.5). Eigentlich

»hangelt« sich der gesunde Dünndarm wie an einem Reck nach oben. Ist er müde, hängt er nach unten wie ein nasser Sack. Wir erkennen diesen Zustand an der **Formveränderung des Bauches** beim Übergang vom Stehen in Rücken- und Seitenlage. Wie Wasser sinkt der schlaffe Dünndarm in jeder Körperlage zum tiefsten Punkt der Bauchhöhle und die ebenfalls kraftlose Bauchdecke zeigt seine Konturen deutlich. Während ein (überwiegend) entzündlicher Bauch in Rückenlage hart bleibt und nach oben steht, ist ein (überwiegend) schlaffer Bauch weich und fließt in Rückenlage in die Flanken. Der Bauch flacht sich ab und wird breiter. In Seitenlage liegt der spannungslose Dünndarm auf der Unterlage auf, die Bauchdecke wölbt sich dort vor und in der oben liegenden Flanke bildet sich eine Delle. Bis es mit der Kraft des Darmes so weit im Argen ist, haben wir über viele Jahre unbemerkt den abschüssigen Weg von Idealgesundheit hin zur Erschöpfung durchschritten. Die schematische Darstellung zu Beginn des Kapitels »Kurkrisen« (6.) zeigt genau diesen Verlauf vom normalen Tonus in der frühen Kindheit über das **krankhafte Zuviel**, bis zum Absturz in die Erschöpfung, das **krankhafte Zuwenig**.
Das krankhafte Zuviel zeigt sich an einer **Überspannung** des Darmrohres. Es fühlt sich durch die Bauchdecken wie ein derber Strang an, der kaum verschieblich und deutlich schmerzhaft ist. Die Ursache ist eine Entzündung am Darm. Generell gilt diese Kurve für alle Funktionen unseres Körpers, ob Talgbildung der Haut, Widerborstigkeit der Haare, Sexualität. Die erste Reaktion auf einen Reiz oder eine Schädigung ist immer eine Übererregung. Da dieser Zustand kräftezehrend ist, kommt es früher oder später zur Erschöpfung, zum Nachlassen der Tätigkeit des betreffenden Organs. Wenn die Schädigungen des Körpers den Punkt erreicht haben, an dem es kein Zurück mehr gibt, warten nur noch **Organdegeneration und Tod**. Die Lebenskurve unserer »Spannkraft« (Tonus) ist deckungsgleich mit der unserer Gesundheit und Lebenskraft. Deshalb ist die Wiederherstellung der »Spannkraft« unseres Darmes durch **Schonung** so wichtig.
Man könnte kurz gefasst das Thema »Spannkraft« so veranschaulichen: Wenn die Gesundheit und Lebenskraft nachlassen, sehen wir das zuerst daran, dass »alles herunterhängt«. Wir lassen uns »hängen« – körperlich und stimmungsmäßig. Appelle helfen dagegen nicht, nur Schonung und Entgiftung.
Die wörtliche Übersetzung eines der beliebtesten italienischen Desserts – Tiramisu – lautet: Heb mich hoch. Wie könnte man das Ziel der Mayrschen Behandlung schöner ausdrücken!

9 Untersuchung des »Scheingesunden« – die Diagnostik

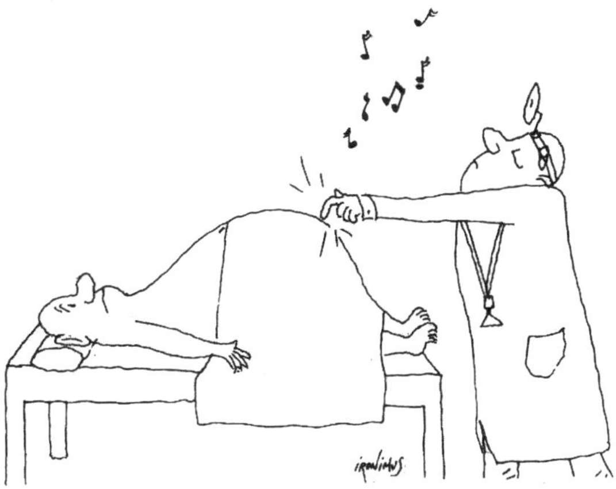

97

Fast alle Gesunden sind nur »scheingesund«. Nicht wegen einer Operation oder Lungenentzündung ins Krankenhaus zu müssen, bedeutet noch lange nicht, gesund zu sein. Dazu gehören auch eine gute körperliche und geistige Leistungsfähigkeit, eine freudvolle Stimmung und soziales Wohlbefinden. Unsere moderne Medizin ist leider noch auf die Behandlung von schon ausgebrochenen Krankheiten ausgerichtet. Dieser »heilende« Weg ist viel schwieriger und teurer – für alle Beteiligten, auch den Kranken selber – als die »Vorbeugung«. Zu einem frühen Zeitpunkt die drohende Gefahr zu erkennen, ermöglicht durch sparsamste Gegenbewegungen am Ruder den Kurs Richtung Gesundheit wieder aufzunehmen. In unserer Zeit des drohenden Kollapses der Sozialsysteme hatte schon Dr. Mayr diesen Weg erkannt.

9.1 Woran erkennt der Mayr-Arzt das langsame Abgleiten in die Krankheit?

Der berufserfahrene und in der feinsinnigen Diagnostik (Untersuchung) nach Dr. F.X. Mayr geübte Arzt erkennt schon beim ersten Kontakt mit dem Patienten, wie es um diesen bestellt ist:

- **Gang und Haltung** geben uns bereits Hinweis auf körperliche und psychische Verfassung.
- Ein schlaffer, feuchter oder kalter **Händedruck** vermitteln uns oft mehr als alle Worte.
- Ein Blick in das **Gesicht** zeigt die Spuren des Lebens, die äußeren Einflüsse, wie Sonne, Wind und Kälte, aber auch die Einwirkungen der Verdauungsgifte, Sorgen, Überlastung.
- **Verfärbungen der Haut** (gelb, bräunlich, grünlich, blaurot, blass) zeigen uns, dass mit dem Blut in den Adern »Jauche fließt« (39).
- in Griff mit 2 Fingern an die Wangenhaut verrät uns deren Spannung, den Tonus des ganzen Körpers. Dr. Mayr fragte seine Patienten nie: »Wie geht es Ihnen?«, sondern machte seinen **Tonusprüfgriff** und sagte: »Lassen Sie mich schauen, wie es Ihnen geht.«
- Hochgezogene oder nach vorn fallende Schultern und die **Bauchform** sind auch durch noch so gut maßgeschneiderte Sakkos nicht zu verbergen.
- **Mund- und Schweißgeruch** sind untrügliche Zeichen für eine Überschwemmung des Körpers mit Darmgiften.

Ein solcherart geschädigter Patient kann durchaus gerade eine eingehende Untersuchung in einer renommierten Klinik »ohne Befund« absolviert haben, aber die Zeitzünderbombe tickt trotz noch normaler Laborwerte. Ein Beispiel dazu:

Ein türkischer Patient hatte (fast) normale Befunde der berühmten Mayo-Klinik in den USA mitgebracht. Trotzdem fanden sich erhebliche **Gesundheitsrisiken** bei unserer Untersuchung nach den Mayr'schen Kriterien.

Es war dieser Patient, dem bei der Untersuchung Assoziationen an seine heimatlichen Basare kamen. Als wir mit unseren Fingern an seinem Bauch und Brustkorb Maß nahmen, erinnerte ihn das an die jahrhundertealte Medizinschule in Isfahan, wo schon der »Medicus" (13) seine Heilkunde gelernt hatte. 1 Querfinger entspricht der Breite eines Fingers. Der Patient hatte den Nagel auf den Kopf getroffen und ein prinzipielles Problem angesprochen: »Wie weit sollen wir die technisch mögliche Genauigkeit bei der Patientenuntersuchung treiben? Hat eine solch grobe Messung mit **Querfingern** (QF) noch seine Berechtigung – in einer Zeit mit Computer- und Magnetresonanz-Tomografie, Gendiagnostik und Laborbestimmungen im Nanogrammbereich?« Wir stellen uns als Ärzte tatsächlich diese Frage und sind von der Bedeutung der manuellen Untersuchung überzeugt. Ein kleines Problem, welches bei der Interpretation der Messergebnisse be-

rücksichtigt werden muss, ist die Verwendung der Arzthand anstelle der patienteneigenen Hand. Ansonsten eliminieren sich weitere Fehler, wenn immer **derselbe** Arzt den Patienten vor und nach der Behandlung mit seiner Hand beurteilt. Die durch Verdauungsschäden hervorgerufenen Veränderungen an Bauch und Brustkorb sind so gewaltig, dass man sie oft nur mit **2** Händen messen kann! Ein **Großbauchmaß** von 16 Querfingern (normal = 0) oder ein **Rippenbogenwinkel** von 140° (normal = 30°) sind keine Seltenheit. Bei diesen Größenordnungen kommt es wahrlich nicht auf 5° oder 5 mm Genauigkeit an. Was nützt außerdem eine perfektionierte Messtechnik am Bauch, wenn er überhaupt nicht gemessen wird, weil er fälschlicherweise als normal angesehen wird? Würden nur viele Ärzte die im Folgenden teilweise dargestellte Messtechnik beherrschen! Zur Motivierung des Patienten, etwas für seine Gesundheit zu tun, ist diese anschauliche Messung unschlagbar!
»Wissen ist Macht« und ermöglicht die rechtzeitige Behandlung von Krankheitsfrühstadien. Schauen wir uns weitere Abweichungen von der Idealgesundheit näher an:

9.2 Der Badestrand als »Arbeitsplatz« – die Bauchformen

Hier zeigt sich dem aufmerksamen Betrachter die ganze ungeschminkte Wahrheit. Ohne Schlabber-Pullover, Miederhose und engen Gürtel sehen wir die Zeichen fehlerhafter Nahrungszufuhr betreffs Menge, Esstempo und Tageszeit. Über dünnen Beinchen wölben sich durch **Gasansammlung** oder **entzündlich erstarrte Eingeweide** unproportionierte Bäuche nach vorn. Schon kleine Kinder haben oft aufgetriebene Bäuche und ein starkes Hohlkreuz. Auch so genannte Naturvölker imponieren in Filmreportagen mit ähnlichen vorstehenden Bäuchen. Egal ob Natur oder Zivilisation, ein vergrößerter Bauch ist unabhängig vom Körpergewicht ein schwelender Krankheitsherd.
Es gibt aber auch eine Sonderform, den **entzündlichen Kahnbauch**. Solange die Darmmuskulatur noch nicht kapituliert hat, überwiegt die Verspannung der Darmmuskeln unter dem Einfluss der Zersetzungsgifte. Der Darm zieht sich während dieses zeitlich begrenzten Durchgangsstadiums stärker zusammen und wird kleiner.
Je nach Schädigungsstadium, Nahrungszusammensetzung und Veran-

lagung überwiegen Verkrampfung (Tonussteigerung) durch Entzündung oder Erschlaffung. Im Laufe des Lebens kann sich mit der zunehmenden Schädigung die Bauchform ändern. Wenn die Gärung vorherrscht, imponieren die oben schwimmenden gasgefüllten Darmschlingen äußerlich als **Gasbauch**.

Durch die geringere Gasbildung und die lähmende Wirkung der Gifte bei Fäulnis sinken die kotgefüllten Darmschlingen nach unten, der typische **Kotbauch**. Außer allen möglichen Übergangsformen gibt es also 4 Hauptunterscheidungsmerkmale, je nachdem ob die **Vorwölbung oberhalb des Nabels ist (Gas) oder unterhalb desselben (Kot). Der schlaffe Bauch unterscheidet sich vom entzündlichen durch die Lageveränderung seines Inhaltes mit der Körperlage** entsprechend der Schwerkraft. Der schlaffe Bauch zeigt ausgeprägtere Lageveränderungen seiner Eingeweide beim Hinlegen oder Auf-die-Seite-Drehen. Der entzündliche Bauch ist selbst in Rückenlage hart, in der sich die Bauchmuskulatur normalerweise entspannt. Im Stehen, von der Seite betrachtet, sehen wir oft eine unterhalb des Nabels spitz nach vorn stehende Vorwölbung. Diese wird durch die Entzündung, Verkrampfung und Schwellung des Dünndarms hervorgerufen. Sie ist Zeichen hochgradiger Darmschädigung, eben »Entzündung«. In Rückenlage können selbst beginnende Dünndarmentzündungen vom Arzt als schmerzhafte derbe Schwellung in der Tiefe unterhalb des Nabels getastet werden (55), das **Radixödem** (Verquellung der »Wurzel« des Dünndarms).

Wenn Sie wissen wollen, wie es um Sie bestellt ist, dann sollten Sie sich nackt in einem großen Spiegel von allen Seiten betrachten. Bitte stellen Sie sich dabei entspannt hin, ohne für ein Magazin zu posieren. Zur Verdeutlichung sind in den folgenden Beispielen wesentliche Veränderungen dicker gezeichnet.

Haltungsveränderungen sind eine notwendige Begleiterscheinung von Störungen der Verdauungsorgane und werden im folgenden Kapitel erklärt.

Für eine **Inhaltsvermehrung der Bauchhöhle durch kranke Därme** wird Platz geschaffen durch

- Ausschöpfung der inneren Reserven mittels mannigfaltiger Verbiegungen und Verrenkungen der Wirbelsäule, Rippen und des Beckens sowie
- Vorwölbung des Bauches nach vorn, unten, zur Seite und nach oben (unsichtbar in den Brustkorb hinein). Bei zusätzlichem Druckanstieg tritt sogar der Nabel nach außen!

- Eine seltene Sonderform stellt der reine **Speckbauch** dar, bei dem gelegentlich auch eine ausgeprägte Speckschürze einen großen Bauch vortäuschen kann. Sein Träger ist mit Vitalität gesegnet. Er nutzt jede Nahrung maximal aus und hat nur minimale Verdauungsschäden mit geringer Zersetzung. Gern verstecken sich dahinter die vielen wirklich Verdauungskranken. Eine eindeutige Unterscheidung bringen die **Bauchmaße**. Sie beweisen, dass die Bauchhöhle selbst kaum vergrößert ist und sich das Speicherfett nur nach vorn ausbreitet. Diese Form ist gesundheitlich ohne nachteilige Folgen. Dr. F.X. Mayr dazu (36): »Selbst hochgradige Fettansammlung im Bauchraume kann bei normaler Verdauung nie eine nennenswerte Vorwölbung des Bauches erzeugen, wie wir an den fast eingezogenen Bäuchen fetter Hirsche, fetter Kälber ersehen. Auch Mastfettsucht vermag keine so großen Bäuche zu erzeugen, wie sie als Gas- oder Gas-Kotbäuche in Erscheinung treten. Man vergleiche nur den großen Gas-Kotbauch einer Stallkuh mit dem eines Mastochsen.«

Die folgenden Abbildungen 1–3 zeigen **entzündliche Bauchformen**, zum Vergleich der Normalbauch als Nr. 4.

Der Raumgewinn nach außen durch Bauchvergrößerung ist schraffiert, ebenso durch dickere Striche die Stellung von Brustbein und Wirbelsäule.

Abb. modifiziert nach Dr. Rauch (56):

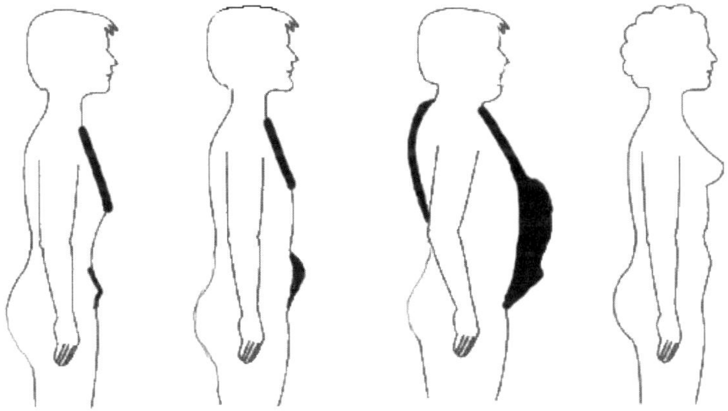

Abb. 1 2 3 4

1: **entzündlicher Kahnbauch** mit »kahnförmiger« Einziehung des Bauches wegen starker Verkrampfung der überreizten Eingeweide – die Spitze unterhalb des Nabels und die leichte Kippung des Brustbeines nach vorn können auch fehlen
2: **entzündlicher Kotbauch** mit spitzer Vorwölbung unterhalb des Nabels und Kippung des Brustbeines aus der senkrechten Normalhaltung nach vorn
3: **entzündlicher Gas-Kotbauch** als Mischform mit Vorwölbung oberhalb des Nabels (gasgefüllte Darmschlingen) und spitzer Vorwölbung unterhalb des Nabels (kotgefüllte, entzündete Darmschlingen) – zum statischen Ausgleich »Hochrückigkeit« (verstärkte Rundung und Ausladen nach hinten der oberen Rückenpartie)
4: so sollte Ihr Bauch aussehen, **Normalbauch** mit senkrechter Stellung des Brustbeines und in dieser Linie nach unten verlaufend die vordere Bauchwand (»Waschbrettbauch« im Illustrierten-Jargon).

Die Abbildungen 5 und 6 zeigen verschiedene Schweregrade bei Gärung, den »eiförmigen« und den »kugelförmigen« **Gasbauch**, die Abbildung 7 kombiniert als **Gas-Kotbauch** mit zunehmender Anhebung des Brustbeines nach vorn, Hohlkreuzbildung und Hochrückigkeit, wie bei 3.
Abb. modifiziert nach Rauch (56):

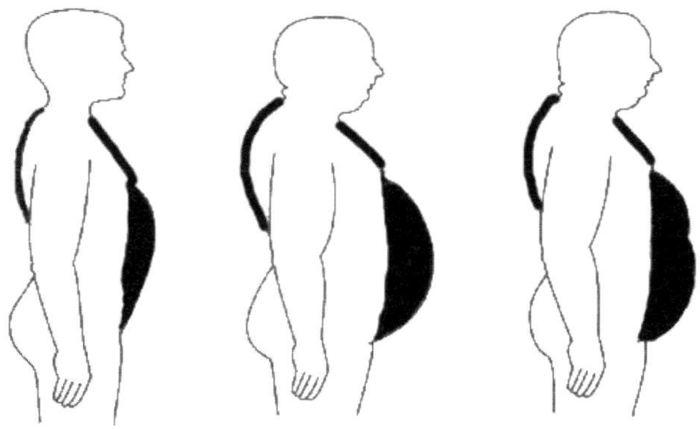

Abb. 5 6 7

Die Abbildung 8 stellt ein bedauernswertes, weil kraftloses Geschöpf dar: **schlaffer Kotbauch** oder **Hängebauch** mit typisch **lässiger Haltung.**

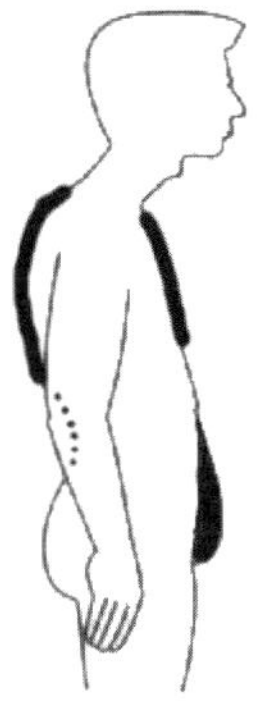

Abb. 8

9.3 Der »aufrechte Gang« des Menschen – die Haltungsformen

Die aufrechte Haltung ist ein Erwerb unserer Vorfahren und sehr energieaufwändig. Da wir bis in die jüngste Vergangenheit mit Nahrungsmangel zu kämpfen hatten, sind wir wie jedes andere Lebewesen auf maximale Energieausnutzung und sparsamsten Umgang damit getrimmt. Das »Problem« der kleinen »Wohlstandsinsel« auf unserem Planeten, in die wir ohne unser Zutun hineingeboren wurden – »wie kann ich möglichst viel essen, ohne dick zu werden« – berührt die Schöpfung nicht. Die aufrechte Haltung muss energiesparend erfolgen, indem alle wesentlichen Rumpfteile – Bauch, Gesäß, Schultern und Rücken – gegeneinander ausbalanciert werden. Die Unterstützungsfläche, über der sich – wie der Eiffelturm – unser Körper erhebt, ist sehr klein. Lediglich das von den leicht gespreizten Füßen begrenzte Trapez kann uns als Basis dienen. Im Gegensatz zum Eiffelturm ist diese Basis bei vielen Menschen kleiner als der »Überbau« (Schultern, Bauch). Jede weitere Vergrößerung des Bauches verschiebt den Körperschwerpunkt weg vom zentralen Lot, der Schwerlinie. Im Sinne der Ökonomisierung der »Haltearbeit« sollte die seitliche Abweichung davon möglichst gering sein. Die Schwerlinie läuft durch den Gehörgang, die 3 Umschlagstellen der Wirbelsäulenkrümmungen, zwischen Hüft-, Knie- und vorderem Sprunggelenk.
»Das Auftreten einer Last vor der Schwerlinie erfordert eine Gegenbelastung hinter derselben ... Man findet daher stets die Größe ... des Rückenbuckels ... korrespondierend mit der Intensität der Ausbuch-

tung des Bauches nach vorn und unten« (36). Ein dicker Bauch erzwingt demzufolge eine Gegenschwingung der oberen Brustwirbelsäule (Hochrückigkeit) und ein starkes Hohlkreuz.

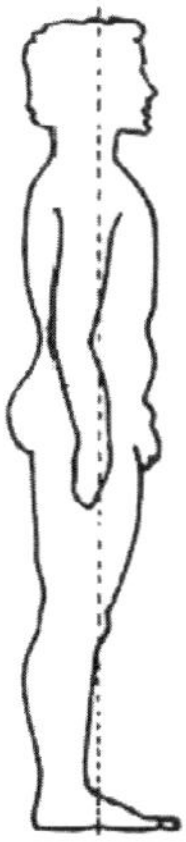

Auch der Raumgewinn und Schutz vor Druck und Zug für die entzündeten und gequollenen Eingeweide innerhalb der Bauchhöhle provozieren je nach persönlicher Kraft teilweise bizarre Haltungen.

»Ein Bild sagt mehr als tausend Worte« – hören wir auf Dr. F.X. Mayr:

Normalhaltung
statisch energiesparend
alle Rumpfteile nahe am zentralen Lot

»muskelkräftige« (vitale) Haltungen 1.–3.
Abb. modifiziert nach Dr. Rauch (55)

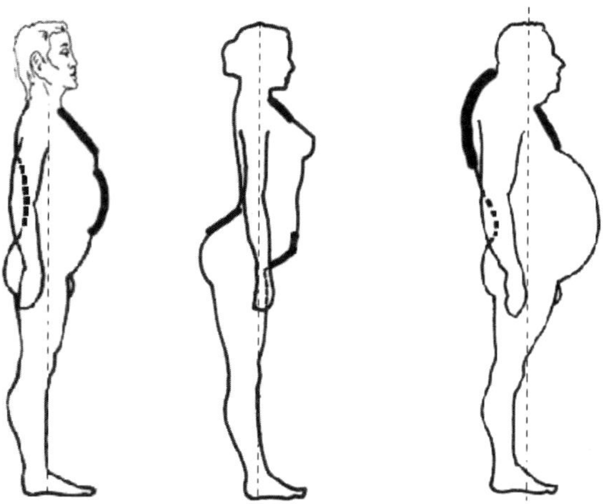

1. Habtacht-Haltung | 2. Enten-Haltung | 3. Großtrommelträger-Haltung

1. »Die Habtachthaltung als Ruhehaltung ist der Ausdruck eines Kompromisses im Verlangen nach möglichster Standfestigkeit und

nach Vermehrung des Bauchraumes, geschlossen auf Kosten der Muskeln. Sie verrät uns ... dass das Individuum kräftig genug ist, die Kosten des eingegangenen Kompromisses zu tragen«.

2. »Die Entenhaltung ist eine Kombination (1. + 4.) ... , eine stark nach vorne geneigte Habtachthaltung ... dass der Bedarf an Bauchraum zufolge Inhaltsvermehrung durch Gase oder entzündlicher Veränderung größer ist, als er durch 1. oder 4. allein geschaffen werden könnte.«
3. »Die Großtrommelträgerhaltung ... die derjenige einzunehmen gezwungen ist, der eine große Trommel trägt ... in diesem Falle den großen Gas-Kotbauch ... Sie verrät uns nach der Art ihrer Entstehung das Vorhandensein großen Gasbauches und einer gewichtigen Masse im Bauchraum ... vor allem Kot in den Gedärmen.«

»muskelschwache« Haltungen 4.–6.
Abb. modifiziert nach Dr. Rauch (55)

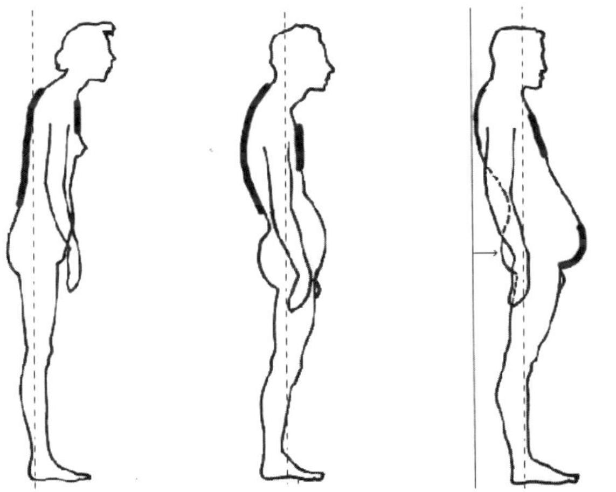

4. **Anlauf**-Haltung | 5. **lässige** oder schlechte Haltung | 6. **Sämanns**-Haltung

4. »Die Anlaufhaltung ist ... eine nach vorne, wie zum ›Anlauf‹ geneigte Haltung des Oberkörpers ... Den Körper in einer solchen Haltung zu erhalten ist ... viel weniger anstrengend als in der Habtachthaltung, denn die ganze Rücken- und Nackenmuskulatur braucht kaum in Tätigkeit zu treten, sondern nur die des Gesäßes und der Beine. Wir sehen ... Darmkranke, die für gewöhnlich die

Habtachthaltung einnehmen, wenn sie müde werden, in die Anlaufhaltung übergehen.«

5. »Die schlechte, richtiger gesagt lässige Körperhaltung ist gekennzeichnet durch einen lang gestreckten Hals, einen runden Rücken und ein Abstehen der Schultern ... sodass die mächtige Rückenwölbung sich fast bis in die kaum merkliche Gesäßwölbung zu verlieren scheint ... Sie entsteht dadurch, dass das Individuum zu schwach ist, um mittels der eigenen Kraft ... die Korrektur der statischen Verhältnisse zu erhalten. Es überl**ässt** daher diese Arbeit der Schwerkraft, daher auch der Name **lässige** Haltung ... Diese von den Müttern viel gescholtene ... Haltung ist nicht ... Faulheit, Nachlässigkeit, sondern die unter diesen gegebenen Verhältnissen zweckmäßigste und ökonomischste Körperhaltung, weil sie mit wenig Aufwand von Muskelkraft sich die Schwerkraft zunutze macht, um den Bauchraum zu vergrößern und dem Körper möglichste Standfestigkeit zu sichern ... dass es schon durch die Beseitigung dieser krankhaften Verhältnisse im Abdomen (= Bauchraum) gelingt, die schlechte Haltung zu einer normalen zu machen, während es durch Kräftigung... der Rückenmuskulatur **allein** nicht gelingt, eine normale Körperhaltung zu erzielen... weil die Disharmonie der statischen Verhältnisse bestehen bleibt. Die Körperhaltung, die dadurch erzielt werden kann, kann dann eben nur eine Habtacht- oder Anlaufhaltung sein.«
6. »Die Sämannshaltung gleicht ... der eines **Sämannes**, der ein schwer mit Korn gefülltes Saattuch vor sich trägt ... sie entsteht am häufigsten in der Weise, dass der Gasgehalt der Eingeweide ab- und der Kotgehalt ... noch zunimmt, sodass dem Individuum immer mehr eine Vorderbelastung des Körpers zu korrigieren übrig bleibt ... Als Maß dient der Abstand des herabhängenden Rockes (= Mantel, Anm. d. Verf.) von der Gesäßwölbung.«

9.4 Wann ist ein Bauch zu groß – die Bauchmaße

»Die Bauchhöhlen der gesunden, erwachsenen Menschen, ob klein oder groß, jung oder alt, sind ungefähr gleich groß.« (39)
Jede **Inhaltsvermehrung** der Bauchhöhle erfordert Raumgewinn durch:

- Haltungsveränderungen mit Verbiegung der Wirbelsäule
- Entfernung von Basis und Spitze der eiförmigen Bauchhöhle, wie

eine Löffelzange, deren Branchen sich spreizen – Kippung des Beckens nach vorn und Hochziehen des oberen Pols der Eingeweidemasse (Leber, Magen, Milz) durch die Kraft des elastischen Lungenzugs

Die Folgen sind in jedem Fall tast- und sichtbar durch eine Vergrößerung der Bauchöffnung.

Bauch- oder Großbauchmaß

Die eigene gespreizte Hand sollte im Idealfall unter Kontakt mit den knöchernen Begrenzungen (Becken und Rippen) die Bauchöffnung abdecken. Wenn der Bauch zu groß ist, wie sogar im folgenden Bild bei einer jungen schlanken Frau, wird der Abstand zu den Referenzpunkten Beckenkamm oder Rippen in Fingerbreite (Querfinger) gemessen (hier das »Bauchmaß«). Details zur hier nur auszugsweise dargestellten Diagnostik nach Dr. F.X. Mayr sind Ärztekursen vorbehalten und im Standardwerk von Dr. Rauch (55) nachzulesen.

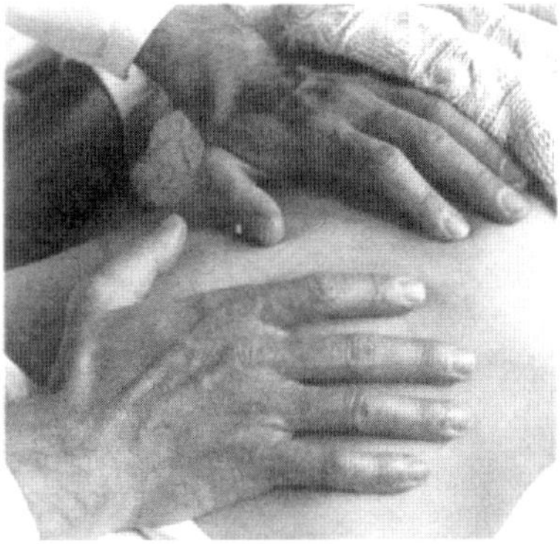

Diagnostik nach Dr. F.X. Mayr:

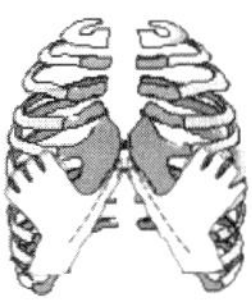

- Verhältnis von **Bauch- zu Gesäßumfang** (Kapitel 2.3)
- **Rippenbogenwinkel**, ideal 30–40°, nicht selten bis 140°! (der Arzt legt dazu seine Daumen an den Innenrand der beiden unteren Rippenbögen)
- Der kräftige Dünndarm zieht sich hinter dem Nabel wie ein »Igel« zusammen. Dadurch entsteht unterhalb davon eine **U-förmige Delle**, die auf antiken Statuen oft zu sehen ist. Der Abstand

der unteren Begrenzung dieses Dünndarmpaketes bis zum Schambein (»Symphyse«) beträgt in Rückenlage idealerweise 4 Querfinger (**Ptose**maß). Wegen der Überforderung des Dünndarmes entsteht eine Darm**senkung** (»Entero**ptose**«). Wir können dann keinen einzigen Finger mehr zwischen unterem Dünndarmpol und Symphyse einlegen, weil der schlaffe Dünndarm bis ins Becken herunterhängt. Er lastet dann schwer auf den Beckenorganen (Blase, Gebärmutter und indirekt auf dem Beckenboden bei der Frau)

- Als **Dünndarmmaß** bezeichnen wir die Tiefe des Eindringens der schräg aufgelegten Handkante beiderseits neben diesem Dünndarmpaket (ideal 4 QF). Es zeigt uns vor allem die Reizung des darunter liegenden Dickdarmes an.
- Der **Dickdarm** selbst wird mit den darüber hinwegrollenden, fein tastenden Fingern untersucht auf Schmerzhaftigkeit, Verschieblichkeit und Umgreifbarkeit (bis zur rückseitigen Anheftung an der Bauchwand).
- Die **Leber**schwellung wegen Überforderung und Ermüdung kann bis 8 QF (unter dem Rippenbogen) betragen und wird bei tiefer Einatmung getastet. Die gesunde Leber soll weich wie eine Daunendecke sein und somit nicht tastbar gerade bis zum Rippenbogen reichen.
- Eine Schwellung entzündeter Bauchorgane führt zur Spannung ihrer Kapsel und Erschütterungsschmerz. Die Prüfung erfolgt durch Beklopfen (über Darm, Magen, Leber, Milz).
- Die obere Abgrenzung des Bauchraumes gegenüber der Lunge durch das Zwerchfell, die durch **Zwerchfellhochstand** bedingte **Herzverlagerung nach links** und der **Luftgehalt der Därme** werden, wie bei einer Trommel, ebenfalls durch den Klopfschall mit dem Finger bestimmt. Nicht nur die Ausdehnung des luftgefüllten Areals lässt sich dabei durch den Unterschied im Klopfschall abgrenzen. Sogar die **Spannung**, unter der die gasgefüllten Därme stehen, ist an der Klanghöhe erkennbar (wie bei einer gespannten Saite der Violine).
- Jedes Hochziehen des Brustkorbes, um der Eingeweidesenkung entgegenzuwirken, vergrößert den Abstand zwischen der 11. Rippe und dem seitlichen Beckenkamm. Normalerweise kann man da mit nur einem tastenden Finger eindringen. Sogar die Tagespresse stellt die Frage: »Wo sind die Taillen geblieben?« Hatten die weiblichen Superstars vor 40 Jahren noch einen Taillen-

umfang von 58 cm, ist die Taille bei den heutigen Damen wesentlich weniger ausgeprägt. Schon Dr. F.X. Mayr beschrieb das **Höherrücken der Taille** als typisches Schädigungszeichen, welches den Missbrauch der Atmung zur Korrektur einer krankhaften Situation im Bauchraum aufdeckt.

- Die Lendenwirbelsäule soll sich nach einigen Minuten in Rückenlage entspannt der Unterlage anschmiegen. Wenn die Wirbelsäule aber durch einen kranken Darm in Hohlkreuzstellung fixiert bleibt, können wir bis zu einer handbreit (4 QF) Abstand von der Unterlage durch Einlegen der senkrecht auf der Kante stehenden Hand nachweisen. Dieses **Lordose**maß beweist den Einfluss der Eingeweide auf die Stellung der Wirbelsäule entgegen der Schwerkraft.
- Wenn der **Nabel aus der Mittellinie zur Seite abweicht** oder der ganze Bauch **schief** erscheint, liegt dem meist ein einseitiger **Reizzustand** im Bauchraum zugrunde. Jeglicher Reizzustand im Verdauungstrakt führt über Reflexe zur örtlich begrenzten Verspannung der Bauchmuskulatur, die wir durch feinstes Betasten fühlen können.

9.5 Der »athletische« Brustkorb – ist er erstrebenswert? – die Brustkorbformen

Wer lässt sich nicht auf den ersten Blick gern von einem stattlich gewölbten Brustkorb blenden? Mein erster Besuch auf der Pferderennbahn endete mit einem Fiasko. Alle kräftigen Pferde, auf die ich gesetzt hatte, verloren. Den Unterschied zwischen den kräftigen »Warmblutpferden« und den schlanken, aber feurigen »Vollblutpferden« habe ich erst später erfahren. Sieger waren die eher schlanken »Vollblutpferde«, die Araber. Ähnlich ist es, wenn man sich Super-Ausdauersportler ansieht (Radprofi Jan Ullrich oder Moutain-Biker, Hawaii-Triathlon-Sieger). Sie wirken eher schmächtig, vor allem ihr Brustkorb. Bei logischer Betrachtung muss das auch so sein. Ein schon in Ruhe aufgeblähter Brustkorb hat keine größere Ausdehnungsmöglichkeit bei Belastung mehr. Seitdem fällt mir schon auf der Straße jeder Mann mit hochgezogenen kastenförmigen Schultern als »Verdauungskranker« auf. Wie sich die Mode doch weg vom Ideal des Gesunden entwickelt, merkt man an der Schulterpolsterung der Frauen-Blazer. Sie imitieren die hochgezogenen Schultern des

schwerst Verdauungsgeschädigten. Im Gegenzug fällt mir jede Frau mit rückenfreiem Kleid auf, deren Schulterblätter den Idealabstand 3 QF haben. Sie werden es nicht glauben, aber ich kann diese offenbar idealgesunden Personen, die ich je gesehen habe, an meinen 10 Fingern abzählen. Das spricht nicht gegen die Richtigkeit der von Dr. Mayr gefundenen Gesundheitsmaße, sondern beweist die fortgeschrittene Degeneration des »zivilisierten« Menschen.
Dr. F.X. Mayr hat erkannt, dass der zunehmende Schädigungsgrad mit Erschlaffung und Senkung der Verdauungsorgane ein der Schwerkraft entgegenwirkendes Hochziehen des Brustkorbes mit Weiterstellung erfordert. Diese beginnt im oberen Drittel und pflanzt sich im Laufe des Lebens nach unten fort. Daraus ergeben sich Schweregrade in folgender Reihung:

Brustkorbformen

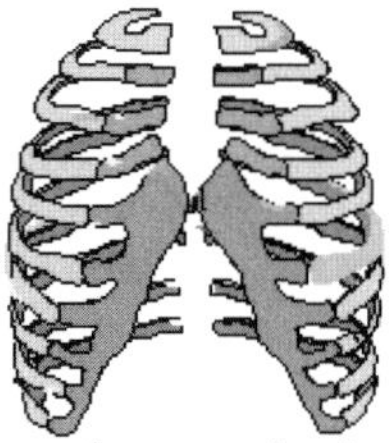

1: Normaler Brustkorb

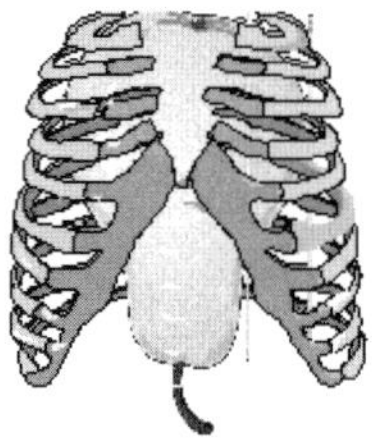

2: **birnen**förmiger Brustkorb

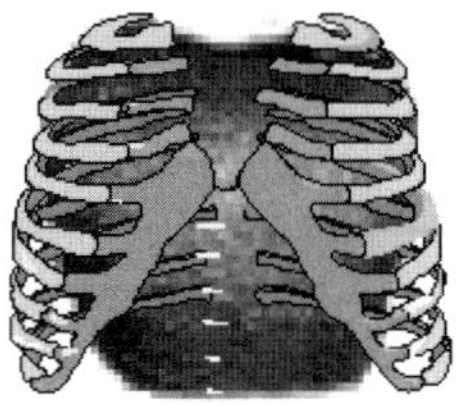

3: **schellen**förmiger Brustkorb

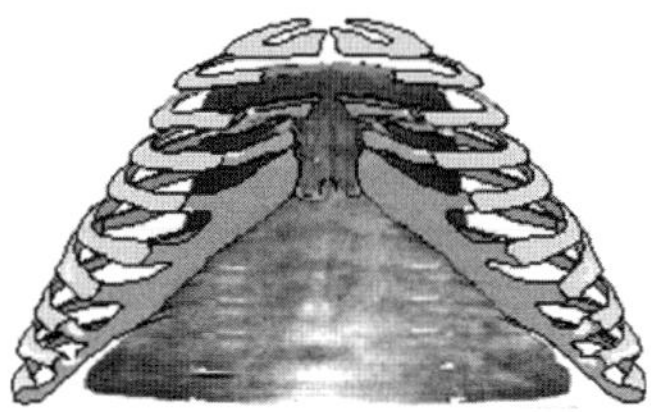

4: **glocken**förmiger Brustkorb

Parallel zur Weiterstellung, von oben nach unten fortschreitend, verlieren die Rippen ihre Elastizität, der Brustkorb wird **hart**. Wenn man in den 3 Etagen (oben: in Höhe der Achselhöhle, mittig: seitlich von den Brustwarzen, unten: etwas oberhalb der Taille) mit beiden Händen von der Seite versucht, den Brustkorb zusammenzudrücken, spürt man den Unterschied. Ein guter Vergleich sind kleine Kinder. Fast so weich müsste der Brustkorb sein. Bei Erwachsenen mit weit

verbreiteten Verdauungsstörungen findet man höchstens im unteren Drittel noch eine ausreichende Eindrückbarkeit.
»Die Hand des frei abhängenden, gestreckten Armes, die beim darmgesunden Menschen die ... Hüftwölbung berührt, schwebt weit von dieser ... in der Luft« (39), eben wegen der Weitstellung des oberen Brustkorbes. Das können Sie leicht selbst prüfen, zusammen mit Ihrem besten Freund, dem Spiegel.
Durch die eingeschränkte Atemexkursion im oberen weit- und festgestellten Teil des Brustkorbes wird dort auch die Durchblutung behindert. Es ist sicher kein Zufall, dass sich gerade dort in den Lungenspitzen der erste Herd bei beginnender Tuberkulose ansiedelt.

9.6 Unebenheiten am Brustkorb als Folge von Darmstörungen – die Buckel

Um gezielt in eine bestimmte Richtung die Spannung der elastischen Lungenfasern zu erhöhen, werden die Rippen über den geschädigten Bauchorganen stärker vorgewölbt. So wird deren Senkung entgegengewirkt. Auch zur Verminderung von Druck auf die gereizten Eingeweide erfolgt diese lokale Weiterstellung der Rippen. Diese wurden von Dr. Mayr als »Buckel« bezeichnet und sind nachfolgend (schematisch übertrieben) abgebildet. Auch als Fernstörung von den Eingeweiden hervorgerufene Verquellungen des Unterhautgewebes, die wir nur bei feinstem Darüberstreichen mit den Fingern spüren können, bezeichnen wir als »Buckel«. Sie sind also nicht zu verwechseln mit dem Buckel bei Verbiegung und Verdrehung der Wirbelsäule.

Die folgende Darstellung modifiziert nach Dr. Rauch (55), zeigt diese »Buckel«:

1: Leber
2: Zwölffingerdarm
3: Magen
4: Herz

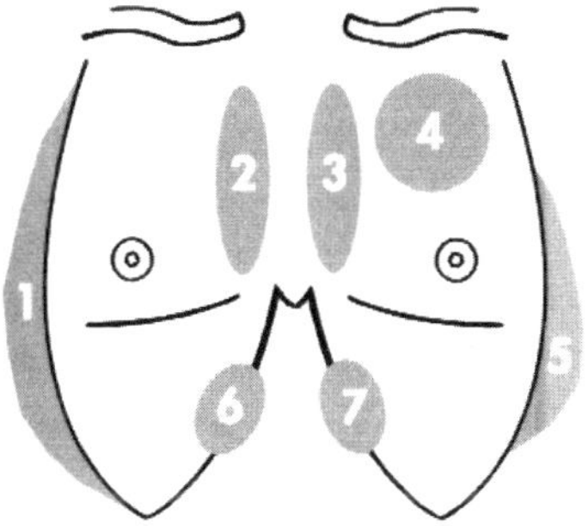

5: linke Dickdarmschleife
6: Galle
7: quer verlaufender Dickdarm

9.7 Die Folgen der Darmstörung sind messbar – die Brustkorbmaße

Schulterhöhe

Der **Hochstand** einer Schulter im Vergleich zur Gegenseite (rechts durch Leberschädigung, links durch Reizung der linken Dickdarmschleife hervorgerufen), wird ebenfalls in Querfingern angegeben. Dass es sich dabei meist nicht um ein von der Wirbelsäule ausgehendes Problem handelt, sehen wir an der Normalisierung im Kurverlauf.

Schulterblattabstand

Der innere Rand der beiden Schulterblätter hat idealerweise einen Abstand von 3 QF. Durch das »Aufdrehen« der Rippen bei der Brustkorberweiterung gleiten die Schulterblätter auf den ellipsenförmigen Rippen nach außen. Ein Abstand von 6 QF ist leider der »Durchschnitt«, Werte von 11 QF keine Seltenheit! Der Schulterblattabstand zeigt als Kompensationsmechanismus also ebenfalls den Grad der Darmschädigung an.

Brustbeinhöhe

Im Stehen soll das Brustbein annähernd senkrecht, in der Rückenlage waagerecht verlaufen. Ein auf das Brustbein aufgelegtes Lineal soll idealerweise auf dem Schambeinknochen aufliegen. Durch den Zwang, einen Zwerchfellhochstand aufrecht zu erhalten, wird das Brustbein angehoben, nach vorn oben gekippt. Den Nachweis dieser Fehlstellung erbringt besagtes Lineal. Sein unteres Ende steht dann in die Höhe, 5 bis 40 (!) Zentimeter über dem Beckenknochen. Im Kurverlauf, mit nachlassender Notwendigkeit, wird dieser Abstand kleiner. Dazu die modifizierte Abbildung von Dr. Rauch, aus (55):

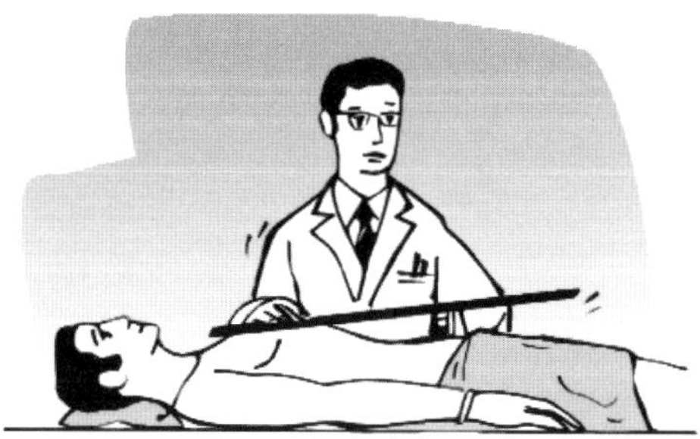

9.8 Der Spiegel der Gesundheit – das Gesicht

Dr. F.X. Mayr hat uns aus gutem Grund das Gesicht zur Beurteilung des Gesundheitszustandes empfohlen. Wer kann uns anschaulicher diesen »Spiegel« erklären als sein Schüler Dr. Kojer, der nun wiederholt zitiert wird:

Wir fragen z.B. »Ist Dir etwas über die Leber gelaufen?« – ohne die Leber untersucht zu haben – oder: »Du strahlst ja so, hast Du ein besonderes Glück erfahren?«

Schönheit besteht nicht nur in makellosen Gesichtszügen oder Körperformen, sondern vor allem im Strahlen des Gesichtes.

Das Gesicht hat die feinsten Muskeln des menschlichen Körpers und ist deshalb prädestiniert, auf kleinste Veränderungen im inneren Milieu – chemisch im Blut oder nervlich – zu reagieren.

Die generelle **Form** des Gesichts ist bei uns **oval** (siehe »Schönheitsideal« Kapitel 8.2). Sie hängt natürlich von der knöchernen Grundlage, der Schädelform ab. Bei anderen Völkern kann die gesunde Normalform dementsprechend etwas anders sein, z.B. bei den Mongolen.

Wenn aber ein Missverhältnis besteht zwischen dem, was der Körper braucht, und dem, was

- wir ihm in unserer »unendlichen Güte« geben,
- er zeitgerecht zu leisten im Stande ist,
- er gerade in diesem Moment mit seiner vegetativen Steuerung bewältigt,

wird nur ein Teil der eingebrachten Kost für die Zellen verwertbar. Der Rest fällt der Zersetzung anheim. Diese Giftstoffe gehen ins Blut und werden an allen Zellen zusätzlich wirksam. Am schnellsten und deutlichsten erkennen wir das am Gesicht. Wer von der Natur mit Lebenskraft reich beschenkt wurde, kann die Wirksamkeit dieser Störstoffe durch Wassereinlagerung ins Gewebe, durch Verdünnung reduzieren. Das Gesicht wird **runder**. Lateinische Ausdrücke umschreiben das (wegen Unverständlichkeit) vornehm. Verwenden wir ruhig den volkstümlichen Begriff dafür: **Vollmondgesicht**. Dieses Gesicht verrät uns, dass es sich bei seinem Besitzer um einen vitalen Menschen handelt, dessen Stoffwechsel nicht mehr ganz gesund ist. Bei Frauen sieht man Frühstadien dieses Gesichtstyps, voll, rund und glatt, sehr gerne. Sie wurden von der Filmindustrie lange Zeit als »Schönheitsideal« verkauft, stellen aber eigentlich erste leichte Krankheitsstadien dar.

Der »zu schlanke Mensch« neigt bei zunehmender Schädigung dazu, eher den Weg der **Atrophie**, der »Aufzehrung« der elastischen Fasern der Haut zu gehen. Dabei wird die Haut immer dünner und von der knöchernen Unterlage weiter abhebbar. Zunächst bleibt sie glatt, obwohl sie die »Funktion des straffen Trikots« nicht mehr erfüllt. Die beginnende Erschlaffung zeigt sich schon am Herabhängen der Unterlippe. Die Hautfalte der **Vitalen** wird durch Wassereinlagerung dicker und fühlt sich »sulzig« an. Aufklärung der Frage: »gesund oval« oder »zu krank um rund zu werden«, bringt der **Tonusprüfgriff** (Kapitel 9.1). Damit können wir auch einen »auftrainierten« Muskelprotz mit möglicherweise papierdünner Haut als angeborenen »Schwächling« (= Atrophiker) entlarven. Er wird ein umfangreiches Training, vor allem im Langzeitausdauerbereich (Mountainbike, Triathlon ...), wegen der unzureichenden Verdauungskraft nicht ungestraft über viele Jahre verkraften. Er kann die notwendige Energiemenge nicht aufnehmen. Ein Teil des zu viel Gegessenen verfällt der Zersetzung ...

Wenn die Schadstoffe im Blut die muskulären und elastischen Elemente der Haut und des Unterhautgewebes so weit geschädigt haben, dass es der Schwerkraft folgend herabsinkt, entsteht das **quadratische Gesicht**, auf gut Deutsch das »**Bulldogg-Gesicht**«. Das erste Zeichen dafür ist das Verschwinden der »Kinnlinie«. Der fein tastende Finger gleitet dabei von der Kinnspitze entlang des Unterkieferknochens nach oben. Nach einem Drittel verliert sich der Knochenkontakt wegen des schlaff herabsinkenden Gewebes.

Modifiziert wird das Herabsinken des Gewebes im Gesicht durch die nicht gleichmäßige Anheftung an der knöchernen Unterlage. Das weniger fixierte Gewebe sinkt über das stärker befestigte darüber, es bildet sich eine **Falte**. Wo eine Falte ist, ist etwas »zu viel«. Die **Furche** (»Runzel«) ist im Gegensatz dazu »wie mit dem Messer hineingeschnitten«. Nur Menschen mit der Fähigkeit zur Wassereinlagerung und Speckbildung (»Vitale«) bekommen Falten, die »ausdauernden Atrophiker« dagegen Furchen. Jede Falte und Furche ist ein Schädigungszeichen. Das normale Altern ist **nicht** zwangsläufig damit verbunden!

Falten bilden sich bevorzugt am Kinn (Doppelkinn), an der Stirn und zwischen Nase und Mund.

Schon bei jüngeren Menschen können sich furchenartige Veränderungen, nämlich feine »Krähenfüße« an den Augenwinkeln bilden.

Bei Frauen ist eine gewisse Eitelkeit durchaus eine wichtige Motivation. Wir hören gelegentlich: »Ich bekomme nach der Kur so viele Falten!«. Doch wird hier Falte mit Furche verwechselt. Dr. Kojer pflegt in diesem Fall zu erwidern: »Bemühen Sie sich weiter, werden Sie ein ganz braver Mayr'scher Engel. Die Furche, die Sie mir als Falte verkaufen wollten, wird sich glätten.«

Bei Seeleuten oder Wald- und Landarbeitern fand man besonders zerfurchte Gesichter, Runzel an Runzel. Nicht, dass sie besonders ungesund gelebt hätten, der zusätzliche Klimareiz zeichnet dafür verantwortlich. So weit zur Form des Gesichtes.

Die normale **Farbe** des Gesichtes können wir eigentlich nur beim Säugling studieren – überall **gleichmäßig rosa**. Das ältere Kind kommt dann im Winter schon dick eingepackt ins Freie, nur das Gesicht schaut heraus. »Gesunde« rote Wangen sind für uns eine interessante Mitteilung. Die klimatischen Einflüsse wirken auf das, was die Farbe ausmacht – das durchschimmernde Blut in den kleinsten Gefäßen. Je stärker deren Blutfülle durch Gefäßerweiterung ist, umso röter wird die Haut. Das Gegenteil bewirkt die Verengung der kleinsten Hautgefäße, die Blässe. Ein Gesicht »wie Milch und Blut« bedeutet, dass in demselben Gesicht gleichzeitig Stellen mit Erweiterung und Verengung der Blutgefäße vorhanden sind. Wie im Kapitel »Tonus« (8.7) besprochen, ist die erste Reaktion auf ständige Reize, ob klimatisch von außen oder chemisch aus dem Blut, ein »krankhaftes Zuviel«. Das bedeutet für die kleinsten Blutgefäße »Engstellung«, für die Haut »Blässe«. Im Zuge der Erschöpfung folgt das »krankhafte Zuwenig«, die »Rötung« der Haut. Warum haben wir im Gesicht beides nebeneinander, wo doch das ganze Gesicht vom selben Blut versorgt wird? Das Gesicht gleicht einer Gebirgslandschaft mit Bergen (Stirnhöcker, Nase, Kinnspitze, Wangen) und Tälern (Augenhöhlen, Mundregion). Auf den »Bergspitzen« wirken die Klimareize Wind, Kälte, Hitze und Nässe intensiver als in den »Tälern«. Deshalb stürzen die Blutgefäße auf den Gipfeln früher in die Lähmung, in das krankhafte Zuwenig ab, die Haut wird gerötet. Um den Mund herum halten die Blutgefäße den Erregungszustand des krankhaften Zuviel noch längere Zeit durch. Die dortige Blässe ist in der Medizin ein bekanntes Phänomen, nur die Erklärung dafür lieferte erst Dr. Mayr!

Wenn im geröteten Bereich, meist Wangen oder Nasenspitze, mit bloßem Auge dünne rote Striche erkennbar sind, sind dort kleinste Blutgefäße in Weitstellung erstarrt. Das sagt uns, dass die Versorgungssituation nicht nur im Gesicht, sondern im gesamten Blutkreislauf beeinträchtigt ist.

Nun ist »rot« nicht gleich »rot«. »Hellrot« steht für gute Sauerstoffversorgung, »blaurot« für schlechte.

Das wichtigste im Gesicht sind zweifellos die **Augen**.

Im Augenweiß erkennen wir meist einen **Gelbstich**, der auf Leberbelastung hinweist. Ein Herabhängen des Gewebes über das Oberlid zeigt die Ermüdung, die Verminderung des Tonus. Interessant ist die so genannte **Tränenstraße**. Wenn die Tränenflüssigkeit zur Ausscheidung von Stoffwechselgiften herangezogen wird, wirkt sie ätzend auf die Haut. Da im Schlaf Tränen aus dem Auge rinnen, wird auf der bevorzugten Schlafseite eine solche Tränenstraße in die Haut am äußeren Augenwinkel geätzt. Wir sehen dann einen dunklen Strich. Die Gegenseite der Schlafseite wird geschont. Eine Tränenstraße links deutet auf Leberbelastung, rechts auf Herzbelastung hin.

Wenn man das Augenlid herunter zieht, kann aus der Farbe der Bindehaut der Augen auch ein Hinweis auf die Blutversorgung des ganzen Körpers gewonnen werden.

Der **Mund** soll durch einen gut gespannten Ringmuskel **voll**, aber nicht schlaff sein. Die Breite sollte die Nase nicht wesentlich überragen.

»Durch die Erschlaffung des Ringmuskels des Mundes ... bleibt der Mund in Ruhe mehr oder weniger offen, wodurch allein schon die Intelligenz des Ausdruckes wesentlich beeinträchtigt wird ... Der Mund verliert seine schön geschwungenen Linien und erscheint in seinen Winkeln nach abwärts verzogen. Diese Verunstaltung des Mundes im Vereine mit den beschriebenen Falten gibt dann dem Gesichte jenen melancholischen, leidenden Ausdruck, der den Magen-Darmkranken schon von weitem kenntlich macht« (39).

Der Übergang des Lippenrot in die normale Haut ist scharf begrenzt, nicht ausgefranst (44). Die Lippenfarbe ist bei einer guten Sauerstoffsättigung des Blutes hellrot, bei Blutarmut blass und bei Sauerstoffmangel bläulich.

Die **Zunge** zeigt uns ebenfalls durch ihre Form, Farbe und Belag den Gesundheitszustand an. Eine geschwollene Zunge ist das Spiegelbild einer Schwellung der Eingeweide, vor allem Leber und Dünndarmwurzel (»Radixödem«). Dabei wird die vergrößerte Zunge stärker als normal gegen die Zähne gedrückt. Wir sehen an den Zungenrändern Zahneindrücke.

Tiefe Risse, wie »Gletscherspalten«, deuten auf Säurebelastung hin. Der Zungenbelag entsteht durch das Hängenbleiben von Stoffwechselgiften, die vermehrt mit dem Speichel ausgeschieden werden. Die Tatsache, dass die Notwendigkeit zur Entgiftung über die Mundhöhle besteht, zeigt die gestörte Verdauung. Ob weiß, gelb, braun oder schwarz, die jeweiligen Giftstoffe bleiben an den Geschmacksknospen der Oberfläche dieses wichtigen Sinnesorganes hängen. Beim Fasten sehen wir fast immer einen dicken Zungenbelag. Er beweist die Umschaltung des Stoffwechsels auf die inneren Reserven. Ist der Belag plötzlich ohne Abbürsten der Zunge verschwunden, hat der Fastende wahrscheinlich auf äußere Energiereserven zurückgegriffen. So wollen wir »Nebenher-Essen« in der Kur diskret umschreiben.

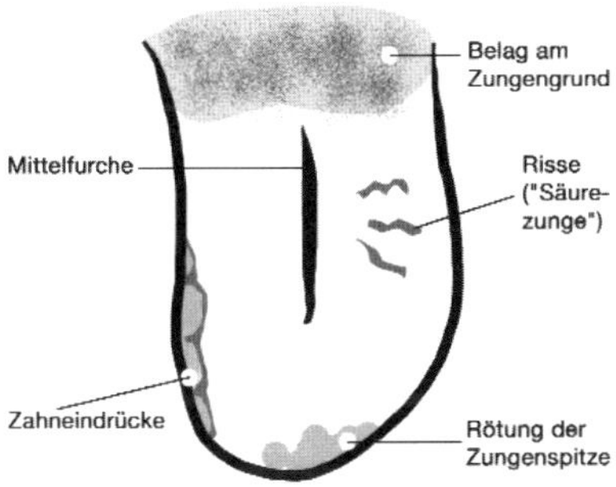

Dass bestimmte Lokalisationen der Zungenoberfläche mit inneren Organen korrespondieren, wird von der Akupunkturlehre behauptet (»Somatotopien«). So soll die Zungenspitze mit dem »Herzen« zusammenhängen, der Rand mit der Leber, die Mittelfurche mit dem Verdauungstrakt und der hintere Teil mit Blase und Niere. In dieser Richtung, von vorn nach hinten, reinigt sich die belegte Zunge im Kurverlauf. Eine tiefe Mittelfurche spricht für einen anfälligen Magen-Darm-Trakt. Kleine Seitenfurchen deuten den betroffenen Bereich an (oberer, mittlerer oder unterer Verdauungstrakt).

Ungewollt werden wir auch Zeuge der aus den Eingeweiden nach oben entweichenden Dämpfe. Der **Mundgeruch** hat nämlich nur in den seltensten Fällen seine Ursache in schlechten Zähnen. Durch Aufstoßen gelangt Luft aus dem Magen in die prüfende Nase des Untersuchers. Viel bedeutsamer ist der Anteil der Darmgase, der den Darmausgang als natürlichen »Auspuff« nicht erreicht. Er tritt in die Blutbahn ein. Die Leber schafft es meist nicht, diese **Sumpfgase** beim ersten Blutdurchlauf vollständig herauszufiltern. So gelangen sie in die Lungen und in die Ausatemluft. Wenn es sich gelegentlich einmal um Alkohol oder Knoblauch handelt, ist dies zwar unangenehm, aber unschädlich. Fäulnisstoffe sind wesentlich penetranter und ein schlimmes Omen für die Zukunft des »versumpften« Darmkranken.

Aber nicht nur aus dem Mund strömt uns das Resultat schlechter Verdauung entgegen. Auch die **Schweiß- und Talgdrüsen** werden als Notventile zur Giftausscheidung missbraucht, »blutreinigend« eingesetzt. Der normale Schweiß ist ein klares und geschmackloses Wasser. Durch Verdunstung wird dem Körper Wärme entzogen und die »Behaglichkeit« bei Hitze garantiert. Jeder von uns ist zumindest ein wenig verdauungsgestört. Deshalb werden diese Drüsen bei allen nicht nur wärmeregulierend eingesetzt. **Der Schweiß wird klebrig, übel riechend und hautreizend.** Dort, wo Haut auf Haut liegt, wie in der Achselhöhle, Leistengegend, unter den Brüsten oder zwischen den Fußzehen geht die Widerstandsfähigkeit der Haut verloren. Bakterien und Pilze machen sich breit. Nie gab es so viele Hautpilzerkrankungen, trotz der heute besseren Hygiene. Das Terrain ist von innen, aus dem Blut vorgeschädigt. Unsere Haut, Kriterium der Schönheit, wird zum Spiegelbild unserer inneren »Versumpfung«. Desodorants, auf Deutsch »Entstinker«, sollen einen angenehmen Geruch darüber geben. »Schweißkiller« werden dazugegeben, die unsere Drüsen eine Zeit lang außer Gefecht setzen sollen. Die Natur hat uns Notausgänge geschenkt, damit sich unser Fehlverhalten in seinen Konsequenzen etwas reduziert. Diese mauern wir einfach zu, aber nicht ohne schwer wiegende Dauerschäden.
Die **Talgdrüsen** produzieren das beste Hautöl, welches auch die Haare optimal pflegt. Kosmetik könnte so billig sein! Im Mittelalter war ein Vollbad zur Körperreinigung ein sehr seltener Höhepunkt im Jahr. Uns erscheint das heute unvorstellbar. Das wäre es auch, wenn die Menschen damals schon so viel Störstoffe über die Haut hätten ausscheiden müssen.
Auch am Beispiel der Schweiß- und Talgdrüsen kann der gesetzmäßige Gang der Dinge (Kapitel 6.) verfolgt werden:

- »krankhaftes Zuviel« bedeutet in der Pubertät, dass die Haut »verschmiert« ist, wegen krankhafter Ausscheidung über den Talg
- »krankhaftes Zuwenig« finden wir viele Jahre später an Händen und Füßen beginnend, die »trockene, gerötete, schuppende Haut«. Kosmetikerinnen wissen um den Wechsel des Hauttyps beim Älterwerden, doch meist nicht den Grund dafür – woher auch, wenn sich schon Ärzte damit schwer tun.

Die **Haut** passt sich normalerweise dem Körper wie ein **eng anliegendes Trikot** an. Wenn das Blut rein ist, nähert sich der Spannungszustand der Haut wieder diesem Ideal.
»Das Blut der Darmkranken ist stets mit Giftstoffen verunreinigt ... als

Koprämie (Kopron = Kot, Haima = Blut) bezeichnet ... Die **Brüste** hängen nicht an der Brustwand, sondern sie werden... durch die Enge des Hautschlauches ... in ihrer Lage erhalten ... Nicht durch ihre Größe glänzt die normale, schöne Brust, sondern dadurch, dass sie in jeder Lage des Körpers stets dieselbe Lage, Form und Höhe beibehält ... Die Zunahme der Wölbung der unteren Fläche der Brust (im Stehen, Anm.) ist das erste Zeichen des Welkens dieser Zierde des weiblichen Körpers.« (39) Wenn schon junge Frauen zur diesbezüglichen Korrektur einen Schönheitschirurgen bemühen, muss deren »Trikot« schon sehr »müde« sein. Was kann man bei einer gegen unsere Natur gerichteten Lebensweise auch besseres erwarten?
Die **Haare** als Hautanhangsgebilde machen diese Entwicklung parallel mit. Sie sind ein besonders anschauliches Zeichen für die Kapitulation nach jahrzehntelangem Kampf. In der Jugend herrscht das Erregungsstadium mit widerborstig hochstehenden Haaren vor, nur Wasser oder Gel können sie bändigen. Später werden die Haare immer braver. Im hohen Alter liegen sie dann wie »angeklebt« – das Lähmungsstadium des »krankhaften Zuwenig«.
Die **Nägel** gehören zwar nicht zum Gesicht, sind aber auch Hautanhangsgebilde und Schönheitsmerkmal. So sehen wir auch an ihnen Rillen, Brüchigkeit oder einen Gelbstich bei leichtem Druck auf den Nagel als Resultat der Blutbeschaffenheit.

9.9 Sherlock Holmes kombiniert – die diagnostischen Ketten

Das heißt so viel wie »Indizienprozess«. Auch ohne »Eingeständnis« des Patienten und ohne Kenntnis seiner Krankengeschichte findet der Arzt bei der Untersuchung nach Dr. Mayr untrügliche Beweismittel. Diese reihen sich logisch aneinander wie eine »Kette«. Nehmen wir als eine häufige Variante die Leberschädigung. Sie steht natürlich nicht allein im Raum. Voraussetzung und Folge dafür sind weitere Organschäden.
Beim ersten Blick ins Gesicht sieht der Arzt schon eine leichte Gelbfärbung der Augen (Subikterus). Das beweist, dass die Leber zu müde ist, um den gelben Gallenfarbstoff (Bilirubin) vollständig abzubauen. Der Tonus der Haut findet sich über dem linken Wangenknochen schwächer als rechts, weil der Patient zwecks Schonung der müden Leber überwiegend auf der linken Seite schläft. Das rechte Schulter-

blatt steht höher als das linke, ebenfalls zur Schonung der Leber. Deswegen werden die Muskeln auf der rechten Halsseite überbeansprucht, da sie die rechte Schulter ständig höher heben müssen. Diese Muskelverspannung rechts behindert die Kopfdrehung nach rechts. Auf der Zunge findet sich wahrscheinlich ein gelblicher Belag und die Ränder zeigen Zahneindrücke (wegen Schwellung der Zunge). Die rechte Brustkorbseite ist vorgewölbt – Leberbuckel – und klopfschmerzhaft. Soweit ist alles logisch. Wie erklären wir uns aber Befunde, die nicht ins Bild der vorherrschenden Leberbelastung passen? Wenn die linke Schulter höher steht als die rechte, bedeutet das nicht, dass die Leber in Ordnung wäre. Es sagt nur, dass die linke Dickdarmschleife **noch stärker** als die Leber geschädigt ist. Wenn im Kurverlauf die rechte Schulter plötzlich höher steht als die linke – und es vorher andersherum war – ist auch nicht die Leber durch die Kur schlechter geworden. Nein, die Leber hat sich auch erholt, aber langsamer als die linke Dickdarmschleife. Also, alles ist möglich!
Die Diagnostik nach Mayr ist für den Arzt regelrecht spannend: Was tut sich von Tag zu Tag, ja sogar binnen 15 Minuten nach einer Bauchbehandlung? Die Demonstration ist für den Patienten beeindruckend und wichtig für seine Motivation.

Zusammenfassung:

Wir können anhand der feinsinnigen Untersuchung die Metamorphose von **Krank zu Gesund** und von **Alt zu Jung** beobachten. Wir erleben, wie sich im Verlaufe einer Behandlung nach Dr. F.X. Mayr das **biologische Alter** reduzieren, die Lebensuhr zurückdrehen lässt.
Die Diagnostik nach Mayr ist für den Arzt eine Herausforderung und ein tägliches Erlebnis. Selbstkritisch im »Blindversuch« (der Arzt weiß nicht, was dem Patienten fehlt) **vor** der Befragung über die Krankheitsvorgeschichte gemacht, schult sie die Qualität des Arztes. Wenn seine Feststellungen richtig sind, motivieren sie den Patienten für die Behandlung, die er ja selbst vollbringen muss.

10 Therapie nach Dr. F.X. Mayr – das Übel an der Wurzel packen!

10.1 Das Ende eines Klischees – die Mayr-Kur ist mehr als Milch und Semmel

Endlich sind wir nun bei der wirklichen »Mayr-Kur« angelangt. Sie merken es schon; die »Milch- und Semmel-Kur« ist nicht das Um und Auf bei einer Behandlung nach Dr. F.X. Mayr (die vorangegangenen 170 Seiten versuchten das zu zeigen). Viele reden »über« die Mayr-Kur, haben sie aber persönlich nie kennen gelernt. Kein Wunder, wenn diese »Semmel-Diät« abschätzig mit diversen anderen Crash-Diäten und sonstigen einseitigen Schlankheits*kuren* in Illustrierten (74, S. 138) auf eine Stufe gestellt wird. Auch ich habe beim ersten Kontakt überheblich reagiert, als meine Lehrerin in Fußreflexzonenbehandlung, Frau Marquardt (34), von ihrer Mayr-Kur erzählte. »Milch und wertlose Semmel«, wozu soll das denn gut sein? Aber gerade ich war der einzige von 30 Kursteilnehmern, der an der Fußsohle, sichtbar wie ein Wasserkissen, ein »Dünndarmpäckchen« hatte. Das war die Folge von »Vollwertkost« und Zeichen schwerer Dünndarmschädigung. Die ist nun weg, dank Mayr-Kur!

Das Grundverständnis Dr. Mayr's für die Zusammenhänge von Gesundheit, Schönheit, Abgleiten in die Krankheit und **ursächlicher** Behandlung ist weitaus wichtiger als die Kur an sich. In den vorherigen Kapiteln wurden für diese kausale (ursachenorientierte) Therapie (= Behandlung) verschiedene Begriffe verwendet, wie Fasten, Diät, **Therapie nach Dr. F.X. Mayr**. Der letztere ist der korrekte Oberbegriff für diesen erfolgreichen Gesundungsweg. Es handelt sich nicht um eine Abmagerungskur. Auch ein vordergründiges gesundheitliches Problem ist nur ein Mosaikstein. Deshalb sagen wir auch nie »Sie haben es nur am Magen, aber sonst sind Sie gesund«. Die Formulierung »Besonders ist Ihr Magen krank, aber auch ansonsten sind Sie verbesserungswürdig« trifft eher zu. Der gesamte Organismus wird gesünder, nicht nur der Magen. Oft bekommen wir erst nach Jahren die Quittung für Fehlverhalten, wenn es hoffentlich noch nicht zu spät ist. Wenn der Körper noch die Kraft hat, seinem **Überheilungstrieb** zu folgen, ist noch nichts verloren. Er meldet sich mit akuten Beschwerden. Wir müssen ihm dann nur die Zeit geben, **Ordnung** zu

schaffen. »Überheilung« ist ein Zeichen von Lernfähigkeit. Wer würde der Natur diese Eigenschaft absprechen? Wird der Körper wiederholt in Bedrängnis gebracht, z.B. durch erschöpfende sportliche Belastung oder zu langes Fasten, gleicht er den Verlust an Energiereserven danach nicht nur einfach aus. Er legt sich ein Depot für eventuelle künftige Notsituationen an, wie die »strategische Ölreserve der USA«. Wir finden dann eine erhöhte Zuckerspeicherung in Leber und Muskulatur (nach Sport) oder eine Gewichtszunahme (nach Fasten). **Superkompensation** ist der sportmedizinische Begriff dafür. Überheilung sagte Dr. F.X. Mayr, weil der Körper nach jeder richtig ausgeheilten Krankheit gesünder daraus hervorgeht, wie »Phönix aus der Asche«.
Therapie nach Mayr ist die einzige Behandlung, in der nicht der Arzt den Patienten gesund macht. Der Patient **selber** vollbringt die enorme Leistung, wenn er seinen Verdauungstrakt schont, indem er nichts oder sehr wenig isst. Der Arzt kann nicht der »Tragesel« sein, der ihn auf den Gipfel der Gesundheit hinaufträgt. Er ist nur sein »Bergführer«, der ihm den Weg dorthin weist und an gefährlichen Stellen »sichert«. Arztvorträge und Fragestunden sollen Zweifel und Sorgen im Zusammenhang mit der Kur ausräumen. Wenn jemand wirklich gesund ist, was es kaum noch gibt, braucht er keine Kur. Solche Menschen kämen ohnehin nicht auf die Idee, zu fasten. Allen sei aber die Warnung vor einer »Fastenkur auf eigene Faust« ans Herz gelegt. Allerdings braucht jeder Zivilisationsmensch hin und wieder Zeiten knapper Nahrungszufuhr – auch schon vorbeugend, weil seine Gene auf speichern angelegt sind. Wenn nie Hungerzeiten eintreffen, muss *jeder* verschlacken.
Gelegentlich verneinen Patienten meine Frage, ob sie eine Mayr-Kur machen möchten. Anfänglich war ich davon irritiert und suchte nach speziellen Behandlungsmöglichkeiten. Dann erkannte ich: ein Missverständnis. Sie wollten keine Milch! Das ist doch überhaupt kein Problem! Eine **Behandlung nach Dr. F.X. Mayr** ist doch nicht zwangsweise mit Milchverzehr verbunden (mehr dazu im Kapitel 10.4). Was ist sie dann?
» ...eine Behandlung, bei der die 3 Mayr'schen Heilprinzipien **individuell richtig** und **ausreichend lange** zur Anwendung kommen«.
• individuell:
Es können nicht alle Patienten »über einen Kamm geschoren« werden. Die Homöopathen sagen dazu »Behandlung der Person, nicht der Krankheit« und Dr. Mayr »Was der Schmied verträgt, das zerreißt

den Schneider«. Er meinte damit zwar die Nahrungsmenge, aber es trifft auch auf die **Intensität** der Behandlung zu. Deshalb sind die Qualitätsprüfungen der Schulmedizin (»randomisierte placebokontrollierte Doppelblindstudien«) in der Naturheilkunde auch nicht so einfach einsetzbar (Kapitel 1.1).

• ausreichend lange (Zeitfaktor):

Einer kann eben den schnellen, steilen, aber gefährlicheren Weg auf den Gipfel der Gesundheit gehen, das Fasten. Ein anderer hat nicht so viel Kraft. Er muss den gemächlichen, flachen, sicheren, aber dafür längeren Weg wählen, die milderen Diätstufen (Kapitel 10.6). Beide Wege führen zum Ziel, der Verbesserung der Gesundheit. Den Gipfel, die volle Gesundheit, erreicht heute keiner mehr. Aber darum geht es auch nicht. Ein Trugschluss und Etikettenschwindel ist das Versprechen, mit milder Kurform (Diät) würde in der gleichen Zeit dasselbe erreicht wie mit strenger (Fasten). Unter 3 Wochen darf der Begriff »Kur« für eine Behandlung nach Dr. F.X. Mayr nicht verwendet werden, weil das Resultat einer Kur in dieser Zeit nicht erreichbar ist. Eine »stationäre Normalkur« dauert 3 Wochen, eine »Vollkur« mindestens 4 Wochen. Zu Dr. Prießnitz kamen Patienten noch für 1 Jahr mit dem Pferdewagen aus St. Petersburg, zu Dr. F.X. Mayr für 6 Wochen bis zu mehreren Monaten. Heute werden »Mayr-Intensiv-Wochenenden« angeboten! Zum Kennenlernen und zur fachkundigen Untersuchung und Beratung durch einen Mayr-Arzt ist das durchaus sinnvoll. Nur darf dem Patienten in dieser Zeit **keinerlei Behandlungserfolg** versprochen werden! Die neueste Kurform ist die milde Ableitungskur. Sie allein führt zu der für Dauerkostgestaltung heute nötigen Küchentechnik in der Zubereitung. Außerdem ist sie für die ambulante Kur unersetzbar.

10.2 Aller guten Dinge sind 3 – die »3 Heilprinzipien«

Die 3 Heilprinzipien sind **S**chonung → **S**äuberung → **S**chulung des Darmes, der Wurzel der »Pflanze Mensch«.

Als 4. Heilprinzip ist wegen der heute weit verbreiteten Mängel an Vitalstoffen (Kapitel 7.6) die Substitution erforderlich.

Schonung

Ganz bewusst stehen die »**3 S**« nach der Wertigkeit in dieser Reihenfolge. Ein häufiger Irrtum ist die Fehlinterpretation als »Darm**reini-**

gungskur«. Besser ist der Ausdruck »Darm**regeneration**skur«. Regeneration heißt »Wiederherstellen« und wird eher mit dem **wichtigsten** Heilprinzip, der **Schonung** in Verbindung gebracht.
Warum müssen wir den Darm schonen? Weil er überfordert wurde durch die **5 Kardinalfehler** der Ernährung nach Dr. F.X. Mayr:

Wir essen zu schnell,
deshalb zu viel,
leider auch zu oft (Zwischenmahlzeiten),
zu spät (die Hauptmahlzeit am Abend)
und zu schwer (zu viel gemischt).

Gern sorgen wir uns um Quecksilber in den Fischen, Hormone und Antibiotika in den Schweinen oder Dioxin im Hühnerfutter. Unsere durch Darmfäulnis oder -gärung hausgemachten Gifte sind mengenmäßig weitaus bedeutsamer. Aber dagegen etwas zu tun, würde ja Eigenaktivität erfordern. Deshalb decken wir gnädig den Mantel des Vergessens darüber, oder wie Phädrus in seiner Fabel sagt:
»Zwei Säcke hängte Jupiter den Menschen um,
Den einen auf den Rücken, eigner Fehler voll,
Den andern vor die Brust, mit fremden schwer bepackt.
So kommt's, dass wir die eigenen Mängel gar nicht sehn ...«
Dr. Mayr hat schon vor über 50 Jahren den chronischen Verdauungsschaden als den **Zivilisationsschaden Nr. 1** bezeichnet. Daran hat sich seitdem nichts geändert! Wenn wir die Selbstvergiftung aus dem Darm beseitigen wollen, müssen wir zuerst die Hauptursache, die Darmträgheit, beseitigen. Das geht nicht mit der Peitsche, wie sein schönes Beispiel zeigt:
»Stellen Sie sich ein Pferd vor, welches einen schweren Wagen einen langen, steilen Berg hinaufziehen muss. Irgendwann wird es müde und läuft langsamer. Es reicht, wenn der Kutscher nur mit der Peitsche winkt, damit das Pferd schneller läuft. Später reicht das Winken nicht mehr, er muss schon mit der Peitsche antippen. Doch auch diese Strafmaßnahme erschöpft sich bald und er muss das Pferd kräftig schlagen. Wenn er es nicht ausspannt und ruhen lässt, kommt der Zeitpunkt, wo sich das Pferd lieber totschlagen lässt, als auch nur einen Schritt weiter zu gehen. Es **kann** nicht mehr!«
Drängen sich Ihnen da nicht Parallelen zum Darm (= Pferd), zur Nahrung (= Wagen) und zur Peitsche (= Abführmittel, Gewürze, Kaffee, Bittertropfen, Verdauungsschnaps) auf? Diese Mittel unterstützen und helfen nicht. »Helfen« würde bedeuten, dass der Kutscher vom

Wagen steigt und schiebt. Nein – sie prügeln auf den müden Darm weiter ein, bis er endgültig zusammenbricht. Das trifft wohlgemerkt auch auf »natürliche pflanzliche Mittel und »Heilkräutertees« zu, die zur Verdauungsförderung angepriesen werden. Nur die **zeitweilige Entlastung** des über Jahrzehnte überforderten, gequälten und missbrauchten Darmes gibt ihm die Kraft zurück. Deshalb kann es **keine »Kurintensivierung« zu Lasten der Kurdauer** geben, wodurch auch immer, seien es Darmspülungen, Massagen oder Akupunktur. Wir wollen **Regeneration statt Stimulation**. Eine Mayr-Kur ist keine **Ross**kur, sondern eine **Rast**kur.
Deshalb empfehlen wir auch in und nach der Kur: »**Vor** dem Essen ruhen**, danach** 1000 Schritte tun«

Säuberung

Sogar in Gottschalks »Wetten dass... ?« wurde am 17. 2. 2001 darüber berichtet:
»Jeder verbraucht im Laufe seines Lebens etwa 100 km Toilettenpapier, welches uns durch dick und dünn begleitet«
Genau das meinte Dr. Mayr, als er den Verbrauch an Toilettenpapier als Gradmesser unserer »Enteropathie« (Verdauungsstörung) bezeichnete. Es wäre verwunderlich, wenn die Schöpfung ausgerechnet eine Art, den Menschen, über Jahrmillionen mit verschmutztem Po hätte herumlaufen lassen. Wie hätten unsere Altvorderen die Erfindung des Toilettenpapiers mit frenetischem Beifall beklatschen müssen! Aber nichts dergleichen ist in den Annalen der Geschichte nachzulesen. Warum? Es gab keinen Bedarf dafür. Im Unterschied zu anderen Produkten musste dieser Bedarf auch nicht künstlich geweckt werden. Die Menschen machten es damals so, wie uns die Rehe, Hunde, Katzen und alle anderen Tiere heute noch zur gefälligen Ansicht vorführen. Sie hocken sich hin, setzen ihren Kot ab, und gehen mit sauberem Po weiter. So einfach ist das.
Erst seit etwa 100 Jahren ergreift der Verdauungsschaden breite Bevölkerungskreise. Ein Reizzustand (Katarrh) einzelner Darmabschnitte erzeugt breiig-klebrigen Stuhlgang, der den After beschmutzt. Normalerweise müsste schon das erste Blatt Toilettenpapier sauber bleiben. So ist wegen der verbreiteten Darmschädigung die Nachfrage nach Säuberung des Darmausganges ungebrochen, ob durch Wasser, trockenes oder feuchtes Papier.
»Aber wie es drinnen aussieht, geht keinen was an«.
Es ist ein verbreiteter Irrglaube, dass das in der Kur verwendete **Bit-**

terwasser (1 Teelöffel Magnesiumsulfat auf $^1/_4$ l Wasser, morgens nüchtern getrunken) den Darm sauber **spült**. Wenn alle Zotten und darauf sitzenden bürstenartigen Gebilde »glatt gebügelt« sind, ist die »innere Oberfläche« des Dünndarmes so groß wie ein Fußballfeld. Diese riesige Fläche, zumal nicht eben, sondern zerklüftet, kann niemals mit 1 Glas Salzlösung gereinigt werden. Das Bitterwasser wirkt als Reiz auf die Gallenwege, die entstaut werden. Die Gallenblase zieht sich zusammen und das Produkt des Leberstoffwechsels »Gallenflüssigkeit« (1 Liter/Tag) ergießt sich in den Dünndarm. Deren biologische Aufgabe besteht in der Förderung der Fettverdauung. Nebenbei dient sie der Ausscheidung von Giften, die die Leber aus dem Blut gefiltert hat. Wenn die Gallenflüssigkeit sehr giftbeladen ist, reizt sie den Dünndarm stärker als sonst. Er will diese giftige Jauche schnell loswerden und beschleunigt seine Tätigkeit. Deshalb werden nach 1 Stunde oder auch später 1 bis 12 breiig-dünnflüssige Stühle abgesetzt. Die unterschiedliche Anzahl der Stühle hängt ab von der Giftbelastung der Gallenflüssigkeit und der Reaktionsfreudigkeit des Dünndarmes. So kann es sein, dass es am Anfang der Kur 2 Tage dauert, bis der erste flüssige Stuhlgang kommt. Dann gibt es Tage mit der erwähnten unterschiedlichen Stuhlhäufigkeit, abhängig von der aktuellen Notwendigkeit, über die Leber und Galle Gifte auszuscheiden. Die gleiche Menge Bitterwasser wirkt an verschiedenen Tagen unterschiedlich stark. Sie muss deshalb nur variiert werden, wenn über längere Zeit mehr als 1–4 Stühle pro Tag abgesetzt werden. Als Nebeneffekt gehen dabei auch wertvolle Mineralstoffe verloren, wie Kalium und Magnesium. **Muskelkrämpfe** können bei schon vorher bestehenden Mängeln die Folge sein. Dann müssen die Bitterwassereinnahme bis zur Besserung der Beschwerden verringert und die fehlenden Mineralstoffe Kalium und Magnesium ersetzt werden (Kapitel 6.3). Milder als Bitterwasser wirken Karlsbader oder F.X. Passage-Salz. Außerdem gibt es noch Glaubersalz (Natriumsulfat). Es ist aber nicht unbedingt nötig, mit verschiedenen dieser »salinischen Wässer« zu hantieren. Wenn Bitterwasser zu stark wirkt, trinkt man einfach weniger davon. Es wird wie besprochen verdünnt, und nur $^1/_4$ bis $^3/_4$ Glas getrunken. Wenn das Salz am Abend mit wenig Wasser angesetzt und am Morgen mit heißem Wasser aufgefüllt wird, »schmeckt« es besser (Trinktemperatur etwa 40 °C). Auch einige Tropfen Zitronensaft »verfeinern« den »köstlichen« Geschmack. Bis zum Frühstück sollte dann mindestens eine Dreiviertelstunde vergehen, damit das Bitterwasser den Magen schon verlassen hat. Auch »Nachtrinken«

von Wasser stört die Wirkung, weil es im Magen das Bitterwasser verdünnt. Es bleibt dann länger im Magen liegen, bis das überflüssige Wasser von der Magenschleimhaut herausgezogen worden ist. Wir geben eine isotonische Lösung, so wie sie der Körper haben will. Auch nochmalige Bettruhe verzögert den Weitertransport durch den Darm. Am günstigsten ist demzufolge nach der Bitterwassereinnahme etwas Morgengymnastik bis zum Frühstück.

Wenn es am ersten Tag gar nicht wirkt, kann bei Kurkrisen ein **Einlauf** gemacht werden. Ansonsten kann getrost der zweite Tag abgewartet werden. Wenn bis Mittag kein Stuhlgang (egal ob fest oder flüssig) gekommen ist, wird ein zweites Glas dieses köstlichen Trunkes 1 Stunde vor dem Mittagessen genommen. Dann tut sich in der Regel immer etwas. Je nach dem »durchschlagenden« Erfolg wird an den nächsten Tagen die Bitterwassermenge dosiert. Wird mehr als 1 Glas benötigt, soll die Gesamtmenge morgens getrunken werden. Auf keinen Fall soll die Konzentration gesteigert werden, z.B. durch 2 Teelöffel Bittersalz in $^1/_4$ l Wasser. Das ergäbe eine hypertone Lösung, gegen die sich der Magen wehrt, weil sie die Schleimhaut reizt! Außerdem würde dadurch dem Körper Wasser entzogen, er trocknet aus (Kapitel 7.2).

Wo finden wir überhaupt eine **Verschmutzung**?

- In den großen Ausbuchtungen des Dickdarmes können relativ große unverdaute Gebilde wie Obstkerne über Jahre ausharren. Bei der ersten Mayr-Kur im Leben gehen solche Sachen, die jahrelang nicht verzehrt wurden, zum Erstaunen der Patienten ab.
- Wegen der Darmträgheit (Kapitel 8.4) entsteht wandständiger Kot, im Extrem als freier oder mit der Schleimhaut verwachsener **Kotstein**. Die freien Kotsteine können sich im Enddarm stauen oder so groß werden, dass sie die Stuhlentleerung behindern. Dann muss der Arzt diese mit dem Finger »ausräumen«.
- Bleistiftgroße Gebilde, die wie ein Spulwurm aussehen, bringen die verängstigten Patienten gelegentlich mit. Meist sind dies nur Schleimhautfetzen mit Kotauflagerung. Die Darmschleimhaut erneuert sich normalerweise mindestens einmal wöchentlich. Ist diese »Mauserung« verzögert, bilden sich solche wurmähnlichen Gebilde, wie das abgeworfene Kleid einer sich häutenden Schlange.
- Am schädlichsten für die Funktion unseres »Wurzelsystems« Dünndarm ist eine Ansammlung von unverdauten, teilweise zersetzten Speiseresten in den Tiefen der stark zerklüfteten Oberfläche. Diese können nur **aktiv** durch die wieder erwachende Feinmotorik ausge-

stoßen werden, die schon einige Stunden nach der letzten Mahlzeit einsetzt. Dabei dringen verstärkt Zersetzungsgifte ins Blut ein, wie bei einer »Jauchegrube«, die umgerührt wird. Dies ist mit unangenehmen Empfindungen wie Frösteln und Gereiztheit verbunden, die wir als **Hunger** fehldeuten. Dieses Gefühl dürfte den meisten jüngeren Menschen unbekannt sein, sie kennen nur den **Appetit**. Also essen wir in zu kurzen Abständen wieder und lenken den Darm von dieser »Tiefenreinigung« ab.

Die 3 Heilprinzipien beziehen sich primär auf den Darm, im weiteren Sinne aber auch auf den ganzen Körper. Wir können den Darm nicht schonen, ohne uns selbst zu schonen. Nichts essen und hart arbeiten ist gegen die »Spielregeln« der Natur. Auch führt die Säuberung des Darmes durch Nahrungsentzug automatisch zur Säuberung des ganzen Körpers. Schließlich besteht der überwiegende Teil des »Stuhlganges« in der Kur aus aktiv von Leber und Dünndarmdrüsen ausgeschiedenen Schlackenstoffen aus dem Blut. Pro Tag geben unsere Verdauungsdrüsen etwa 9 Liter Verdauungssäfte in den Darm ab, die auch zur »Blutreinigung« dienen:

- Speichel, Galle und Bauchspeicheldrüse (Pankreas) je 1 Liter
- Dünndarmdrüsen und Magensaft je 3 Liter

Die mobilisierten »Gewebsschlacken« werden aber nicht nur über den Darm ausgeschieden, sondern auch durch die anderen Ausscheidungsorgane:

- Haut – deshalb Trockenbürstenmassagen, warme Bäder und Wechselduschen
- Lunge – deshalb regel**mäßig** Bewegung an frischer Luft
- Nieren – deshalb **trinken**, bis 50 kg Körpergewicht mindestens 2 Liter, bis 90 kg mindestens 3 Liter und über 90 kg mindestens 4 Liter Wasser pro Tag. Auch dünn gebrühte »blonde« Kräutertees sind bei Bedürfnis nach **Wärmezufuhr** in der Kur sehr angenehm (57, 58, 60). Einen eigenen Heilzweck sollen diese Tees aber nicht entfalten, da der »innere Arzt« allein durch das Fasten ausreichend »angetrieben« wird. Auch »Heiltees« heilen ja nicht aus eigener Kraft, sondern nur durch Anregung des Körpers. Eine zusätzliche »Peitsche« ist da nicht vonnöten, nur »Schonung«. Deshalb müssen die Tees in der Kur auch nur mit Namen, aber nicht mit Heilanzeigen deklariert werden (25), da sie sehr dünn gebrüht keine Heilwirkung haben (sollen). Sie sind gleichwertig mit warmem Wasser. Manche Patienten lieben den Tee nicht, dann brauchen sie ihn auch nicht zu trinken. Echte Heiltees, wie Pfefferminze oder Kamil-

le, wirken sehr stark und dürfen in der Kur nur nach ärztlicher Verordnung ausnahmsweise kurzzeitig gegeben werden. Deren krampflösende Wirkung ist nur bei Krämpfen günstig! Der »normale« Darm ist größtenteils zu schlaff, trotz einiger verkrampfter Abschnitte, und soll durch entkrampfende Tees nicht noch schlaffer werden.

Verboten sind auch Alkoholika, Fruchtsäfte, Bohnenkaffee und schwarzer Tee, säuernde Tees (Hagebutten-, Malven-, Früchtetee).

Massagen, vor allem manuelle Lymphdrainagen, unterstützen die »Entschlackung«.

Vorsicht jedoch vor der Mobilisation von zu viel Schlacken durch zu viel Massagen. Der Körper kann sie dann nicht zeitgerecht ausscheiden und sie werden an anderen Stellen im Körper abgelagert.

Zusammenfassung:

Am Thema »Verschmutzung – Säuberung« scheiden sich die Geister. Patienten können mit ihrem gesunden Menschenverstand diesen Gedanken leicht nachvollziehen. Ärzte haben oft Probleme »Gewebsübersäuerung, Schlacken, Gifte, Darmverschmutzung« zu akzeptieren. Natürlich ist dies bewusst einfach und anschaulich gesagt. Wir umschreiben damit nur den physikalischen Begriff der Unordnung. Es geht aber auch wissenschaftlicher:

Von »Altern, Arterienverkalkung, über Gelenkverschleiß bis Zahnausfall« sind alle Erkrankungen Ausdruck von Unordnung. Die Physik ist im Unterschied zur Medizin eine wirklich exakte Wissenschaft. Sie hat für Unordnung den Begriff »Entropie« gewählt und das »Grundgesetz der Zunahme der Entropie« formuliert. Es besagt, dass »jedes sich selbst überlassene System dem Zustand maximaler Unordnung zustrebt«. Das ist im Haushalt genauso wie in unserem Körper. Wir müssen gelegentlich **Ordnung** schaffen. Das meinen wir mit dem Begriff »Säuberung«.

Schulung

Schon in der frühesten Kindheit wurde von »wohlmeinenden« Müttern der »Schutzengel vor den Gelüsten des Gaumens« getötet. Diesen, den **Sättigungsreflex**, gilt es wieder zu erwecken.

Dazu dient die **Esskultur** nach Dr. F.X. Mayr (Kapitel 8.3):

- ausgeruht zu Tisch setzen (vorher $^{1}/_{2}$ Stunde ruhen oder, wenn nicht möglich, dann wenigstens entspannen, abschalten von den Ärgernissen und der Hektik des Alltages)

- in der Kur verbessert ein Leberwickel (57, 58) die vegetative Umstellung auf Verdauung
- Zeit zum Essen nehmen, denn wir leben ja nicht nur zum Arbeiten, sondern wir arbeiten um zu leben
- angenehme Essensatmosphäre ohne Ablenkung, wie Gespräche, Fernsehen, Lesen
- kleine Portionen auf den Teller, damit kein moralischer Druck zum »Aufessen« entsteht (anfänglich wird die zur Sättigung nötige Menge meist erheblich überschätzt)
- kleine Bissen (als Lerneffekt in der Kur mindestens 50-mal kauen bis zur Verflüssigung und »Ausschmecken« jedes Bissens)
- wenig mischen, damit sich die Verdauungskraft nicht verzetteln muss
- »nacheinander« essen, entweder einen Bissen Fleisch oder Gemüse oder Beilage (wie z.B. Kartoffel), nicht auf dem Teller mischen – damit die Geschmacksknospen besser erkennen können, was wir in den Mund schieben
- Pausen einlegen, da die **Sättigung** verzögert eintritt
- beim ersten Sättigungsgefühl die Mahlzeit beenden, nicht erst beim **Völlegefühl.**

Dr. F.X. Mayr dazu (39):

»Jeder Reiz verliert ... an Wirkung, wenn er länger anhält ... einerseits durch Ermüdung und andererseits durch Gewöhnung ... Dadurch kommt es bei chronischen Verdauungsstörungen zu einer paradoxen und überraschenden Erscheinung. Solche Menschen fühlen sich wohler bei grober Kost als bei strenger Diät ... indem sie pikante Vorspeisen zu sich nehmen, die Verdauung anregende Schnäpse trinken, Vorliebe für Salate, rohes Obst zeigen und nach Tisch die Darmnerven erregende Genussmittel, wie schwarzen Kaffee, Zigarren u. dgl. nicht missen wollen ... dass sie nicht nur alles, die unglaublichsten Gerichte durcheinander, ohne besondere Beschwerden essen können, ja dass ihr Magen, wie sie sich zu brüsten pflegen, sogar Kieselsteine vertrage, sondern dass sie auch nicht satt werden. Sie können immer und unglaubliche Mengen essen und essen sie auch immer ... Diese Menschen haben nämlich durch die Abstumpfung der Magenschleimhaut etwas eingebüßt ... eine Schutzvorrichtung ... den Sättigungsreflex«.

Durch bewusst zelebriertes ausgiebiges Kauen kann über längere

Zeit dieser Sättigungsreflex wieder erlernt werden. Nur zur **Kauschulung** dient die in der Mayr-Kur angebotene zähe »Kursemmel«. Sie ist weder frisch und weich noch bröselig hart. Es ist schon eine Kunst, sie über einige Tage abwechselnd an der Luft trocknen und eingepackt ruhen zu lassen, bis sie richtig zäh ist. In diesem Zustand ist sie am besten geeignet, Speichel aufzusaugen. Es wird also ein Bissen Semmel etwa 50-mal gekaut. Dann wird mit dem Teelöffel (!) etwas Milch in den Mund genommen und durch weiteres Kauen mit dem Semmel-Speichelbrei vermischt. Erst wenn die letzte Geschmacksnuance herausgezogen ist, darf geschluckt werden. Für eine Kursemmel benötigt man ca. 30 Minuten und etwa eine $^3/_4$ Tasse Milch. Es versteht sich von selbst, dass dabei keine längeren Gespräche geführt werden können. Mit vollem Mund antwortet es sich schlecht. Vorzeitig schlucken ist verboten und dem antwortheischenden Blick des Gegenübers mit vollem Mund standzuhalten, ist fast unmöglich. Ich habe mich in der Kur deshalb immer für »Dinner for one« entschieden. Es kann in einem Kurhaus leider nicht jeder einen Einzeltisch bekommen. Außerdem sollte gemeinsames »Leid« verbinden und die Konversation nach dem Essen möglich sein. Also, machen Sie das Beste daraus.

Die Semmel dient also nur zum Einspeicheln des flüssigen Nährstoffkonzentrates Milch, sonst zu gar nichts. Die ausgemahlene Mayr-Semmel ist vom Nährstoffgehalt her wirklich 100 % wertlos! Wenn »Dinkel-*Vollwert*-Semmeln« oder ähnliche Kauhilfsmittel angepriesen werden, Finger weg davon! Diese schmecken zwar besser, aber fördern auch wieder die Gärung. Nur bei Weizenallergie oder Glutenüberempfindlichkeit kommen Reiswaffeln, Pellkartoffeln, Roggenknäckebrot oder Dinkelfladen ersatzweise zur Anwendung. Das ist aber nur ein schlechter Kompromiss. Nichts geht in der Fähigkeit, Speichel aufzusaugen, über die einfache *ausgemahlene* Weizen- oder Dinkelsemmel. Die strenge Kauschulung ist ja nur für eine begrenzte Zeit in der Kur wichtig. Danach sollte auch Normalkost gut gekaut und eingespeichelt werden können. Dann kann, wer will, den Weizen reduzieren.

Der Wunsch, abends zum Tee eine Semmel essen zu dürfen, entbehrt jeder Berechtigung. Wer nichts isst, was eingespeichelt werden muss, braucht auch keine Semmel als Hilfsmittel. Wer sich nicht an die Vorgabe, abends nichts zu essen, halten will, muss eine Eiweißzulage und Semmel essen. Die Empfehlung »Semmel und Tee« ist falsch.

Gutes Kauen steht an erster Stelle vernünftiger Ernährung. Es ist besser, ein denaturiertes Essen gut gekaut, als Vollwertkost schlecht gekaut, zu sich zu nehmen.

Die Kursemmel ist das Fitnessgerät für den Kauapparat und die Speicheldrüsen.

Wer seine Mahlzeit gut kaut und beim Sättigungsgefühl beendet, benötigt keine Kalorientabelle. Sein Körper wird von selbst sein individuelles Idealgewicht einstellen.

Während des Essens soll nicht getrunken werden, weil dadurch das Kauen und Einspeicheln unterlassen wird. Außerdem verdünnt die Flüssigkeit den Magensaft und verzögert die Verdauung.

Trinken bis $^1/_4$ Stunde vor und frühestens $1^1/_2$ Stunden nach dem Essen.

Gegen 1 Schluck Tee nach dem Essen ist nichts einzuwenden. Es geht hier um größere Trinkmengen.

Die **ärztliche manuelle Bauchbehandlung** beschleunigt durch **Tonusverbesserung** – »Gymnastik der Därme« (39) – und durch **Entstauung** die Regeneration. Sie ist angenehm, dauert 10–15 Minuten und sollte in der Kur täglich erfolgen. Reduktion der Bauchbehandlung auf 5-mal wöchentlich ist schon ein Kompromiss. Auch durch andere Maßnahmen, wie Massagen oder sonstige, ist diese sehr aufwendige Behandlung nicht zu ersetzen. Natürlich ist die ärztliche Arbeitskraft teurer als die eines Masseurs. Es handelt sich auch nicht um eine Bauch**massage**. Vielmehr wird – im Rahmen einer ärztlichen Konsultation – bei der Bauchbehandlung der aktuelle Zustand der Därme untersucht, beurteilt und der weitere Kurverlauf danach ausgerichtet. Das alles obliegt dem speziell geschulten F.X. Mayr-Arzt. Diätaufbau, Kurkrisen, Ersatz von Mineralstoffmängeln, akute Erkrankungen wie Fieber, Herzrhythmusstörungen und viele andere, die als »Heilkrise« oder durch Überforderung gehäuft vorkommen, erfordern ärztliche Kontrolle. Wenn Patienten, aus welchen Gründen auch immer, seltener Bauchbehandlungen bekamen, verlief die Kur meist schlecht. Notwendige Interventionen des Arztes wegen Muskelkrämpfen, zu häufigem Stuhlgang oder Verstopfung, psychischer Probleme, zu wenig Ruhe oder zu geringer Trinkmenge, erfolgten zu spät. Ich möchte deshalb vor einer »Verwässerung« des von Dr. Mayr überlieferten Behandlungsschemas warnen! Wie schon der Begründer der Homöopathie seinen Schülern ans Herz legte – »Macht es nach, aber macht es richtig nach!«

praktischer Ablauf:
Durch sanftes Tasten, Darüberrollen mit den Fingern und Steigerung der Druckwirkung des Darminhaltes auf die Darmwand wird die Muskulatur aus der »Narkose« wieder erweckt. Von innen können wir nicht im Sinne einer Drucksteigerung auf die Darmwand einwirken. Dr. F.X. Mayr fand aber einen Trick, um dies von außen zu bewerkstelligen. Indem wir mit unseren Händen durch die Bauchdecken sanft den Darm auf seinen Inhalt drücken, wird der gleiche Effekt wie durch vermehrten Füllungsdruck von innen erzeugt. Dies erfolgt teilweise atemsynchron **bei der Einatmung** durch Widerstand gegen das Herabtreten des Zwerchfells. Die Hände des Arztes sind unterhalb des Dünndarmes positioniert und geben gefühlvoll Gegendruck (siehe Bild). Dieser soll vom Patienten gerade überwindbar sein. So erzielen wir auch eine **Blut- und Lymphdrainage** aus dem Bauchraum (Kapitel 3.3).
Die Hauptwirkung der ärztlichen Bauchbehandlung besteht in der **Vertiefung der Ausatmung**, indem wir in dieser Atemphase den elastischen Lungenzug vom Gewicht der schlaff herabhängenden Eingeweide entlasten. Die **Verbesserung der Sauerstoffversorgung** aller Gewebe lässt sich schon nach 5 Minuten »händisch unterstützter Bauchatmung« an der Elastizität der Haut am Handrücken demonstrieren (Kapitel 8.5).

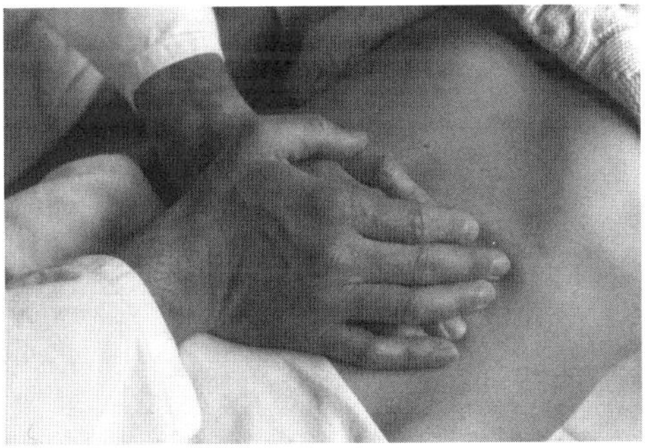

Im Ergebnis einer einzigen Bauchbehandlung finden wir, wenn nicht wegen Reizzustandes des Darmes eine effiziente Behandlung unmöglich ist, eine **Verkleinerung der Bauchhöhle**. Die Verbesserung der entsprechenden Maße (z.B. Leber minus 2 QF, Winkel minus 20°) beweist das (Kapitel 9.4). Wie ist das möglich? Die atemsynchrone Druckveränderung pumpt und saugt Blut und Lymphe aus den gestauten Bauchorganen in den Brustkorb und von dort in den

Blutkreislauf. Natürlich ist diese wundersame Verbesserung vorerst nicht von Dauer. Es bedarf schon einer mehrwöchigen Behandlung, bis sich durch eine bessere Eigenspannkraft des Darmes dieser Zustand stabilisiert.

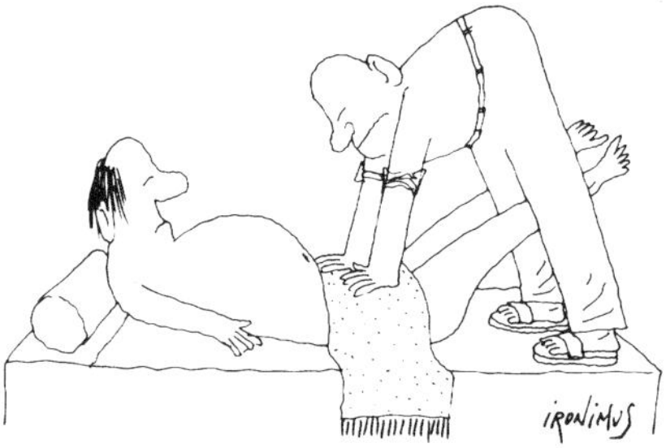

Erfahrene Patienten können auch nach der Kur zu Hause eine **Bauchselbstbehandlung** (56) weiterführen. Aus einem Buch ist sie aber nicht erlernbar. Ohne Probleme kann man 2 Dinge tun:

- in Rückenlage beide Hände leicht verschränkt unterhalb des Nabels auflegen. Während man für 10 Minuten in den Bauch gegen das Gewicht der Hände atmet, erfolgt ohne weiteres Zutun, nur durch das Gewicht der ruhig liegenden Hände, eine sanfte Behandlung des Dünndarmes.
- Auch eine leichte »Kopftieflage« durch Schrägstellen des gesamten Bettes (10 cm hohe Klötze unter das Fußende des Bettes legen, nicht nur die Beine erhöhen!) fördert die Ausatmung sowie den Blut- und Lymphabfluss aus Bauch- und Beckenorganen.

Überhaupt sollen die folgenden Literaturangaben nur weitere Details zur Kurdurchführung vermitteln, aber auf keinen Fall zur eigenmächtigen Fastenkur animieren:
Rauch (57, 58), Collier (84), Werner (74)
Paracelsus pflegte zu sagen: »Wer sich selbst behandelt, macht einen Esel zum Arzt.« Dieser Ausspruch bezieht sich auf Ärzte, die bei sich selbst meist nicht genug Distanz haben, um unvoreingenommen zu urteilen. Wie viel schwerer muss es für einen medizinischen Laien sein, allein aufgrund von Büchern den schwierigen Weg des Fastens/Mayr-Kur zu gehen?

Quiz zum Abschluss:
Ein »Arbeitsessen« auch mittags ist nicht sinnvoll, das versteht sich von selbst. Entweder ich konzentriere mich auf das Essen und Genie-

ßen oder ich versuche, meinen Essenspartner zu einem Geschäftsabschluss zu überreden. Beide Dinge schließen einander aus, genau wie Fernsehen, Lesen, Diskutieren und Essen.
Wie würden Sie sich aber nach dem Gelesenen entscheiden, wenn Sie 2 Wahlmöglichkeiten hätten für ein Mittagessen

- auf der Sonnenterrasse eines Hotels an der Riviera, Blick auf Palmen, Meer und flanierende Menschen
- im Gewölbekeller eines alten Klosters, zwischen Weinregalen und Cognac-Fässern

Richtig geraten – die Sonnenterrasse bietet zu viele Ablenkungen und stört die Einstimmung auf genussvolles Essen und ruhiges Verdauen (10). Also hinein in den Klosterkeller (hier »Monasterio« auf Teneriffa) und lasst sehen, was die Küche bietet:

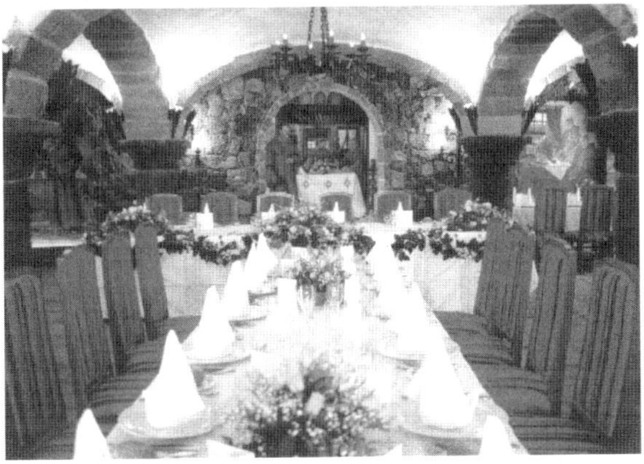

10.3 Der Tagesablauf in der Kur

könnte etwa so aussehen:
6:40 Uhr Aufstehen, Bitterwasser trinken, Trockenbürsten
7:00 Uhr Morgengymnastik/ Schwimmen, Wechselduschen
8:00 Uhr Frühstück, danach Bauchbehandlungen, Massagen, Bäder
12:30 Uhr Leberwickel
13:30 Uhr Mittagessen, danach Spaziergang
18:00 Uhr Tee
21:00 Uhr Bettruhe (spätestens)
Vom Wiegen ist keine Rede, denn das erfolgt nur 1-mal wöchentlich, Montag nüchtern, um den Patienten nicht mit kurzfristigen Ausschlägen nach oben zu demotivieren (Kapitel 2.3).

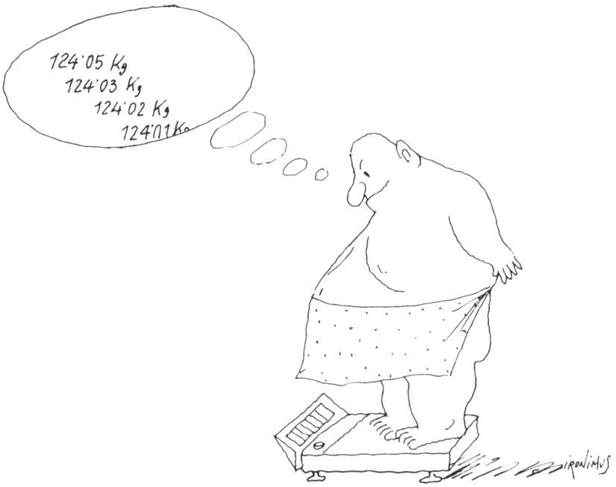

10.4 Die Milch, ein Lebenselixier – für den Säugling!

Warum kam Dr. F.X. Mayr gerade auf die Milch als leicht verdauliche Nahrung in der Kur?
Die »Muttermilch« ist für das jeweilige Kind, ob Tier oder Mensch, die beste Nahrung. Der »Säugling« braucht sie fast 1 Jahr als ausschließliche Nahrung (76). Der kindliche Darm ist vorher zu unreif, um »Beikost« optimal zu verdauen. Die Kuhmilch ist in unseren Breiten, wegen der generellen Ausrichtung unserer Ernährung darauf (»Bier-Butter-Kultur«), der nahe liegende »Muttermilchersatz«. Leider ist die Kuhmilch die schlechteste Möglichkeit, fehlende Muttermilch zu ersetzen. Sie enthält wesentlich mehr vom schwer verdaulichen Kasein. Dieses braucht das Kälbchen, welches ja binnen eines Jahres ein wesentlich stärkeres Knochenwachstum erbringt als ein menschliches Kind. Deshalb ist das **Kuh**milch**eiweiß** nicht nur für das Kleinkind, sondern auch für den erwachsenen Menschen eine schwer verdauliche Nahrung. Ein **Getränk** ist sie auf gar keinen Fall. Nur im eingespeichelten Zustand kann sie der menschliche Körper in kleinen Mengen verdauen. Deshalb haben die Menschen vor 100 Jahren die Milch löffelweise mit eingebrocktem Brot **gegessen** (nicht getrunken).
Dr. F.X. Mayr gab die Milch bewusst als ein von der Kuh vorverdautes **Nährstoffkonzentrat** mit der Kursemmel. Deshalb ist es auch so verwerflich, wenn ein Patient in der Mayr-Kur aus Zeitmangel den Rest der Milch in der Tasse austrinkt. Das stellt dem Mayr-Arzt die restlichen verbliebenen Haare auf! Das nicht ordnungsgemäß einge-

speichelte Kasein in der getrunkenen Kuhmilch gerinnt im Magen zu einem Kaseinklumpen. Dass der auch in tieferen Darmabschnitten kaum vollständig zerlegt werden kann, wird Ihnen einleuchten. Denn Kasein wurde früher als »Tischlerleim« verwendet!

Schaf- und Ziegenmilch ähneln in ihrer Zusammensetzung der menschlichen Muttermilch mehr, denn sie enthalten weniger Kasein. Sie wären der bessere Ersatz für fehlende Muttermilch, aber jeder Ersatz ist schlechter als das Original.

Wie Dr. F.X. Mayr (im Kapitel 8.3) schon so schön beschrieb, wird der »Säugling« zum »Säufling«:

»An der Mutterbrust nämlich muss sich der Säugling jeden Schluck des köstlichen, bekömmlichen Nasses mehr oder weniger mühsam erst verschaffen. In ganz kleinen Portionen und in verhältnismäßig großen Zwischenräumen gelangt so die Milch in den Magen, der dann Zeit und Gelegenheit hat, die Milch mit dem Magensaft zu vermischen, sich der Nahrungsmenge langsam anzupassen und durch eine rechtzeitige Betätigung des Sättigungsreflexes eine Überfüllung zu verhüten.« (39)

Nicht nur die falsche Nahrung, auch in falscher Form wird sie zugeführt. Der überforderte Darm kann seine **Barrierefunktion** gegen das **Fremdeiweiß** nicht aufrechterhalten. Es dringt ins Blut ein und es entsteht eine Allergie gegen das Kuhmilch**eiweiß** (Kapitel 3.15). Dabei finden wir oft ein breites Becken als Ausdruck frühkindlicher Darmschädigung (84). In diesen Fällen und bei Milch- und Zuckerunverträglichkeit oder Abneigung ist die Milch durchaus entbehrlich. Als Austauschmöglichkeit kommen neben Ziegen- und Schafmilch die Antiallergene Milch (Schlagobers/Sahne 1:1 mit Wasser gemischt), Soja- oder Mandelmilch zur Anwendung. Auch Teefasten oder eine andere Diätstufe kommen in Betracht.

10.5 Die Vorbereitung auf die Kur

Wie die berühmten »Fragen an den Sender Eriwan«, so musste auch Dr. Mayr ständig dieselben Fragen neuer Patienten beantworten. Weil sie für die Entscheidung der Patienten zur Kur auch heute unverändert wichtig sind, einige seiner Antworten:

Wie viel Gewicht kann ich abnehmen?

Antwort: »Sehen Sie dort unten auf der Straße den Metzger? Bei dem wird in Kilogramm gewogen, bei mir in Gesundheit«.

Ist die Kur schwer?
Antwort: »Die Kur ist nicht schwer, aber die Entscheidung dazu, Maß zu halten«.
Ist Ihre Kur teuer?
Antwort: »Wenn Sie in der Kur nebenher essen, sich übermüden und sonstige Fehler machen, können Sie das Geld gleich zum Fenster hinauswerfen. Wenn Sie sich aber an das halten, was ich Ihnen verordne, dann ist die Kur das beste Geschäft Ihres Lebens!«
Wer die Mayr-Kur einmal gemacht und das lang anhaltende Wohlbefinden genossen hat, findet meistens Spaß daran und wird zum »Wiederholungstäter«. Das zeigt aber leider, dass die »Neuordnung der Lebensweise« (55) nicht gelungen ist. Diese Patienten müssten es wissen und für alle Neueinsteiger sei es gesagt:
Je steiler der Absturz vom üppigen Leben in die Kurdiät/Fasten ist, umso stärker (können) die Krisen sein. Deshalb ist es besser, ein opulentes »Abschiedsessen« eine Woche vor Kurbeginn zu zelebrieren. Diese verbleibende Woche vor der Kur zu Hause sollte zum gleitenden Einstieg genutzt werden (Kapitel 10.2):

- täglich morgens Bitterwasser, danach Trockenbürsten und Wechselduschen
- Esskultur üben
- kein frisches Obst, Fruchtsäfte, Salat, scharfe Gewürze
- Verzicht auf das Abendessen, früher schlafen gehen
- Alkohol und Kaffee reduzieren
- viel trinken
- vor dem Mittagessen unbedingt Erholungspause, am besten Niederlegen mit Dunst-Thermophor auf dem Bauch (»feucht-heiß« mit dünnem, befeuchtetem Handtuch und darüber halb gefüllte, nicht zu heiße Wärmflasche)

10.6 Die Diätstufen während der Kur

Je nach persönlicher Notwendigkeit, Bereitschaft und »Tragfähigkeit« müssen unterschiedlich steile Wege auf den Berg der Gesundheit gewählt werden. Folgende Reihenfolge ist sinnvoll. Es muss nicht mit der ersten oder zweiten Stufe begonnen werden. Abends gibt es auf allen Diätstufen generell nur dünn gebrühten Kräutertee mit wenig Honig oder wahlweise Basenbrühe.

- **Teefasten** (nur Tee, Wasser und Basenbrühe)

- **Milchdiät** (morgens und mittags Kursemmel und Milch, Sauermilch, Joghurt oder Malzkaffee mit Milch). Nur einmal darf die Art der Milch gewechselt werden, weil die »Monotonie« auch ein wichtiger Heilfaktor ist.
- **erweiterte Milchdiät mit Eiweißzulagen** (mittags zur Auswahl: Topfen/Quark, Ziegen- oder Schafkäse, geräuchertes Forellenfilet, Rinder- oder Lammschinken, vegetarischer Tagesaufstrich – morgens Milchdiät mit Butter oder Aufstrich – als Steigerung zusätzlich mittags **Basensuppe** möglich)
- **Milde Ableitungsdiät** nach Dr. Rauch/ P. Mayr (59): Mittags gibt es anstelle der Eiweißzulage eine »leicht verdauliche, ballaststoffarme, reizstoff-freie Schondiät«. Vollkornprodukte, Obst, Salat, Kraut, Hülsenfrüchte und scharfe Gewürze sind streng verboten! Das ist eine sehr wichtige Aufbaustufe zwischen strenger Diät und Normalkost. Es gibt diverse Kochrezepte, die vor allem den Basengehalt verbessern, durch Verwendung von Kartoffeln und Wurzelgemüse. Da diese Kost auch in der Kurausleitung sinnvoll ist, muss sie einfach machbar sein. Das ist auch gar nicht schwer. Man muss nicht versuchen, die ohnehin nicht günstige »Vielfalt« an Gemüse auf dem Teller zu zelebrieren. Der Versuch mancher Köche, die »nouvelle cuisine« auf vegetarisch zu imitieren, ist eher nachteilig (großer Teller, wenig darauf, aber viele verschiedene kleine Häppchen). Es gehören aus biologischem Anbau alle 3 Grundnahrungsbestandteile in die Mahlzeit, schonend gegart (dünsten, kochen), und von jedem nur 1 Sorte (möglichst wenig mischen): 1–2 Kartoffeln (**oder** Reis, Polenta, Teigwaren) als Kohlenhydratspender – das gleiche Volumen Wurzelgemüse (nur **eine** Sorte), etwas kaltgepresstes Olivenöl dazu als Fettlieferant (nicht erhitzen), sowie etwas Eiweißkost (Fisch, Fleisch, Ei, Topfen/ Quark **oder** Soja-Tofu).

Mit diesem krönenden Abschluss der Kur sollten Sie dann ins »raue Leben« entlassen werden.

10.7 Genuss pur – Wie geht es weiter nach der Kur?

»Fasten kann jeder Narr, Fastenbrechen nur der Weise.« Nach der Kur erst beweist sich ein starker Charakter. Nur eine **Neuordnung der Ernährungsweise** (55) bringt den gewünschten Langzeiteffekt. Der Begriff »Fastenbrechen« stammt aus der Fastenschule Dr. Buchingers. Wir wollen nicht »brechen«, sondern vorsichtig »ausleiten«.

Ein verletztes Kniegelenk kann nach Abnahme des Gipsverbandes nicht sofort voll belastet werden, z.B. durch ein Ski-Abfahrtsrennen. Auf diese Idee würde auch niemand kommen. Beim Essen werden aber durchaus »olympische« Maßstäbe angelegt. Ein durch wochenlange Schonung der schweren Normalkost entwöhnter Darm wird überempfindlich. Er kann ebenso wenig sofort Vollkornbrot, Pommes frites oder Knödel, Ente oder Wiener Schnitzel, Gurkensalat oder Rotkraut, Eis oder gemischtes Obst als Dessert und zwischendurch Fruchtsaft, Limonade oder Bier verarbeiten. Das ist zugegebenermaßen ein extremes Beispiel, entspricht aber dem Skirennen.

Die Rückgewöhnung an »Normalkost« dauert doppelt so lange wie die Kur!

Bei 4 Wochen Kurdauer sind das 2 Monate! Das müssen Sie vorher bei der Terminplanung berücksichtigen. Eine Woche nach Kurende bei einer Geburtstags- oder Hochzeitsfeier kräftig zuzulangen wäre sträflicher Leichtsinn. Hält man sich an die Kurausleitung, dann hat man hinterher keine Freunde mehr. Feiert man mit, dann war zumindest die Kur umsonst. Es kann aber schlimmer kommen. Empfindliche Menschen, die um ihren Schutzmechanismus zu beneiden sind, leiden schwer bei Diätverstößen. Sogar lebensgefährliche Komplikationen, wie Gallenkolik, Bauchspeicheldrüsenentzündung, Magenblutung oder Darmverschluss könnten eintreten.

Andere wiederum spüren leider gar nichts, wie unser Lehrer Dr. Kojer. 2 Tage nach seiner 4-wöchigen Kur hat er »Gulasch« ohne Beschwerden vertragen. Stolz berichtete er Dr. Mayr von seiner »robusten« Gesundheit. Der zeigte ihm an diesem Beispiel gleich, wie weit er noch vom Ziel der Darmgesundung entfernt war: »Sie armer Teufel, so narkotisiert sind Sie, dass Sie noch immer nichts merken!«

Der Kostaufbau wird streng individuell festgelegt. Für einen gesunden, vitalen Menschen mittleren Alters könnte er nach 3 Wochen Kur als Minimum zum Beispiel so aussehen (im Einzelfall sind erhebliche Änderungen möglich!):

- 2 Wochen (oder länger) weiter milde Ableitungsdiät, Bitterwasser und Basenpulver weiter wie in der Kur
- In der 3. Woche (oder später) Bitterwasser »ausschleichen« (nur jeden zweiten Tag, oder aber täglich, dabei die Menge reduzieren – ½ dann ¼ Glas, die Konzentration muss aber gleich bleiben (= isoton, Kapitel 10.2). In dieser Woche wird mit Obst vor dem Frühstück begonnen, die Menge langsam gesteigert, z.B. am 1. Tag

¼ Apfel, geschält ohne Gehäuse, am Ende dieser Woche 1 ganzer Apfel mittlerer Größe, ungeschält.

- In der 4. Woche oder später wird die Ernährung mit Salat vor dem Mittagessen, nur 1 Sorte, z.B. am 1. Tag einige Blättchen Kopfsalat, ergänzt. Die Menge kann binnen einer Woche auf eine normale Salat-Ration gesteigert werden. Das ist ein Volumen wie ein Apfel, kein überquellender Teller voll! Wer Salat nicht besonders mag, braucht keinen zu essen. Salat ist (wegen der Lektine) nicht gesünder als Obst (51)! Er kann vor dem Mittagessen nochmals ein Stück Obst essen. Abwechslung ist gut, aber nicht innerhalb einer Mahlzeit. Das Vermischen verschiedener Obstsorten ist besonders ungünstig, wie in Italien das »Macedonia«. Bei diesem Dessert werden verschiedene Früchte klein geschnitten und gemischt. Sie sind meist schon überreif und werden vormittags verarbeitet. Bis zum Abend lässt man sie »ziehen« – dann ist das Gericht wunderbar vergoren! Es wird gegen 22 Uhr nach dem Abendessen verzehrt und versetzt die gesamte Mahlzeit augenblicklich in Gärung. Als »Mayr-Spezialisten« haben Sie alle schwer wiegenden Fehler bei dieser Mahlzeit schon bemerkt: Obst **mischen**, das Verzehren **am Abend** und **nach dem Essen**.
- Mindestens 6 Wochen nichts im siedenden Fett Herausgebackenes (»frittiert«), keine blähenden Speisen, wie Kraut, Vollkornbrot, Hülsenfrüchte, Zwiebeln und Knoblauch, keine Süßigkeiten, kein Pfeffer oder Paprika/Chili. Diese scharfen Gewürze zerstören die wiedergewonnene feine Sensibilität der Schleimhaut des Verdauungstraktes sofort, er stumpft ab und wird in die Narkose zurückbefördert. Das wichtigste Kurresultat wäre dahin. Auch Süßigkeiten würden den in der Kur kultivierten Geschmack auf feinste Nuancen des Gewürzes »Zucker« überdecken. Wie bei jeder anderen Sucht tritt der Zwang zur Dosissteigerung auf (»eine Tafel Schokolade auf einmal«). Auch das süße Essen ist eine anerzogene Sucht. Es steigert die Endorphine (Kapitel 5.) und durch Gärung die Bildung von Fuselalkohol im Darm. Dieser missliche Zustand soll so lange wie möglich verhindert werden.
- Blutdruck- und blutzuckersenkende **Medikamente**, die in der Kur abgesetzt oder reduziert wurden, müssen danach unter Kontrolle des Hausarztes bei Bedarf »nachjustiert« werden (Kapitel 2.3).

Einige Ermahnungen zum Schluss, wie sie Frau Dr. Kojer formulierte: »Die eben beendete Mayr-Kur sollte idealerweise eine echte Wende in Ihrer Lebensführung erbringen, denn die **Rückkehr zu all den**

krankmachenden Gewohnheiten bedeutet ja die **Rückkehr zu den gesundheitlichen Störungen**, die Sie letztlich zur Kur veranlasst haben. Da wir aber alle mehr oder weniger schwache Menschen und keinesfalls Engel sind, werden wir nie völlig richtig und vernünftig leben ... Halten Sie jederzeit Maß! Es gibt überhaupt keine Kost, die ungestraft in großen Mengen zugeführt werden darf!«

10.8 Darmsymbioselenkung – Hilfe für unsere »Freunde«?

»Symbiose« heißt Zusammenleben zum gegenseitigen Vorteil. Das tun wir seit »Anbeginn der Zeit« mit dem unendlichen Heer der Bakterien. Auch andere viel gescholtene Mikroorganismen (= Mikroben) wie die Pilze sind uns von Nutzen. Ohne Hefepilze gäbe es weder Wein noch Bier. Wie traurig wäre das Leben ohne sie!
Wir leben als Menschen zwischen Kosmos und Erdkruste, wie in einem »Sandwich«. Alles Leben entstand letztlich aus dem Kosmos und wird von diesem nachhaltig beeinflusst. Der »Monatszyklus« der Frau wird z.B. vom Mondumlauf um die Erde bestimmt.
Die Erdkruste, auf der wir leben, ist sehr dünn. Darunter brodelt die glühend heiße Lava, die doch gelegentlich durch Vulkane zutage tritt. Alexander von Humboldt dazu: »Die Geschichte des Erdballs lehrt uns, dass die Vulkane wieder zerstören, was sie in einer langen Reihe von Jahrhunderten aufgebaut«.
Dazwischen, in einem 10 km breiten Streifen, bestehend aus der Erdkrume (Humus) und der Atmosphäre, befindet sich das Meer der Mikroben. Wie die Fische im Wasser schwimmen, leben wir in diesem Meer der Mikroben, ohne uns dessen bewusst zu sein. So wie ein Fisch ohne Wasser, sind wir ohne Mikroben nicht lebensfähig (»Sanum-Post« Nr. 53, S. 13). Es ist ein folgenschwerer Irrtum, durch »Desinfektion« (= Abtötung der Mikroben) bakterienfreie Inseln in diesem Meer schaffen zu wollen. So wie sich das Meer durch Dämme abgerungenes Land meist wieder holt, werden die Bakterien gegen unsere Antibiotika widerstandsfähig. Dieses »Resistenzproblem« macht uns in der Medizin und Tiermast zunehmend zu schaffen. Wir müssen uns auf Dauer mit den Mikroben um uns herum arrangieren, damit die sarkastische Prophezeihung von Harald Schmidt (»Focus« 47/2000) nicht eintritt (»Nur Bakterien und Viren werden überleben«).

Wir beherbergen etwa 100-mal so viele Bakterien (wie Körperzellen) in unserem Darm. Diese erbringen wichtige Stoffwechselleistungen für uns, wie Vitamin B 12-Bildung, Zerlegung der unverdaulichen Ballaststoffe und Schutz vor Pilzinvasion. Nur auf einem guten Terrain können die für uns vorteilhaften Bakterien gedeihen. Dieses Terrain schaffen wir mit der Darmsanierung nach Dr. F.X. Mayr. Es entsteht ein »Selektionsdruck« in Richtung **gute Darmkeime** (68). Damit sich der Körper die ihm genehmen Bakterien aussuchen kann, müssen wir sie ihm nur anbieten. Das geht ganz einfach, durch etwas »unhygienische Lebensweise«. Am Beispiel des Asthma bronchiale wurde die ursächliche Bedeutung der »Überhygiene« erkannt. Das Immunsystem will von Kindesbeinen an trainiert werden, dazu braucht es etwas »Orient«: ungechlortes Quellwasser, Erdbeerpflücken und -essen »von der Hand in den Mund« und all das, was auf dem Lande immer üblich war. Das Bild eines südländischen Basars zeigt die beste Quelle guter, aber auch schlechter Darmkeime. Die schlechten werden eliminiert, die guten kommen durch. Die zusätzliche Gabe von »probiotischem Joghurt« oder »Darmflora-Medikamenten« erübrigt sich! Wenn wir den Darm nicht in Ordnung bringen, können die zugeführten guten Keime nicht überleben (74).

10.9 Gibt es eine »Idealernährung«?

Nein – nur eine »**Individual**-Ernährung«. Jegliche Pauschalempfehlungen von »Ernährungsexperten« – wie 800 g Obst/Gemüse täglich in 5 Portionen – sind wie ein Schrotschuss. Das meiste geht daneben, leider nicht folgenlos. Gärungsfähige Kost, und um die handelt es sich ja, erzeugt massenhaft Schadstoffe. Deshalb ist eine solche Empfehlung, ohne Kenntnis der Verdauungskraft des Einzelnen, für manche eine Gesundheitsgefährdung. Dr. F.X. Mayr brachte einen treffenden Vergleich: »Was der Schmied verträgt, das zerreißt den Schneider.« Heute gibt es ernährungsmäßig weniger »Schmiede« und mehr »Schneider«. Was zu viel Ballaststoffe anrichten können, möchte ich Ihnen an einem drastischen Beispiel schildern:
In die Chirurgievorlesung brachte der Professor eine Schale mit einem Operationspräparat mit. Mich rief er nach vorn und fragte, was das wohl sei. Es sah aus wie das Gewölle, welches eine Eule als unverdauliche Reste ihrer Nahrung ausspeit (5 cm lang, 2 cm dick und rund, graue Farbe, faserige Struktur). Es war so etwas Ähnliches, un-

verdaulich, aber aus dem Dünndarm herausoperiert, ein »Apfelsinen-stroh-Ballen«. Er hatte einen lebensbedrohlichen Darmverschluss bei einer älteren Dame verursacht. Also hüten Sie sich insbesondere vor »geschenkten« Apfelsinen/Orangen. Sie könnten mit dem gleichen Hintergedanken wie giftige Pilze gebracht worden sein. So gefährlich wie diese sind sie allemal. Oder essen Sie eine Hand voll Mandeln mit Schale. Wenn Sie darauf keine Darmkrämpfe bekommen, wäre es verwunderlich. Die Devise »Ballaststoffe sind gesund« kann so ultimativ nicht hingenommen werden. Wenn sie schon nicht akut bedrohlich sind, fördern sie auf jeden Fall die Gärung in zu großem Maße. Man kann grobfaseriges Obst, wie Ananas oder Orangen, sehr gut auskauen und das faserige Stroh ausspucken.

Das alles finden Sie in den vorangehenden Kapiteln besprochen:

- **Esskultur** zwecks besserer Verdauung, Kapitel 8.3
- **1 Hauptmahlzeit** (morgens oder frühestens 5 Stunden später mittags) sowie 1–2 **Nebenmahlzeiten**, eine bei Bedarf am frühen Abend, sollten auf Dauer ausreichen. Allerdings kann *individuell* die Aufteilung der Nahrungsmenge auf zahlreiche *kleinste* Portionen auch sinnvoll sein.
- **Verzicht auf das Abendessen** (»Dinner cancelling« 19, 20), weil es die am schwersten verdauliche Mahlzeit ist, zumindest aber keine Rohkost, wenig Kohlenhydrate und nichts Süßes am Abend als gelegentlicher Kompromiss
- **Zwischenmahlzeiten** sind Sand im Getriebe der Verdauung. In den Ruhepausen zwischen den Mahlzeiten beginnt die **Leertätigkeit** des Darmes. Dabei werden Zersetzungsgifte aufgewühlt und ins Blut aufgenommen. Je nach deren Art erzeugen sie kalte Hände, Frösteln, Müdigkeit oder Schweißausbrüche. Dieser »Gefechtslärm« muss ertragen werden, wenn die Selbstreinigung nicht abgewürgt werden soll.
- **Kohlenhydrate oder Fette**? im Kapitel 2.3 (29-31, 66)
- vegetarisch, Hay'sche Trennkost oder **Mischkost**? Nur Kohlenhydrat-Eiweiß-Mischkost ist optimal, siehe Kapitel 2.3 (66)
- so viel Rohkost wie nötig, **so wenig gärfähige Kost wie möglich**, Kapitel 2.3 (36).
- Vitamine und Spurenelemente müssen durch **Nahrungsergänzungsmittel** zugeführt werden, gesunde Kost allein ist oft nicht ausreichend, Kapitel 7.6 (5, 15, 27, 46, 53)
- **Genussmittel** (Alkohol, Edelbitterschokolade, Grüner Tee, Espresso-

Kaffee) spenden Freude – in Maßen als Genuss und nicht als Sucht, Kapitel 2.3, 6.1, 7.2 und 7.6
- Was tun bei weiterbestehender **Verstopfung**? (Kapitel 8.4)

Dr. F.X. Mayr über »Selbstversuche« der Patienten (39): »denn jeder, der seinem Darm mit viel Gemüse ... Pillen oder Teegemischen den täglichen Stuhl abringt und damit glaubt, seine der Verstopfung zugrunde liegende Verdauungsstörung zu **heilen**, der gleicht einem rohen Kutscher, der mit Peitschenhieben seinen todmüden, abgerackerten, lahmbeinigen, wundgedrückten oder sonst wie kranken Gaul zur Arbeit zwingt und womöglich hofft, das arme Tier damit gesund und kräftig zu machen. Wer hingegen Durchfälle mit Heidelbeerabkochungen, herben Rotweinen, Tannin-... oder anderen die Schleimhaut abstumpfenden Präparaten... zu beseitigen sucht, der fällt der sich selbst helfenden Natur in die Zügel und liefert sie geknebelt ihren Feinden aus... so ist es klar, dass jeder Verdauungskranke ein Verbrechen an sich begeht, wenn er selbst an sich herumkuriert, statt sachkundige ärztliche Hilfe in Anspruch zu nehmen.«

Wenn Sie zum Schluss wissen wollen, ob Sie alles richtig gemacht haben, bleibt nur die **Selbstkontrolle**:
- vor dem Spiegel (Kapitel 9.2, 9.3, 9.5, 9.8)
- Heißhunger auf süß? Blähungen? (Kapitel 3.15)
- in der WC-Schüssel (Kapitel 8.4)

Wenn Sie nun zum Schluss wissen wollen, wie es Ihr Arzt mit diesen Dingen hält, möchte ich mit der persischen Fabel von Dr. Peseschkian »Der Dattelesser« enden:

Ein Kind aß unentwegt Datteln und war sehr dick. Die Mutter sorgte sich darum und suchte einen bekannten Arzt auf. Der sagte zu ihr:

»Gute Frau, fahrt nach Hause und kommt morgen wieder zu mir«. Sie tat, wie ihr aufgetragen. Am nächsten Tag setzte der Arzt den Jungen auf seinen Schoß, nahm ihm die Dattel aus dem Mund und sagte zu ihm:

»Mein Sohn – erinnere Dich der Mäßigkeit! Es gibt auch andere Dinge, die gut schmecken.« Damit entließ er Mutter und Sohn.

Verwundert fragte die Mutter:

»Warum habt Ihr mich den weiten Weg noch einmal machen lassen und dies nicht schon gestern gesagt?« Darauf antwortete der Arzt:

»Gestern hätte ich diese Mahnung an Ihren Sohn nicht mit der Überzeugung sagen können wie heute, denn gestern hatte ich selbst von der Süße der Datteln genascht.«

11 Was bleibt als Resümee: Lebensfreude und Genuss – in Maßen!

Ich musste Ihnen nicht wenige wissenschaftliche Daten servieren, in Nietzsches Sinne »mit dem Hammer« vorsetzen. Die Zusammenfassung soll nun einfach formuliert werden:

1. Im Leben stellt sich manchmal die Frage »Woher und wohin«. Auch für ein gesundes Leben genügt nicht immer nur der Blick nach vorn. »Mensch, schau hinter dich« – Nehmen wir es einmal ganz wörtlich. Schauen wir, was wir auf dem WC hinter uns lassen und orientieren wir uns danach bei unserem zukünftigen Verhalten. Wer gesund werden will, muss sich dem Resultat seiner Verdauung stellen, der Form, Menge, Häufigkeit seines Stuhlgangs. Man muss sich zu seinen »Wurzeln« bekennen, zum Darm als Quelle der Lebenskraft.

2. Tagesablauf (als **eine mögliche** Variante oder Idealvorstellung):
- zeitig schlafen gehen und zeitig aufstehen
- morgens sofort 1 bis 2 Gläser Wasser trinken
- danach 15 Minuten Gymnastik in frischer Luft
- vor dem Frühstück maximal 1 Stück Obst, danach Eiweiß und Kohlenhydrate im Verhältnis 1:1 (= **Mischkost**), etwas grüner Tee oder Kaffee; (Speisen aus vorwiegend **Eiweiß**: Käse, Topfen/Quark, Fleisch, Wurst, Ei, Fisch, Soja-Tofu, Nussmus und Speisen aus vorwiegend **Kohlenhydraten**: Brot, Reis, Kartoffeln, Teigwaren, Maispolenta, Haferflocken, Zucker, Honig)
- vormittags zwischen den Mahlzeiten nach dem Durstgefühl Wasser trinken, eventuell 1 Espresso. Meiden Sie gesüßte Getränke!
- Mittags, wenn möglich, 15–30 Minuten **vor** dem Essen ruhen
- vor dem Mittagessen 1 Stück Obst **oder** 1 Sorte Salat, danach »Mischkost«, reichlich kaltgepresstes Olivenöl (unerhitzt) und $^1/_8$ (bis $^1/_4$) Liter Wein, ansonsten nicht zum Essen trinken (bis $^1/_4$ Stunde vorher und frühestens $1^1/_2$ Stunden danach wieder trinken)
- danach $^1/_2$ Stunde straffes Gehen oder irgendwann im Tagesverlauf, dann auch Radfahren, Schwimmen oder andere Ausdauerbelastungen
- nachmittags nochmals Wasser trinken
- abends am besten nichts oder nur eine »Winzigkeit« essen. Wenn es aus gesellschaftlichen Gründen doch sein muss, dann nur etwas

Eiweißkost mit wenig Fett, 1/8 (bis 1/4) Liter Wein. Es schmeckt ja auch etwas Käse, Wildlachs aus Alaska oder Kaviar am Abend besser – zumindest ist es gesünder, weil es nicht gärt – als Butterbrot mit Rettich oder Kartoffeln mit Gemüse.

3. Ernährung

- Es geht nicht darum, ob Birnen oder Äpfel, Hirsch- oder Rindfleisch gesünder sind. Die Messlatte für Gesundheitsvorsorge im Sinne von Dr. F.X. Mayr ist die **persönliche Verdauungskraft**. Wird sie überfordert, indem wir die **5 Kardinalfehler** nach Dr. F.X. Mayr begehen, folgt zwangsläufig Zersetzung mit Selbstvergiftung aus dem Darm. Auch Vollwertkost gehört zu diesen Gefahren. Je vollwertiger eine Nahrung ist, desto leichter entsteht die Gärung. »Es ist besser, eine minderwertige Kost in Ruhe zu essen und gut zu kauen, als eine vollwertige Kost in Eile herunterzuschlingen.«
- Schwere Vollwertkost bedeutet für den Darm dasselbe wie der Versuch, mit einem empfindlichen Formel-1-Rennauto die Wüstenrally Paris-Dakar zu fahren!
- Durch »Ausleitungsverfahren« und »Reiztherapie« im Sinne der Naturheilkunde sind Beschwerden zu bessern. **Heilung** erfordert aber grundsätzlichere Wirkungen. **Nahrungsentzug** ist der stärkste natürliche Reiz. Wer ihn richtig anwendet, hat währenddessen keine weiteren Heilimpulse nötig!
- **Makrobiotische und eiweißarme vegetarische Ernährung sowie Hay'sche Trennkost** sind als vorbeugender Gesundheitsschutz für breite Bevölkerungskreise nicht zu empfehlen.
- **Nahrungsergänzungsstoffe** (Vitamine und Mineralstoffe) zum Schutz vor dem »Rost-Ansatz« und »Ranzig-Werden« im Alter sind empfehlenswert. Sogar Augenärzte geben sie schon gegen Linsentrübung und Nervenärzte gegen Alzheimer! Während einige »Bedenkenträger« das Problem noch hin- und herwälzen, haben die mündigen Konsumenten selbst abgestimmt. Sie kaufen sich dieses »Lebenselixier« im Fachhandel. Tröstlich ist, dass einige dieser Wundermittel in natürlicher Form sogar schmecken, wie Wein, Bitterschokolade, Olivenöl und Obst (in kleinen Mengen). Ein Ausflug in die Toskana kann wirklich ein »Jungbrunnen« sein.
- »**Aus einem gestörten Körper kommen gestörte Antriebe**«. Man kann aus dem unbändigen Appetit auf eine bestimmte Speise nicht schließen, dass sie der Körper braucht. Solange wir verdauungsgestört sind, betrügen uns unsere Instinkte.

- Haben Sie Appetit auf richtig »ungesundes« Essen? Dann sollten Sie aus psychologischen Gründen dieses mit größter Freude genießen (in der Kur gilt dies allerdings nicht!). Es muss sich ja nicht so oft wiederholen. Wir predigen bewusst keine Askese, weil sie nicht auf Dauer durchzuhalten ist. Alles, was man sich unter großen Mühen versagt, wird ins Unbewusste verdrängt. Früher oder später bricht es dann mit umso größerer Macht wieder hervor. Sie werden bald spüren, dass diese Gelüste nachlassen, wenn Sie gesünder werden.
- Freude ist das beste aller Medikamente zur Lebensverlängerung. **Lebensfreude und Genussfähigkeit** gibt es gratis. Greifen Sie zu bei diesem einmaligen Sonderangebot!

Die Ernährungslehre in einem Satz:
Wann wir essen (nicht die Hauptmahlzeit am Abend!)
Wie wir essen (gründlich kauend und genießend ?)
In welchem Zustand wir uns – wenn überhaupt – zu Tisch setzen (nicht körperlich, geistig oder seelisch übermüdet),
all das ist bei weitem bedeutsamer als das, **Was** wir essen!

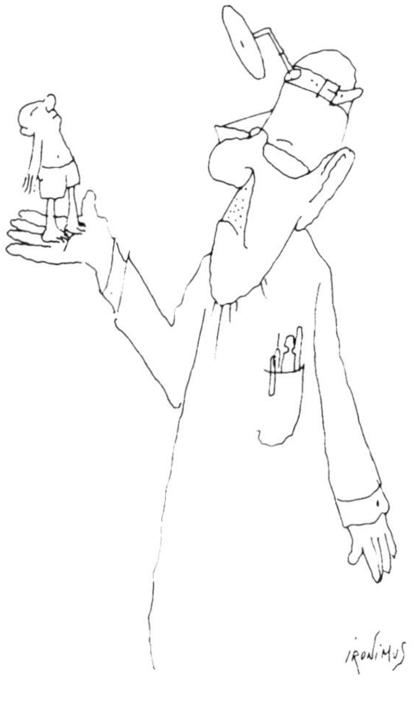

Viel Erfolg mit F.X. Mayr!

Anschrift des Verfassers:
Dr. Bodo Werner
Gesundheitszentrum »St. Georg«
Dr.-Zimmermann-Straße 7
A 5630 Bad Hofgastein
e-mail: stgeorg@via.at

Literatur

(1) Abele, J.: Propädeutik der Humoraltherapie. Haug-Verlag, Heidelberg 1992
(2) Brand Miller, J. C., Human Nutrition Unit, Biochemistry Department, University of Sydney, et al.: Diabetologia, Vol. 37 (1994) S. 1280–1286
(3) Braun, R.: Lehrbuch der ärztlichen Allgemeinpraxis. Urban & Schwarzenberg Verlag, München Berlin Wien 1970
(4) Brenner, H. et al.: British Medical Journal, Vol. 315, No. 7121 (1997), S. 1489–1492
(5) Cameron, E., Pauling, L.: Cancer and Vitamin C. Carmino Pr. 1993
(6) D'Adamo, P.: 4 Blutgruppen. Piper-Verlag, München 1998
(7) Dahlke, R.: Verdauungsprobleme. Knaur-TB-Verlag 1999
(8) Daunderer, M.: Umweltgifte: Amalgam, klinische Toxikologie, Bd. 13, Ecomed-Verlag, München 1989
(9) Diamond, H. M.: Fit fürs Leben. Waldthausen-Verlag, Ritterhude 1991
(10) Dogs, W.: Eutrophologie – Die Wissenschaft vom bekömmlichen Essen. Zeitschrift für EHK 5/1986
(11) Gerz, W.: Lehrbuch der Applied Kinesiology... AKSE Verlag, München 1996
(12) Gillmann, M.W. et al.: Inverse association of dietary fat with development of ischemic stroke in men. JAMA 1997; 278: 2145–2150
(13) Gordon, N.: Der Medicus. Droemersche Verlagsanstalt, München 1990
(14) Glenk, W./Neu, S.: Enzyme. Heyne-Verlag, München 1990
(15) Heinrich, H.: Die komplexe Redox-Serumanalyse. Vortrag Jahrestagung der Österreichischen Gesellschaft für Onkologie, Wien 1997
(16) Hellinger, B.: Religion, Psychotherapie, Seelsorge. Kösel-Verlag, München 2000
(17) Hollmann, W.: Vortrag auf dem Kongress des BDI, Teneriffa 2000
(18) Huber, J.: Endokrine Gynäkologie. Maudrich-Verlag, Wien 1999
(19) Huber, J./Worm, A.: Länger leben, später altern. Maudrich-Verlag, Wien 1998
(20) — : Man(n) wird jünger ... und attraktiver. Maudrich-Verlag, Wien 1999
(21) Kern, B.: Allgemeine Bedeutung des Säure-Basen-Gleichgewichts. Sanum-Therapie-Seminar 1986 / persönl. Mitteilung 1990
(22) Kirkwood, T.: Zeit unseres Lebens. Warum Altern biologisch unnötig ist. Aufbau-Verlag, Berlin
(23) Klitzing, V. L. von: Elektrosmog? Universitas H. 3 (1996) S. 239–251
(24) Knoop, R.: Northwest Lipid Research Clinic, University of Washington, Seattle, et al.: JAMA 1997; 278,

(25) Kojer, E.: Franz Xaver Mayer, sein Leben und sein Werk. Aus der Festschrift zum 100. Geburtstag von Dr. F.X. Mayr. Haug-Verlag, Heidelberg 1975
— : Vorträge in Ärztekursen
(26) König, G./Wancura, J.: Neue chinesische Akupunktur. Maudrich-Verlag, Wien 1988
(27) Kuklinski, B. /van Lunteren, J.: Neue Chancen... Zellschutz mit Antioxidanzien. LebensBaum-Verlag, Bielefeld 1996
(28) Lagergren, J. et al.: New England Journal of Medicine, Bd. 340, S. 825
— : Annals of Internal Medicine, Bd. 133, S. 165
(29) Lutz, W.: Kranker Magen, kranker Darm. Informed-Verlag, Gräfelfing 1995
(30) — : Leben ohne Brot. Informed-Verlag, Gräfelfing 1998
(31) — : Cholesterin und tierische Fette. socio-medico-Verlag
(32) — : Die Kohlenhydrat-Theorie. Wiener Medizinische Wochenschrift H. 16 (1994) S. 387–392
(33) Lützner, H.: Wie neugeboren durch Fasten. Verlag Graefe und Unzer, München 1989
(34) Marquardt, H.: Reflexzonenarbeit am Fuß. Haug-Verlag, Heidelberg 1987
(35) Mastall, H.: Rotes Fleisch – Gesundheitsfleisch? Zschr. Naturarzt, 6/97 S. 13
(36) Mayr, F.X.: Fundamente zur Diagnostik der Verdauungskrankheiten (1921). Turm-Verlag, Bietigheim 1998
(37) — : Die Darmträgheit. 1986, alle bis (39): Verlag Neues Leben, A 6861 Alberschwende
(38) — : Wann ist unser Verdauungsapparat in Ordnung? Die verhängnivollste Frage. 1951
(39) — : Schönheit und Verdauung. 1991
(40) Mayr, P./Stossier, H.: Die Candida-Diät. Hüthig-Verlag, Heidelberg 1996
(41) — : Gesund leben durch die Eiweiß-Abbau-Diät. Medizinverlage, Heidelberg 2000
(42) Meryn, S.: Das große ORF-Gesundheitsbuch. Ueberreuter-Verlag, Wien 1999
(43) Montignac, M.: Essengehen und dabei abnehmen. DTV, München 1995
(44) Natale, F.: Pathophysiognomik. Kürbis-Verlag B. Schwehr, Uitikon Waldegg 2000
(45) Ornish, D.: Revolution in der Herztherapie. Kreuz-Verlag, Stuttgart 1992
(46) Pauling, L.: Das Vitamin-Programm. Goldmann-Verlag, München 1998

(47) Perger, F.: Organdepots toxischer Schwermetalle. natura med 4 (1992) S. 284–292
(48) Pirlet, K.: Die Heilkraft der Natur – ein Ausleseprozess auf protein-molekularer Ebene. Erfahrungsheilkunde 45, 848–859, 1996
(49) — : Die Erhaltung des Lebens im Individuum durch protein-molekulare Auslese. Naturwissenschaftliche Rundschau 51, 127-130 (1998)
(50) —/Arthur-Goetting, A.: Maintaining Life and Health by Natural Selection of Protein Molecules. Journal of Theoretical Biology 201, 75–85, 1999
(51) Pollmer, U. et al.: Prost Mahlzeit! Krank durch gesunde Ernährung. Kiepenheuer und Witsch-Verlag, Köln 1996
(52) Popp, F. A.: Elektromagnetische Wechselwirkungen im Tumorgeschehen. Aus: Biologie des Lichts, Grundlagen der ultraschwachen Zellstrahlung. Parey-Verlag, Hamburg 1984 und Vortrag Bad Liebenzell 1992
(53) Rath, M./ Pauling, L.: Die Entstehung von Herz-Kreislauf-Erkrankungen: Vitamin C-Mangel als Ursache für die Ablagerung von Lipoprotein (a) und Fibrinogen/Fibrin in der Gefäßwand. J. orthomol. Med. (deutsche Ausgabe) 2 (1993) S. 19
(54) Rauch, E.: Diagnostik nach F.X. Mayr. 1993, alle bis (58): Haug-Verlag, Heidelberg
(55) — : Lehrbuch der Diagnostik und Therapie nach F.X. Mayr. 1994
(56) — : Die F.X. Mayr-Kur ... und danach gesünder leben. 1991
(57) — : Blut- und Säftereinigung. 1991
(58) — : Die Darmreinigung nach Dr. F.X. Mayr. 1992
(59) — /Mayr, P.: Milde Ableitungsdät. 1992
(60) — /Kruletz, P.: Heilkräuterkuren. 1985
(61) Reckeweg, H. H.: Homotoxikologie. Aurelia-Verlag, Baden-Baden
(62) Rosen, J. Freiherr von: Stufenplan für die Behandlung chronischer Krankheiten. Haug-Verlag, Heidelberg 1993
(63) Schmiedecker, K.: Zeichen der Gesundheit. Selbstverlag
(64) Schroth, R.: Die echte Schroth-Kur. Falken-Verlag, Niedernhausen 1991
(65) Schweitzer, P.: persönliche Mitteilung und Vorträge GBM
(66) Sears, B./ Lawren, B.: Das Optimum. Econ-Verlag, München 1999
(67) Stadelmann, L.: Dr. Franz Xaver Mayr. Ein Forscherleben. Verlag Neues Leben, A 6861 Alberschwende 1993
(68) Vlcek, B.: DCA-Die Überlebensformel ist in unserem Körper. Edition Tomek im Verlag D. Fischer, Weingarten 1989
(69) Voll, R.: Wechselbeziehungen von Odontonen und Tonsillen zu Organen, Störfeldern und Gewebssystemen. ML-Verlag, Uelzen 1977
(70) Walb, L. und I. / Heintze, T. und M.: Original Hay'sche Trennkost. Haug-Verlag, Heidelberg 1991

(71) Walker, N.: Frische Frucht- und Gemüsesäfte. Waldthausen-Verlag, Ritterhude 1993
(72) Weiss, H.: Kranker Darm – kranker Körper. Haug-Verlag, Heidelberg 1988
(73) Wendt, L.: Die Eiweißspeicherkrankheiten. Haug-Verlag, Heidelberg 1987
(74) Werner, B.: Vital und schön durch die F.X. Mayr-Kur. Haug-Verlag, Heidelberg 1998
(75) — : Die Wirkung eines gezielten sportlichen Trainings in der Phase II der Rehabilitation auf die Leistungsfähigkeit des Herzinfarktpatienten. Dissertation-A, Friedrich-Schiller-Universität Jena 1977
(76) Werthmann, K.: Enterale Allergien. Haug-Verlag, Heidelberg 1986
(77) WHO Monica Projekt: World Health Stat Quart 1987; 40
(78) Worlitschek, M.: Praxis des Säure-Basen-Haushalts. Haug-Verlag, Heidelberg 1991
(79) Worm, N.: Diätlos glücklich. Hallwag-Verlag, Bern 1998
(80) Zebroff, K.: Yoga für Jedermann. Fischer-Verlag, Frankfurt/M. 1987
(81) vergriffene Werke, Mayr, F.X.: Über die Mangelhaftigkeit der Fundamente unserer Diagnostik der Verdauungskrankheiten und ihre Folgen für die gesamte Medizin. Braumüller-Verlag, Wien 1925
(82) — : Ein Weg aus der Not und Friedlosigkeit der Menschen und Völker zum internationalen Wirtschaftsstaat. Heinisch-Verlag, Karlsbad 1927
(83) — : Die Rationalisierung der Maschine Mensch, die radikale Lösung der Arbeitslosenfrage. Braumüller-Verlag, Wien 1931
(84) Collier, R.: Wie neugeboren durch Darmreinigung. Verlag Graefe und Unzer, München 1995

Stichwortverzeichnis